collection Contrôle continu
dirigée par Pascal Clavier

BIOLOGIE et PHYSIOPATHOLOGIE HUMAINES

Terminale ST2S

Laurent MARTORELL
Professeur agrégé en biochimie génie biologique
au lycée Louise Michel (Champigny-sur-Marne)

Sylvie BASMADJIAN
Professeur certifié en biochimie génie biologique
au lycée Langevin-Wallon (Champigny-sur-Marne)

ellipses

Dans la collection Contrôle continu

Seconde

- *Mathématiques*
- *Physique-Chimie*
- *Sciences de la Vie et de la Terre*
- *Sciences économiques et sociales*

Premières

ES
- *Enseignement scientifique*
- *Mathématiques*

L
- *Enseignement scientifique*
- *Enseignement scientifique*
- *Mathématiques – enseignement obligatoire au choix*

S
- *Mathématiques*
- *Physique-Chimie*
- *Sciences de la Vie et de la Terre*

STI
- *Mathématiques*
- *Histoire-Géographie*
- *Physique appliquée – Génie mécanique, génie civil, génie énergétique*
- *Physique appliquée – Génie électrotechnique*
- *Physique appliquée – Génie électronique*

STL
- *Histoire-Géographie*

SMS
- *Histoire-Géographie*

Terminales

ES
- *Histoire-Géographie*
- *Mathématiques*
- *Sciences économiques et sociales*

Terminales

L
- *Histoire-Géographie*
- *Mathématiques – enseignement de spécialité*

S
- *Histoire-Géographie*
- *Mathématiques – enseignement obligatoire*
- *Mathématiques – enseignement de spécialité*
- *Physique-Chimie– enseignement obligatoire nouvelle édition*
- *Physique-Chimie – enseignement de spécialité*
- *SVT – enseignement obligatoire*
- *SVT – enseignement de spécialité*

SMS
- *Biologie humaine – Physiopathologie et terminologie médicale*
- *Maths – Physique – Chimie*

STG
- *Management des organisations*
- *Histoire-Géographie*
- *Économie-Droit*

STI
- *Mathématiques*
- *Physique appliquée – Génie électronique*
- *Physique appliquée – Génie mécanique, génie civil, génie énergétique*
- *Physique appliquée – Génie électrotechnique*

Bac Pro
- *Histoire-Géographie*

BTS Comptabilité et Gestion des Organisations
- *Mathématiques*

BTS de groupement A
- *Mathématiques*

BTS de groupement B
- *Mathématiques*

BTS électrotechnique
- *Physique appliquée 1 – Les bases et l'électronique de puissance*
- *Physique appliquée 2 – Puissances – Machines*

BTS industriels
- *Mécanique des fluides*
- *Thermodynamique*
- *Chimie*

BTS arts appliqués
- *Physique-Chimie*

Licence Sciences – 1re année
- *Algèbre*
- *Analyse*
- *Physique – électrostatique, magnétostatique, électrocinétique, optique géométrique*

ISBN 978-2-7298-5126-2

32, rue Bargue 75740 Paris cedex 15

www.editions-ellipses.fr

■ Sommaire ■

REMERCIEMENTS

Les auteurs tiennent à remercier très chaleureusement :

SERVIER MEDICAL ART

Mr Olivier GRYSON, directeur de la publication du site web **www.servier.fr** et directeur de projet internet, pour nous avoir donné son aimable autorisation d'utiliser la banque d'images médicales et anatomiques ayant permis la réalisation des illustrations originales de ce livre.

---

eduMedia

La société **Edumédia** http://www.edumedia-sciences.com/fr/ pour nous avoir donné son aimable autorisation d'exploiter certaines animations comme support iconographique dans l'illustration de ce livre. Edumédia contient plus de 500 animations interactives et vidéos en perpétuelle évolution pour l'apprentissage des sciences et notamment de la biologie.

Biotechnologies et multimédia

Le **site académique de biotechnologies** de l'académie de Créteil http://www.ac-creteil.fr/biotechnologies/. Ce site, réalisé et animé par Mr Laurent MARTORELL, est dédié à l'enseignement de la biologie orientée ST2S.

■ 1 ■

Anatomie et physiologie de l'appareil respiratoire

INTRODUCTION GENERALE

Le **métabolisme** cellulaire permet la production d'**énergie** indispensable à la réalisation des diverses **activités** cellulaires (transport de solutés, contraction musculaire…). La production d'énergie nécessite la consommation de **nutriments** (glucose, acides aminés, acides gras…) et de **dioxygène** (O_2) mais s'accompagne de la production de **déchets métaboliques** dont le **dioxyde de carbone** (CO_2) que l'organisme doit éliminer.
Le but de ce chapitre est de comprendre :

- comment le dioxygène de l'air atmosphérique est-il acheminé depuis le milieu extérieur vers le sang puis du sang vers les cellules de l'organisme ?
- comment le dioxyde de carbone est-il éliminé de l'organisme ?

ANATOMIE DE L'APPAREIL RESPIRATOIRE

L'appareil respiratoire est protégé dans sa plus grande étendue par la cage thoracique. Les poumons sont protégés par une séreuse, la plèvre (figure 1).
L'appareil respiratoire comporte :

- les **voies respiratoires supérieures** dont :
  - les cavités nasale et buccale,
  - le pharynx et le larynx.

Les voies respiratoires supérieures sont des voies **extrathoraciques** de conduction.

- les **voies respiratoires inférieures** (figure 2) dont :
  - la trachée (voie de conduction extrapulmonaire),
  - les deux bronches primaires et leurs ramifications constituant l'arbre bronchique,
  - les bronchioles qui sont recouvertes de muscles lisses et se terminant par les alvéoles pulmonaires.

Les voies respiratoires inférieures sont des voies **intrathoraciques** de conduction.

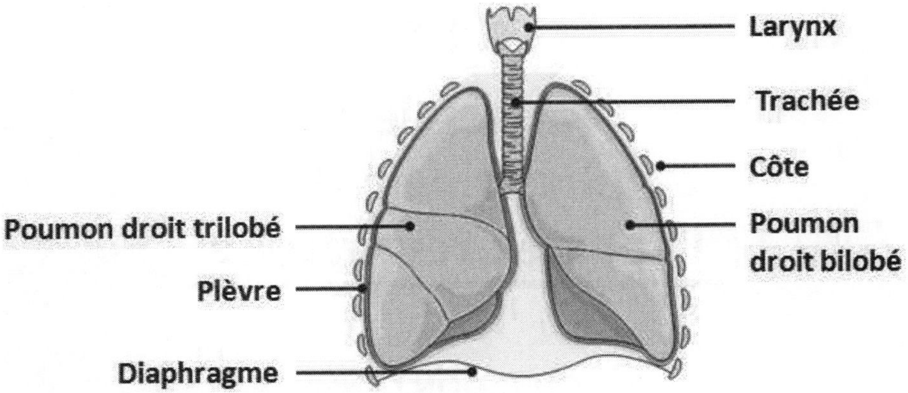

Figure 1

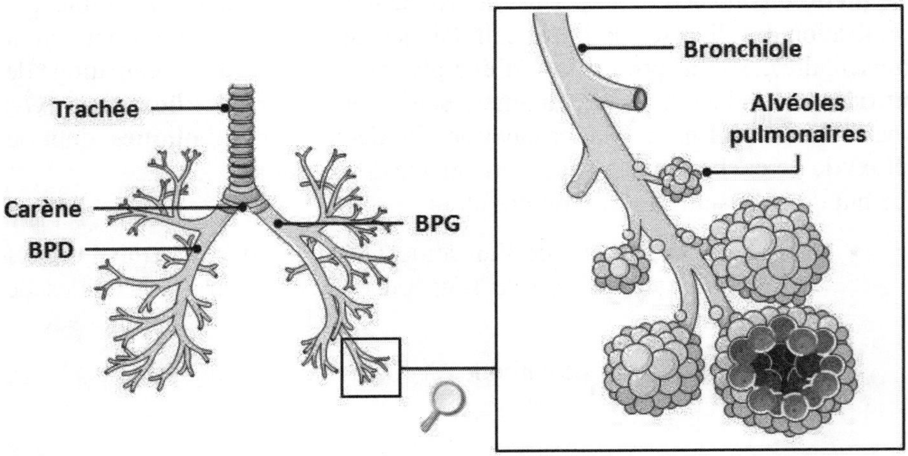

Figure 2

Légendes

BPG : Bronche primaire gauche *BPD : Bronche primaire droite*

- les **poumon**s, organes pairs coniques séparés par **médiastin** (figure 3). Le poumon gauche est bilobé alors que le poumon droit est trilobé.

Les poumons sont recouverts d'une **membrane séreuse**, la **plèvre**, constituée d'un **feuillet viscéral** accolé aux poumons et d'un **feuillet pariétal** accolé à la face interne de la paroi de la cage thoracique. Entre ces deux feuillets se trouve une **cavité** remplie d'un liquide pleural créant une surface **humide** et **glissante** de telle sorte à ce que les feuillets puissent glisser l'un sur l'autre lors des mouvements respiratoires.

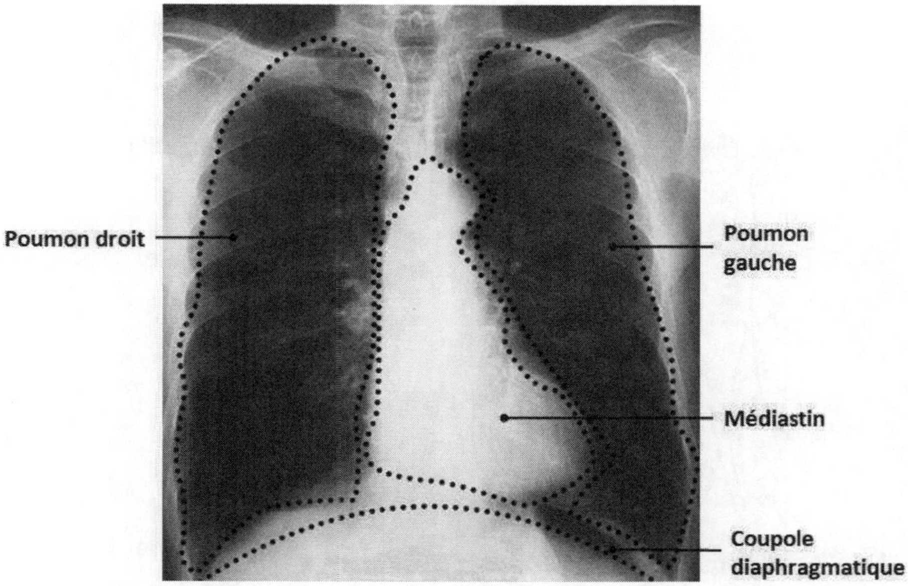

Figure 3 : radiographie thoracique en incidence de face

- des **muscles respiratoires** dont la contraction assure les **mouvements respiratoires**. Parmi ces muscles figurent le diaphragme et les muscles élévateurs des côtes.

HISTOLOGIE DES VOIES RESPIRATOIRES ET DES ALVEOLES

▶ Organisation histologique de la trachée

La trachée est un tube semi flexible, de 12 mm de diamètre pour 12 cm de long, maintenu ouvert par 15-20 anneaux cartilagineux (figure 4) en forme de C.

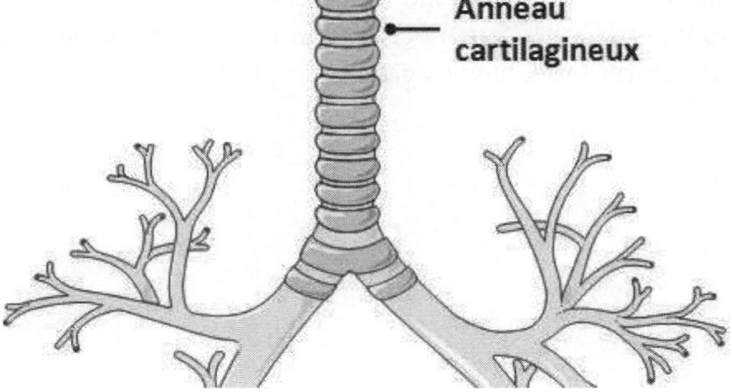

Figure 4

La surface interne est tapissée par une **muqueuse** comprenant un épithélium **pseudostratifié cylindrique cilié** (figure 5) riche en cellules **caliciformes**. Les cellules **caliciformes** assurent la production du **mucus**, substance collante piégeant la plupart des particules inhalées de plus de 2 μm.

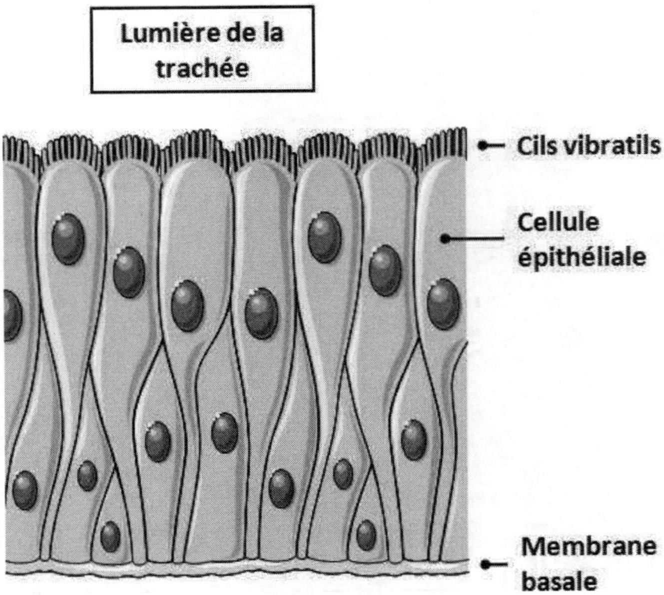

Figure 5

Le mouvement ciliaire pousse le mucus vers le pharynx où il sera soit **expectoré** soit **dégluti**. Les voies respiratoires et notamment la trachée permettent le **réchauffement**, l'**humidification** et la **filtration** de l'air inspiré.

▶ Organisation histologique de la paroi alvéolaire (figure 6)

Au nombre de 300 millions et d'un diamètre moyen de 250 µm, les alvéoles pulmonaires sont constituées d'un épithélium pavimenteux simple. Cet épithélium est constitué de cellules appelées les **pneumocytes**. La **membrane respiratoire** (figure 7), encore appelée **barrière alvéolo-capillaire**, est l'association de l'épithélium alvéolaire et de l'endothélium du capillaire sanguin. Cette membrane a une épaisseur de 0,5 µm. Sa structure fine et sa grande surface (75 m^2) permettent une optimisation de sa fonction c'est-à-dire d'assurer les échanges gazeux respiratoires.

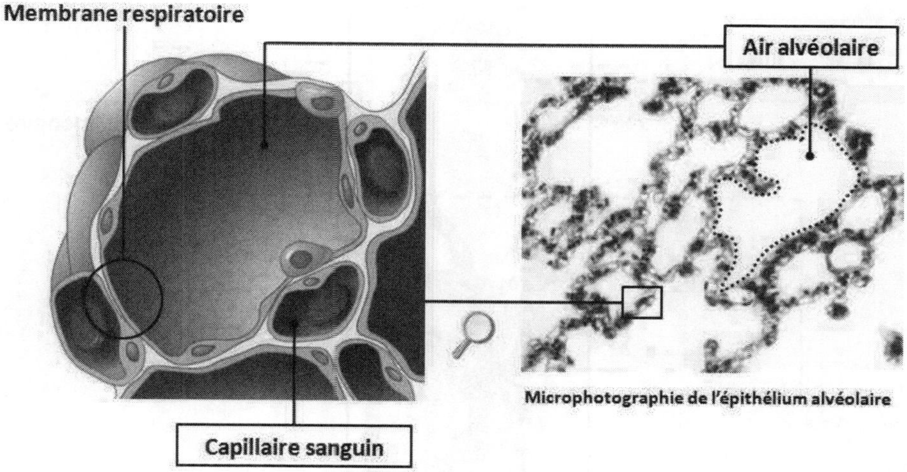

Figure 6

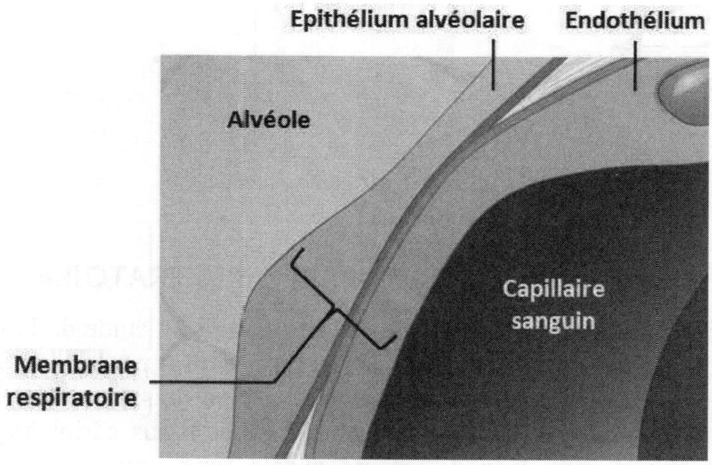

Figure 7

▸ Relation avec l'appareil cardiovasculaire (figure 8)

L'hémicœur droit propulse le sang **non hématosé** dans les **artères pulmonaires** droite et gauche jusqu'aux poumons. Le sang hématosé quitte les poumons par les **veines pulmonaires** droites et gauches pour rejoindre l'**hémicoeur gauche**. Le trajet du sang ainsi réalisé correspond à la **circulation pulmonaire**.

L'hémicœur gauche propulse le sang hématosé dans la **circulation systémique** (dite générale) afin d'approvisionner les tissus en dioxygène. Le sang non hématosé retourne vers l'hémicœur droit.

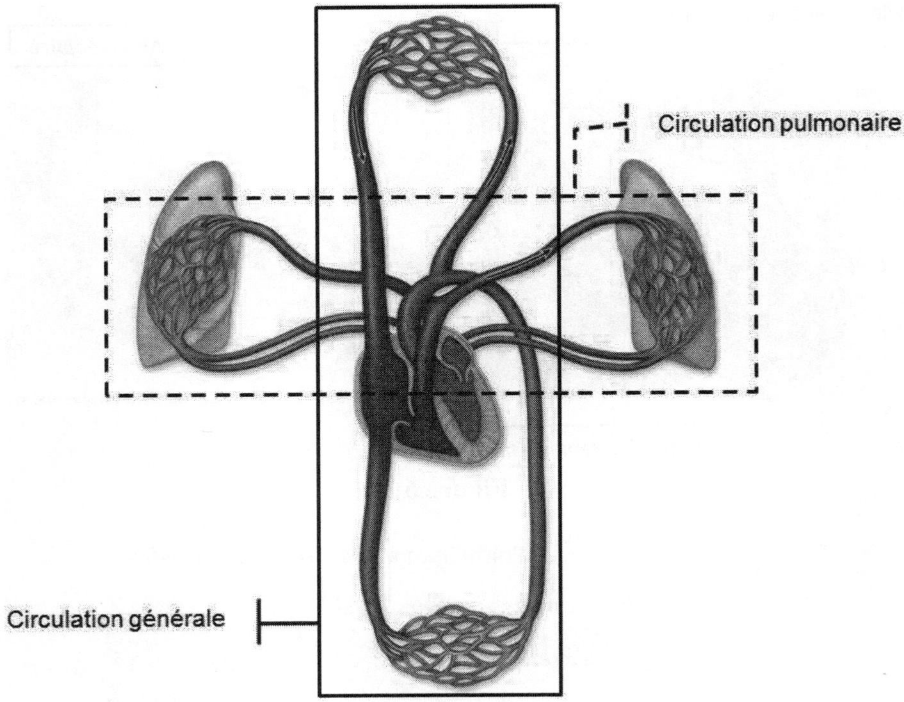

Figure 8

PHYSIOLOGIE DE L'APPAREIL RESPIRATOIRE

La physiologie de l'appareil respiratoire se limitera à l'étude de la **prise en charge** et les modes de **transport** des gaz respiratoires par le sang. L'O_2 est acheminé des poumons aux tissus périphériques par le **sang artériel** encore appelé sang **hématosé**. Le CO_2 est acheminé des tissus périphériques aux poumons par le sang **veineux** encore appelé sang **non hématosé**. Il se produit donc des échanges gazeux au niveau :

- des tissus périphériques entre la lymphe interstitielle et le sang (figure 9a).
- des poumons entre l'air alvéolaire et le sang. Cet échange prend au niveau pulmonaire s'appelle l'**hématose** (figure 9b).

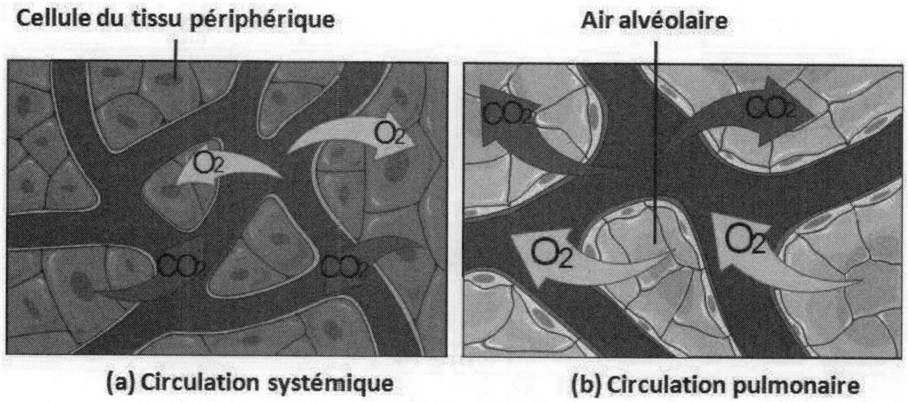

Figure 9

► Les gaz de l'air atmosphérique et la notion de pression

L'air atmosphérique est un mélange gazeux composé de N_2, CO_2, O_2 et H_2O (et quelques autres gaz rares comme l'argon, le néon, l'hélium, le xénon, l'ozone…). Au niveau de la mer, la pression atmosphérique est de 760 mm de Hg.

Gaz	% air atmosphérique	Pression partielle
N_2,	78%	592.80
O_2	21%	159.60
CO_2	0.03	0.23
H_2O	Variable 0.1 à 5 %	-

Chaque gaz présent exerce une **pression partielle** mesurée en mm de Hg (ou en kPa sachant que 1 mm Hg = 0.13 kPa – 1 kPa = 7.5 mm Hg). La pression atmosphérique totale correspond à la somme des pressions partielles. La pression partielle d'un gaz est d'autant plus importante que le gaz est présent en grande quantité.

► Les lois de diffusion d'un gaz

La **diffusion simple** est le phénomène par lequel un soluté se déplace d'un milieu A où sa pression partielle est forte vers un milieu B (séparé du milieu A par une membrane biologique) où sa pression partielle est plus faible. Lors de la diffusion, le soluté (ici un gaz) suit le sens de son **gradient** de pression partielle (figure 10).

La quantité de gaz qui diffuse est d'autant plus importante que la différence de pression partielle de ce même gaz entre les deux milieux A et B est grande.

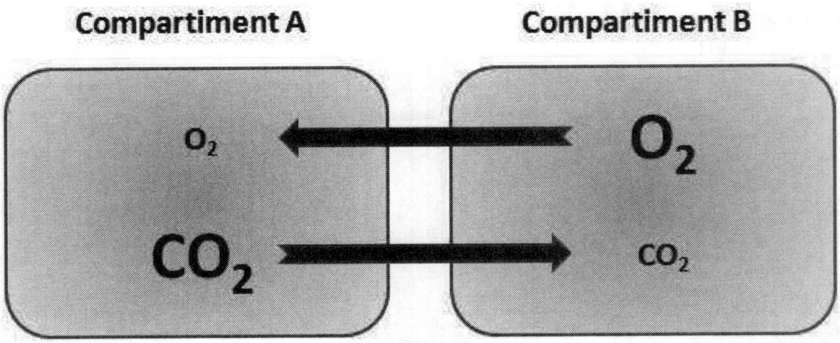

Figure 10

▶ Les différentes formes de transport des gaz respiratoires par le sang

Le transport du dioxygène

Le dioxygène est transporté sous deux formes :

- un transport **minoritaire** (1.5 %) : sous forme **dissoute** dans l'eau du plasma. Le dioxygène est peu soluble dans l'eau (soit 3 mL d'O_2 dissous dans le plasma par L de sang)
- un transport **majoritaire** (98.5 %) : sous forme **liée à l'hémoglobine**, ou oxyhémoglobine (soit 197 mL d'O_2/L).

Le sang riche en dioxygène est le **sang hématosé** (sang artériel) représenté conventionnellement en **rouge**.

La molécule d'hémoglobine (figure 11)

L'hémoglobine, Hb (figure 11), est le pigment respiratoire des globules rouges. L'hémoglobine est une **hétéroprotéine** constitué par :

- une partie **protéique** correspondant aux 4 globines $(\alpha\beta)_2$ tétramèrique reliées par des liaisons faibles
- une partie **non protéique** (appelée groupement prosthétique) correspondant aux quatre hèmes associés à l'ion ferreux.

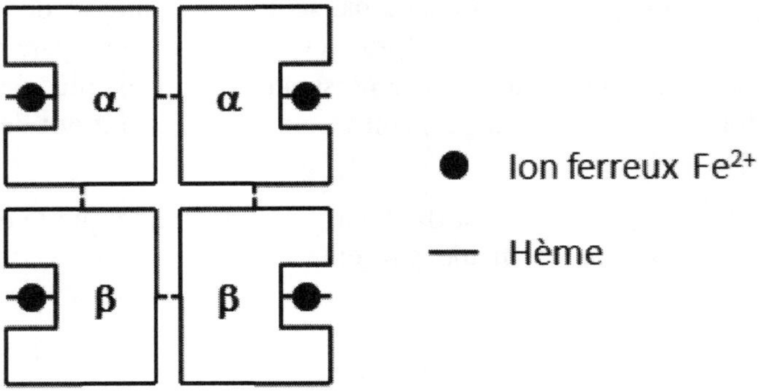

Figure 11

Chaque hème contient un atome de fer, à l'état ferreux (Fe^{2+}) capable de fixer de manière **réversible** le dioxygène (figure 12).

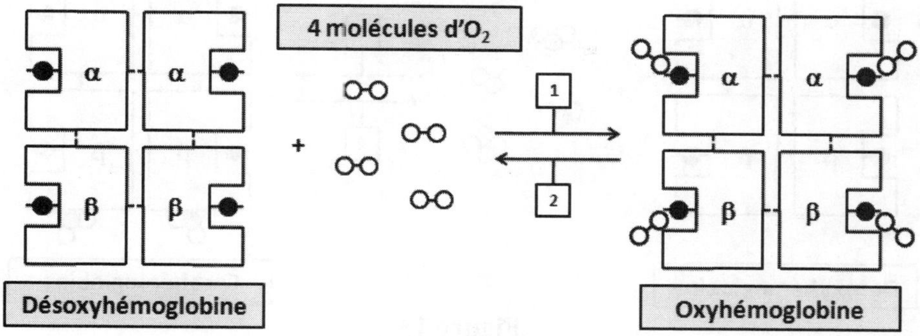

Figure 12

$$Hb + 4\,O_2 \rightleftharpoons Hb(O_2)_4$$

1 L'hémoglobine se charge en O_2 au niveau des capillaires sanguins alvéolaires. Liée à 4 molécules d'O_2, l'hémoglobine est dite **saturée**. On parle alors d'**oxyhémoglobine** $Hb(O_2)_4$.

2 L'hémoglobine se décharge en O_2 au niveau des capillaires sanguins tissulaires. Au niveau des tissus, l'hémoglobine est donc **partiellement** saturée. On parle alors de **désoxyhémoglobine**.

Remarque : Le **monoxyde de carbone** (CO) est un gaz **invisible, inodore** et **toxique** provenant de la combustion de combustibles divers dont le tabac. Le CO se fixe sur l'ion ferreux de l'hème de l'hémoglobine. Cette liaison aboutit à la formation d'un composé, la **carboxyhémoglobine** (HbCO), qui empêche l'hémoglobine de jouer son rôle de transporteur du O_2 vers les tissus.

Le transport du dioxyde de carbone

Il est transporté sous trois formes :

- sous forme **dissoute** dans le plasma (7 %). Le dioxyde de carbone est plus soluble dans l'eau que le dioxygène
- convertit en **hydrogénocarbonates** (70 %) dans les globules rouges par une enzyme, **l'anhydrase carbonique**, selon la réaction suivante :

$$CO_2 + H_2O \rightleftharpoons H_2CO_3 \rightleftharpoons HCO_3^- + H^+$$

- sous forme de **composés carbaminés** (23 %) liées aux acides aminés de certaines protéines dont l'hémoglobine (figure 13).

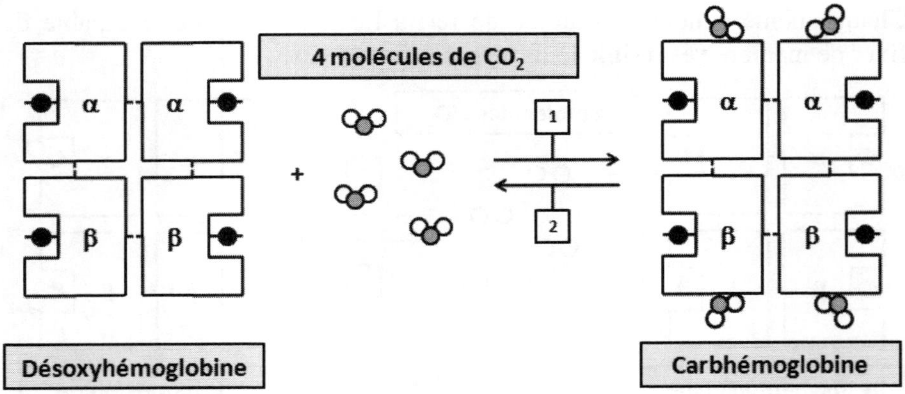

Figure 13

$$Hb + 4\,CO_2 \rightleftharpoons Hb(CO_2)_4$$

Le sang riche en dioxyde de carbone (pauvre en dioxygène) est le sang **non hématosé** (sang veineux) représenté conventionnellement en **bleu**.

Remarque : O_2 et CO_2 se fixent tous deux sur l'hémoglobine mais sur des sites différents si bien que ces deux gaz n'entrent pas en concurrence pour le même site de fixation !

▶ Les facteurs influençant la fixation du dioxygène à l'hémoglobine

Certains facteurs de l'environnement local de l'hémoglobine modifient son aptitude à fixer le dioxygène. Parmi ces facteurs figurent :

- la pO_2,
- la pCO_2,
- le pH
- température.

L'aptitude de l'hémoglobine à retenir les molécules d'O_2 fixée est appelée **affinité**. La détermination de la variation de l'affinité de l'hémoglobine pour l'O_2 est réalisée lors de l'étude du tracé de la **courbe de dissociation** de l'hémoglobine (figure 14).

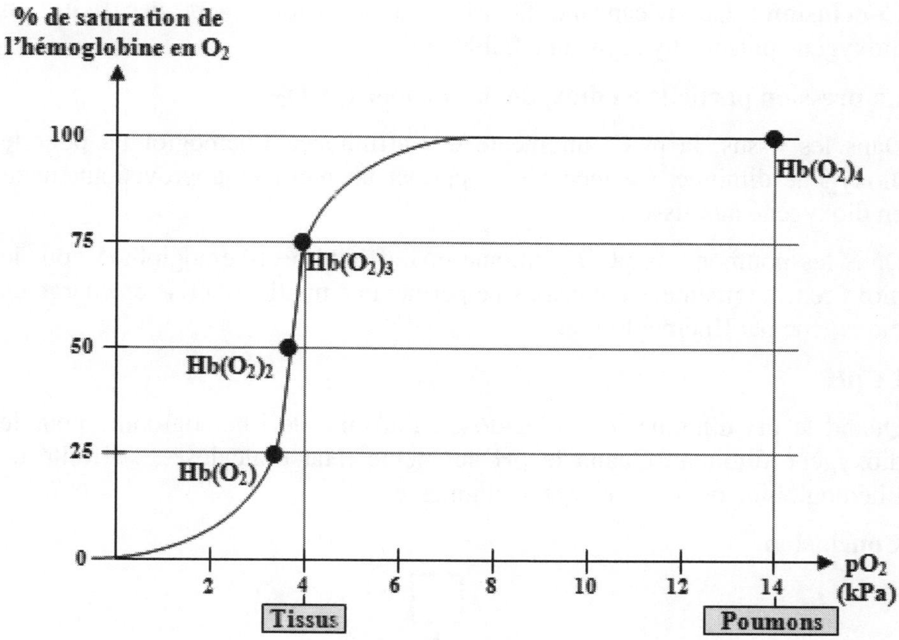

Figure 14

Etude de la courbe de dissociation de l'oxyhémoglobine (Figure 14)

La courbe est une **sigmoïde** traduisant un phénomène de **coopérativité** dans la fixation du O_2 sur l'hémoglobine. Cela permet, pour de faibles variations de la pO_2, de délivrer une plus grande quantité d'O_2. La fixation d'une molécule d'O_2 favorise la fixation des molécules d'O_2 suivantes.

Au niveau des poumons, l'hémoglobine est **saturée**. Tous les sites de fixation pour l'O_2 sont occupés.

Au niveau des tissus, la pO_2 est faible car les tissus consomment l'O_2. Parallèlement, la pCO_2 y sera plus élevée. L'hémoglobine est **partiellement** saturée (75%). En moyenne, l'hémoglobine a donc libéré une molécule d'O_2 permettant l'oxygénation tissulaire pour que les cellules réalisent la **respiration cellulaire**.

La pression partielle en dioxygène pO_2

Pour une pO_2 élevée, le dioxygène est fortement lié à l'hémoglobine (forte affinité). L'hémoglobine est **saturée** (tous les sites de fixation pour le dioxygène sont occupés). Une forte pO_2 favorise la prise en charge du dioxygène par l'hémoglobine.

Pour de faibles pO_2, le dioxygène se dissocie de l'hémoglobine (faible affinité). L'hémoglobine est **partiellement saturée** (certains sites de fixation pour le dioxygène sont libres). Une faible pO_2 favorise la décharge du dioxygène par l'hémoglobine. Le dioxygène diffuse alors dans les tissus où il sera consommé.

Conclusion : Ce mécanisme favorise l'approvisionnement des tissus en dioxygène puisqu'il y règne une faible pO_2.

La pression partielle en dioxyde de carbone (pCO_2)

Dans les tissus, la pCO_2 augmente et l'affinité de l'hémoglobine pour le dioxygène diminue. Ce mécanisme permet un meilleur approvisionnement en dioxygène aux tissus.

Dans les poumons, la pCO_2 diminue et l'affinité de l'hémoglobine pour le dioxygène augmente. Ce mécanisme permet une meilleure prise en charge en dioxygène par l'hémoglobine.

Le pH

Quand le pH diminue (état d'acidose), l'affinité de l'hémoglobine pour le dioxygène diminue. Quand le pH augmente (état d'alcalose), l'affinité de l'hémoglobine pour le dioxygène augmente.

Conclusion

$$Hb + 4\,O_2 \underset{\boxed{2}}{\overset{\boxed{1}}{\rightleftharpoons}} Hb(O_2)_4$$

$\boxed{1}$ au niveau des poumons

$\boxed{2}$ au niveau des tissus

Sens (1) favorisé quand :

- la pO_2 augmente,
- la pCO_2 diminue,
- le pH augmente,
- la température diminue.

Sens (2) favorisé quand :

- la pO_2 diminue,
- la pCO_2 augmente,
- le pH diminue,
- la température augmente.

◣ Enoncés des exercices ◢

■ Exercice 1 : QCM .... (10 min)

Choisir la (ou les) réponse(s) correcte(s).

1. Les voies aériennes supérieures sont constituées par:

a. les fosses nasales, la cavité buccale, le pharynx
b. les fosses nasales, le larynx
c. les fosses nasales, la cavité buccale, le pharynx, le larynx.

2. Le médiastin :

a. est une région de la cavité thoracique
b. loge les poumons
c. loge le cœur
d. est situé entre les deux poumons.

3. La plèvre :

a. recouvre la cage thoracique
b. recouvre les poumons
c. tapisse la cage thoracique
d. permet aux poumons de suivre les mouvements de la cage thoracique.

4. L'air qui pénètre dans les voies aériennes sera :

a. réchauffé
b. humidifié
c. entièrement épuré.

5. Une muqueuse ciliée est présente au niveau de :

a. de toutes les voies aériennes
b. des voies aériennes supérieures et de la trachée
c. de la trachée et des bronches.

6. La paroi de la trachée :

a. est rigide
b. renferme des fibres musculaires
c. est tapissée intérieurement d'un épithélium unistratifié cilié
d. renferme des glandes exocrines
e. est formée d'anneaux cartilagineux incomplets.

7. La paroi des bronches :

a. est élastique
b. renferme des fibres musculaires
c. est tapissée intérieurement d'un épithélium pseudostratifié cilié

d. renferme du cartilage.

8. Les bronchioles :

a. possèdent un épithélium cilié
b. sont entourées de fibres musculaires lisses
c. sont plus nombreuses que les bronches.

9. La paroi alvéolaire renferme :

a. des cellules conjonctives
b. des cellules épithéliales
c. des fibres élastiques.

10. La barrière alvéolo-capillaire :

a. a une épaisseur de 5 µm
b. a une épaisseur de 0,5 µm
c. a une surface d'environ 80 m^2
d. a une surface d'environ 8m^2.

11. L'hématose :

a. est la prise en charge d'O_2 par le sang
b. est la prise en charge d'O_2 et la libération de CO_2 par le sang
c. se déroule au niveau du cœur
d. se déroule au niveau des poumons.

12. Le sang non hématosé :

a. arrive aux poumons par les veines pulmonaires
b. arrive aux poumons par les artères pulmonaires
c. ne contient pas de dioxygène (O_2)
d. est riche en dioxyde de carbone (CO_2).

13. Les échanges gazeux au niveau des poumons :

a. se font par diffusion simple
b. se font par diffusion facilitée
c. dépendent des gradients de pression partielle
d. sont indépendants du débit sanguin.

14. Le sang hématosé :

a. ne contient pas de CO_2
b. quitte les poumons par les veines pulmonaires
c. est distribué aux tissus par les artères de la circulation générale.

15. Le dioxygène :

a. est transporté en majorité sous forme dissoute dans le plasma
b. est transporté sous forme combinée à l'hémoglobine
c. se fixe sur la globine de l'hémoglobine.

16. L'affinité de l'hémoglobine pour O_2 :

a. augmente avec la pression partielle en O_2
b. augmente lorsque la pression partielle en CO_2 diminue
c. ne dépend pas de la température
d. diminue au niveau des tissus
e. est élevée au niveau des poumons.

17. L'hémoglobine :

a. est presque entièrement saturée en O_2 au niveau des poumons
b. peut transporter à la fois O_2 et CO_2
c. est formée de deux chaînes polypeptidiques et de quatre hèmes
d. comporte du fer à l'état Fe^{3+}
e. libère CO_2 au niveau des poumons
f. peut fixer à la fois O_2 et CO (monoxyde de carbone).

18. Le dioxyde de carbone :

a. est transporté majoritairement sous forme combinée à l'hémoglobine
b. est transporté sous forme d'ions carbonates
c. est présent dans le plasma à l'état dissous
d. est présent dans les hématies sous forme de carbhémoglobine.

19. Lorsque l'activité des cellules augmente, des paramètres tissulaires sont modifiés :

a. la pression partielle en O_2 (pO2) augmente
b. la pression partielle en CO_2 (pCO2) augment
c. le pH augmente
d. la température augmente.

20. L'hypoxie est une diminution de l'apport d'O_2 aux tissus. Elle peut être provoquée par :

a. un trouble de la ventilation
b. une perturbation de la diffusion alvéolo-capillaire
c. une augmentation exagérée de l'activité des tissus.

■ Exercice 2..(10 min)

QUESTIONS A COMPLEMENT RELATIONNEL

*Réponse **A** : les deux propositions sont justes et il existe une relation de cause à effet entre les deux.*

*Réponse **B** : les deux propositions sont justes mais il n'existe aucune relation de cause à effet.*

*Réponse **C** : l'une des deux propositions est fausse.*

*Réponse **D** : les deux propositions sont fausses.*

1. A la sortie des poumons, la teneur du sang en O_2 a augmenté

car

La pO_2 alvéolaire est supérieure à la pO_2 du sang dans l'artère pulmonaire.

2. Au niveau des poumons, O_2 diffuse de l'air alvéolaire vers le sang des capillaires

car

CO_2 diffuse du sang des capillaires vers l'air alvéolaire.

3. Au niveau des tissus, la teneur du sang en O_2 diminue

car

L'hémoglobine a moins d'affinité pour O_2.

4. O_2 pénètre dans les cellules

car

La pCO_2 tissulaire est élevée.

5. Au cours d'un exercice musculaire l'hémoglobine délivre davantage d'O_2 aux muscles

car

La pO_2 tissulaire diminue.

6. Au cours d'un exercice musculaire l'hémoglobine délivre davantage d'O_2 aux muscles

car

La pCO_2 tissulaire augmente et le pH diminue.

7. Au cours d'un exercice musculaire l'hémoglobine délivre davantage d'O_2 aux muscles

car

La température locale augmente.

■ Exercice 3 .... (5 min)

Compléter la légende du document A.

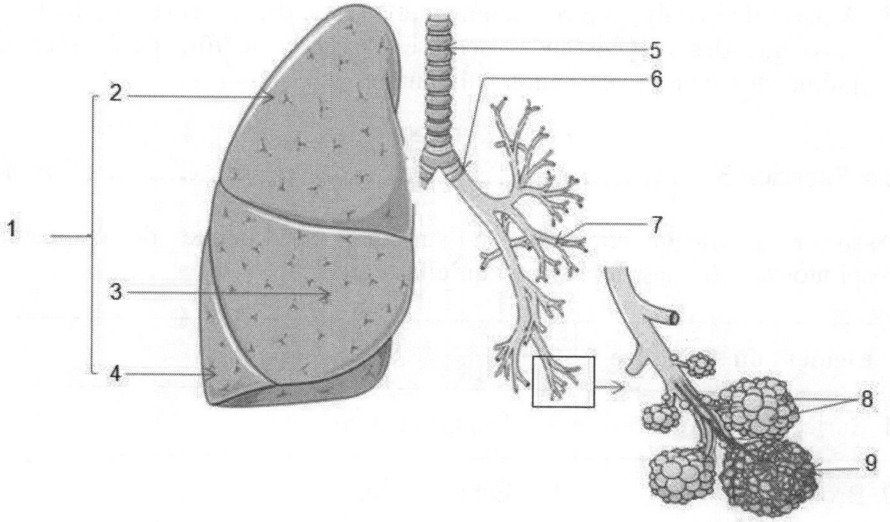

Document A

■■ Exercice 4 .... (15 min)

Le document ci-contre est une image obtenue en fin d'inspiration chez un patient qui présente un pneumothorax.

Cet état est du à une entrée d'air dans l'espace pleural à la suite d'une déchirure de la séreuse pulmonaire.

Le traitement qui consiste à introduire un tube flexible dans la cavité pleurale afin d'aspirer l'air, permet au poumon de reprendre sa place.

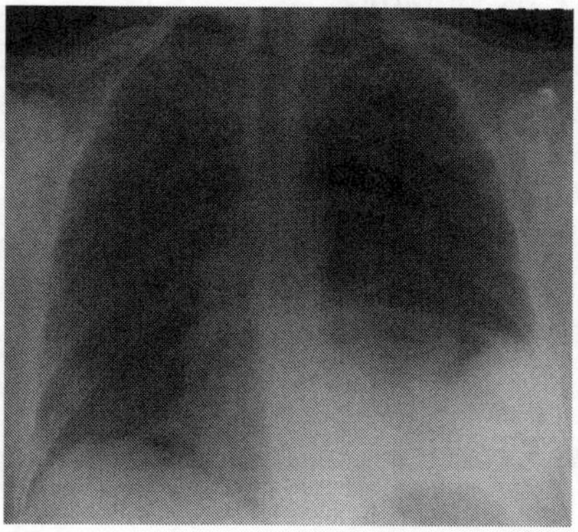

Cliché thoracique en incidence frontale

1.

a. Indiquer le nom et le principe de l'examen ayant permis l'obtention d'une telle image.

b. Citer une structure **radio-opaque**. Expliquer ce terme.

2. Définir la notion de séreuse. Nommer la séreuse pulmonaire.
Donner un autre exemple de séreuse.

3. A partir de l'analyse de ce document et à l'aide des informations données ainsi que des connaissances acquises, montrer le rôle de la séreuse pulmonaire dans la ventilation pulmonaire.

■■ Exercice 5 .... (5 min)

Associer à chaque élément ou structure anatomique de l'appareil respiratoire, la (ou les) fonction(s) qu'elle exerce.

Elément ou structure	Fonction
1. Surfactant	a. Humidification
2. Bronches	b. Echanges gazeux
3. Alvéoles	c. Elasticité pulmonaire
4. Fibres musculaires	d. Epuration pulmonaire
5. Cils vibratiles	e. Maintien de l'ouverture des alvéoles en fin d'expiration
6. Fibres élastiques	f. Rigidité de l'arbre bronchique
7. Cartilage	g. Conduction de l'air
8. Mucus	h. Bronchoconstriction

■■ Exercice 6 .... (10 min)

Le document ci-dessous représente une microphotographie d'une coupe de parenchyme pulmonaire.

1. Légender ce document.

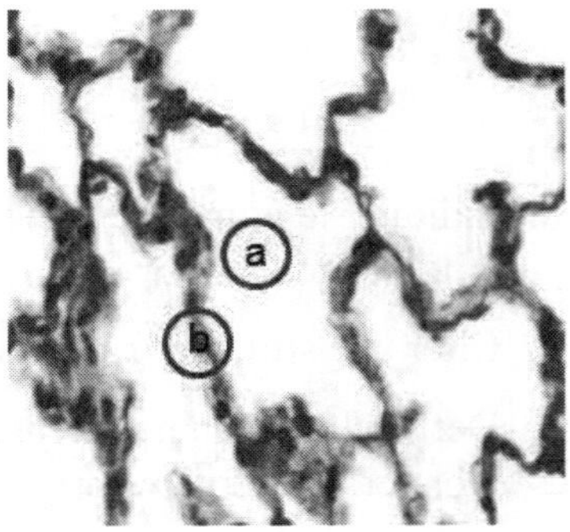

2. Qu'appelle-t-on barrière alvéolocapillaire ? Indiquer son épaisseur et nommer toutes les cellules et structures histologiques qui en font partie.

Au cours de cette énumération on classera les tissus formés par ces cellules dans les différents types tissulaires.

■■ Exercice 7 .... (5 min)

Le surfactant qui tapisse la barrière alvéolo-capillaire contient des cellules particulières.

Quelles sont ces cellules (préciser leur origine) et quel est leur rôle ?

■■ Exercice 8 .... (5 min)

Expliquer les affirmations suivantes :

1. « Une partie de l'air qui a pénétré dans les poumons ne participe pas aux échanges ».
2. « En fin d'expiration forcée les poumons ne se vident pas complètement ».

.... ■ CONTROLE (50 min ; 20 pts) ■ ....

1. Quelles sont les formes de transport d'O_2 et de CO_2 ?
Ecrire les équations bilan des réactions chimiques mises en jeu.
2. Préciser la structure biochimique de la molécule qui assure la quasi-totalité du transport d'O_2.

3. A l'aide du **document A ci-dessous,** justifier le sens des échanges gazeux au niveau des poumons d'une part et au niveau des tissus d'autre part.

Pressions partielles (kPa)	**Air alvéolaire**	**Sang non hématosé**	**Sang hématosé**	**Cellules**
O_2	14	5,3	14	4
CO_2	5,3	6,1	5,3	6,6

Document A

4. Analyser la **courbe 1** du **document B**

En déduire l'influence de la pression partielle en O_2 sur l'affinité de l'hémoglobine pour O_2.

Préciser la notion de coopérativité.

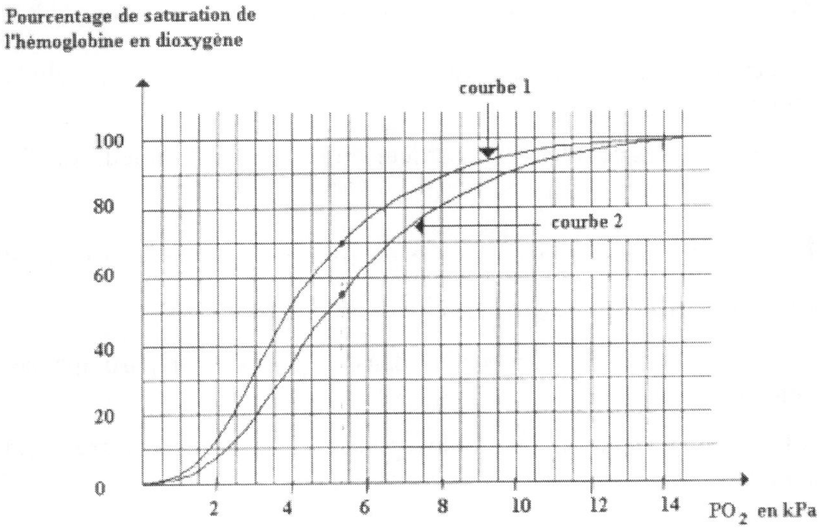

Document B

Courbe 1 : conditions standards : T° = 37°C pH = 7,4 pCO_2 = 5,3.
Courbe 2 : augmentation de T° et pCO2, diminution du pH.

5. A l'aide des **documents 1 et 2**

a. Décrire le comportement de l'hémoglobine au niveau des poumons d'une part et au niveau des tissus d'autre part dans les conditions standard.

b. Comment se comporte l'hémoglobine lorsque la pO_2 alvéolaire diminue de 1 kPa et lorsque la pO_2 tissulaire diminue de 1 kPa.

6. Analyser la **courbe 2 du document B**

a. Quelle est l'influence d'une augmentation de température sur le comportement de l'hémoglobine au niveau d'un tissu, pour une pO_2 de 4 kPa ?

b. Sachant qu'au cours d'un exercice musculaire intense, la pO_2 locale est d'environ 2 kPa, déterminer le pourcentage de saturation de l'hémoglobine en O_2.

Que peut-on en déduire quant à l'approvisionnement des muscles en O_2 par comparaison à l'état de repos?

c. Envisager les conséquences d'une hypothermie sur l'approvisionnement des tissus en O_2

7. Quelques heures après une arrivée à 3000 m, un sujet sain présente une hyperventilation. Quelques jours plus tard ce signe a disparu.

Un examen sanguin révèle alors un taux d'hématocrite de 48 % contre 44 % avant son départ.

a. Expliquer l'hyperventilation sachant qu'à cette altitude la pO_2 alvéolaire est d'environ 9 kPa.

b. Montrer que la modification du taux d'hématocrite que l'on définira constitue une adaptation physiologique à l'altitude dans ce cas précis.

Corrigé des exercices

Corrigé 1 ....

1. c	**2.** a,c,d	**3.** b,c,d	**4.** a,b *
5. c	**6.** a,d,e *	**7.** a,b,c	**8.** b,c
9. a,b,c	**10.**	**11.**b,d	**12.**b,d
13. a,c *	**14.**b,c	**15.**b *	**16.**a,b,d,e *
17. a,b,e *	**18.**a,c,d	**19.**b,d	**20.**a,b,c *

**Commentaires*

(4) Des particules très fines ne peuvent être arrêtées dans les voies de conduction. Elles seront phagocytées par les macrophages alvéolaires.

(6) Il s'agit d'un épithélium pseudostratifié.

(13) L'augmentation du débit sanguin entraine une augmentation du débit de diffusion.

(15) O_2 se fixe sur le fer de l'hème.

(16) L'affinité de l'hémoglobine pour O_2 diminue lorsque la température augmente.

(17) Fe^{3+} ne peut pas fixer O_2. O_2 et CO ont le même site de fixation : le fer de l'hème. CO_2 se fixe sur la globine.

(20) Les cellules consomment plus d'O_2 donc la PO_2 cellulaire diminue.

Corrigé 2 ....

Questions 1, 3, 5, 6,7 → **réponse A**
Questions 2 et 4 → **réponse B**

Remarque : chaque gaz diffuse selon **son propre gradient** de pression partielle.

Corrigé 3 ....

1. Poumon droit	2. Lobe supérieur	3. Lobe moyen
4. Lobe inférieur	5. Trachée	6. Bronche souche gauche
7. Bronchiole	8. Alvéoles	9. Capillaires alvéolaires

Corrigé 4 ....

1. Il s'agit d'une radiographie du thorax.

Cet examen utilise les rayons X qui ont la propriété de traverser certains tissus, et d'être absorbés par d'autres.

Les premiers sont dits radiotransparents et apparaissent sombres sur le cliché : c'est le cas des poumons.
Les seconds sont dits radio-opaques et apparaissent clairs : c'est le cas des côtes par exemple.

2. Une séreuse est une enveloppe formée d'une double membrane, qui protège un viscère.
Les poumons sont protégés par la **plèvre**.
Le **péricarde** protège le cœur.

3. La plèvre est constituée d'un feuillet pariétal qui adhère à la cage thoracique et d'un feuillet viscéral qui adhère aux poumons.

Ces deux feuillets sont solidaires l'un de l'autre grâce à un liquide présent dans l'espace pleural : *le liquide pleural.*

On remarque que le poumon gauche du sujet est beaucoup plus petit que la normale.
Or de l'air a pénétré dans la cavité pleurale, ce qui a donc séparé les deux feuillets de la plèvre, et n'a pas permis une entrée d'air satisfaisante dans le poumon gauche.

On peut en déduire que lorsqu'à l'inspiration la cage thoracique se soulève, la plèvre entraîne les poumons qui se distendent, ce qui permet l'entrée de l'air.

Corrigé 5 ....

1e*, 2g, 3b, 4h, 5d, 6c, 7f, 8ad.

*Les propriétés tensio-actives du surfactant empêchent les parois alvéolaires de se rapprocher en fin d'expiration forcée, et par conséquent maintiennent un certain volume d'air appelé volume résiduel.

Corrigé 6 ....

1. a. Lumière alvéolaire b. Paroi interalvéolaire

2. La paroi des alvéoles est recouverte de capillaires sanguins.

La barrière alvéolo-capillaire est donc la structure qui sépare l'air alvéolaire du sang des capillaires. C'est à travers elle que se réalisent les échanges gazeux pulmonaires.

Cette structure comporte plusieurs types cellulaires :

- Les cellules de **l'épithélium** alvéolaire (épithélium pavimenteux unistratifié): pneumocytes I et II. Les pneumocytes II* sécrètent le surfactant.
- La membrane basale de cet épithélium.
- Les fibroblastes du **tissu conjonctif** interstitiel.
- La membrane basale de l'endothélium capillaire.
- Les cellules endothéliales (**épithélium** pavimenteux unistratifié) constituant la paroi des capillaires sanguins.

Remarque : *les gaz ne traversent pas les pneumocytes II.*

Corrigé 7 ....

Des macrophages sont présents dans le surfactant.

Ces cellules, issues des monocytes sanguins, sont des cellules immunitaires capables de phagocyter les micro-organismes et les particules inhalés et qui n'ont pas été évacués par le tapis (ou appareil) muco-ciliaire bronchique.

Corrigé 8 ....

1. En fin d'inspiration, l'ensemble des voies aériennes est rempli d'air. Cependant seul l'air alvéolaire participera aux échanges.
Par conséquent l'air contenu dans la trachée, les bronches, les bronchioles (à l'exception des bronchioles terminales) ne participe pas aux échanges.

2. L'épithélium alvéolaire est recouvert de surfactant.
Les propriétés tensio-actives de ce liquide empêchent les alvéoles de se fermer.
Il reste donc de l'air dans les poumons : c'est l'air résiduel.

.... ■ CORRIGE DU CONTROLE ■ ....

1. Formes de transport d'O_2 et de CO_2 dans le sang.

Transport d'O_2

1,5% sous forme dissoute dans le plasma ; 98,5% sous forme combinée à l'hémoglobine présente dans les hématies :

$$\underset{\text{désoxyhémoglobine}}{Hb + 4\,O_2} \leftrightarrow \underset{\text{oxyhémoglobine}}{Hb(O_2)_4}$$

Transport de CO_2

- 10% du CO_2 est transporté à l'état dissous dans le plasma
- 60% sous forme d'ion hydrogénocarbonate (cf. cours)
- 30% sous forme combinée à des protéines plasmatiques ainsi qu'à l'hémoglobine.

2. L'hémoglobine est une hétéroprotéine tétramérique.

Chaque sous-unité comporte :

- une chaîne polypeptidique, la globine (2 types : globine α et globine β)
- une structure non protéique renfermant un ion Fe^{2+} : l'hème, site de fixation d'O_2.

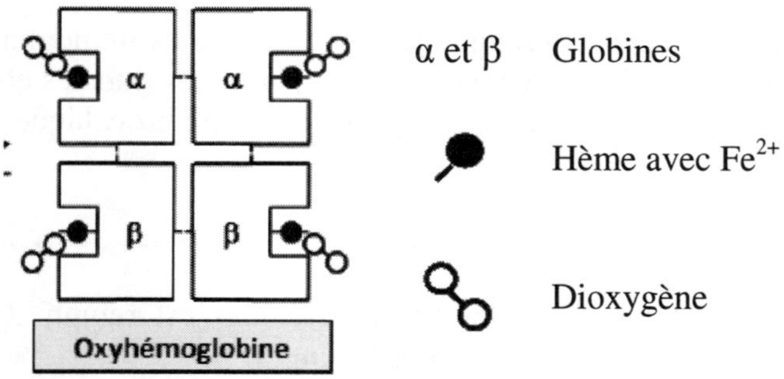

3. Sens des échanges gazeux.

Méthode

- Les gaz diffusent dans le sens de leur gradient décroissant de pression partielle, c'est-à-dire d'une zone où leur pression partielle est élevée vers une zone où elle est faible.
- Le sang qui arrive aux poumons est non hématosé, le sang qui arrive aux tissus est hématosé.
- Notation : PO_2 pression partielle en O_2.
  PCO_2 pression partielle en CO_2.

Réponses

Au niveau des poumons les échanges ont lieu entre l'air et le sang des capillaires pulmonaires :

PO_2 alvéolaire (14 kPa) > PO_2 sang non hématosé (5,3 kPa).
⇨ ***O_2 diffuse de l'air vers le sang.***

PCO_2 alvéolaire (5,3 kPa) < PCO_2 sang non hématosé (6,1 kPa)
⇨ ***CO_2 diffuse du sang vers l'air.***

Au niveau des tissus les échanges ont lieu entre le sang et les cellules :

PO_2 sang hématosé (14 kPa) > pO_2 cellules (4 kPa).
⇨ ***O_2 diffuse du sang vers les cellules.***

PCO_2 sang hématosé (5,3 kPa) < PCO_2 cellules (6,6 kPa).
⇨ ***CO_2 diffuse des cellules vers le sang.***

Le sens des échanges gazeux au niveau des cellules est donc l'inverse de celui qui se déroule au niveau des poumons.

4. Le pourcentage de saturation de l'hémoglobine en O_2 augmente avec la PO_2.
On peut donc en déduire que l'hémoglobine a d'autant plus d'affinité pour O_2 que la pO_2 augmente.

Les variations sont très importantes pour les valeurs de pO_2 voisines de 4 kPa. Elles sont pratiquement nulles pour des valeurs de pO_2 voisines de 14 kPa.

5.

a. Au niveau des poumons la pO_2 est élevée, l'hémoglobine a beaucoup d'affinité pour O_2, elle fixe O_2.

Au niveau des tissus la pO_2 est faible, l'hémoglobine a beaucoup moins d'affinité pour O_2, elle cède O_2.

b. Lorsque la pO_2 alvéolaire diminue de 1 kPa l'affinité de l'hémoglobine pour O_2 ne varie pas. Elle fixera donc O_2 aussi facilement.

Lorsque la pO_2 tissulaire diminue de 1 kPa l'affinité de l'hémoglobine pour O_2 diminue, le % de saturation passe de 60 à 45%. Elle cède donc davantage d'O_2 aux tissus.

6.

a. Pour une pO_2 de 4 kPa l'augmentation de température entraîne une diminution du % de saturation de l'hémoglobine en O_2.Ce qui signifie que l'hémoglobine a cédé davantage d'O2.

b. Au cours d'un exercice musculaire la température et la pCO_2 augmentent, et le pH et la pO_2 diminuent. Dans ces conditions le % de saturation de l'hémoglobine en O_2 n'est plus que de 25%. L'hémoglobine a donc cédé encore plus d'O2.

c. Une diminution de la température entraîne une augmentation de l'affinité de l'hémoglobine pour O_2. L'hémoglobine cèdera donc moins d'O2. L'hypothermie entraîne une hypoxie.

7. a. Lorsque pO_2 = 9 kPa l'hémoglobine a moins d'affinité pour O_2 elle n'est saturée qu'à 92 %.

L'hyperventilation permet d'augmenter la rapidité des échanges et de compenser cette moindre fixation.

b. L'augmentation du taux d'hématocrite, % du volume sanguin occupé par les hématies, dans les jours qui suivent, correspond à une augmentation de la quantité d'hémoglobine totale donc de la capacité de transport d'O_2, par le sang.

Il s'agit d'un mécanisme d'adaptation à l'altitude qui met en jeu l'érythropoïétine synthétisée par le rein en réponse à une hypoxie.

■2■

Les pathologies respiratoires

INTRODUCTION GENERALE

Le **diagnostic** des pathologies respiratoires ou **pneumopathies** nécessite l'apport des techniques d'exploration **anatomique** de l'imagerie médicale comme la **radiographie traditionnelle** ou la **tomodensitométrie** mais aussi de la **fibroscopie.** Ces examens permettent la localisation exacte de la pathologie et l'appréciation de l'étendue des lésions associées. Des **examens cliniques**, comme l'**auscultation**, et des **examens complémentaires**, comme la **spirométrie**, permettent d'apprécier plus encore les répercussions fonctionnelles de ces pneumopathies.

LA SPIROMETRIE

L'exploration **fonctionnelle** de la fonction respiratoire est réalisée notamment lors de la **spirométrie**. La **spirométrie** est un examen avec enregistrement graphique (figures 1 et 2) permettant la mesure, lors d'une expiration forcée, la détermination des volumes d'air mobilisés.

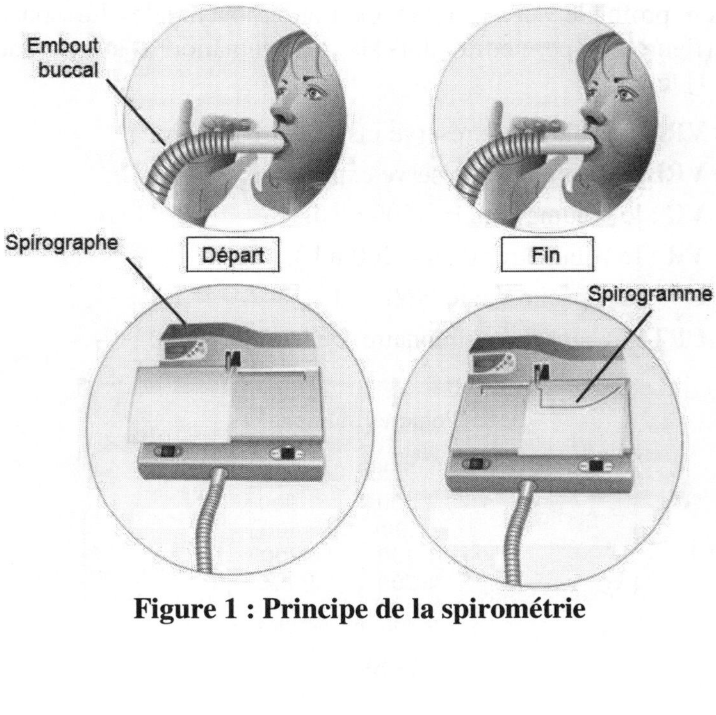

Figure 1 : Principe de la spirométrie

Parmi les volumes d'air mobilisés (figure 2), on trouve :

- le **VEMS** (volume expiratoire maximal par seconde)
- la **CVF** (capacité vitale forcée).

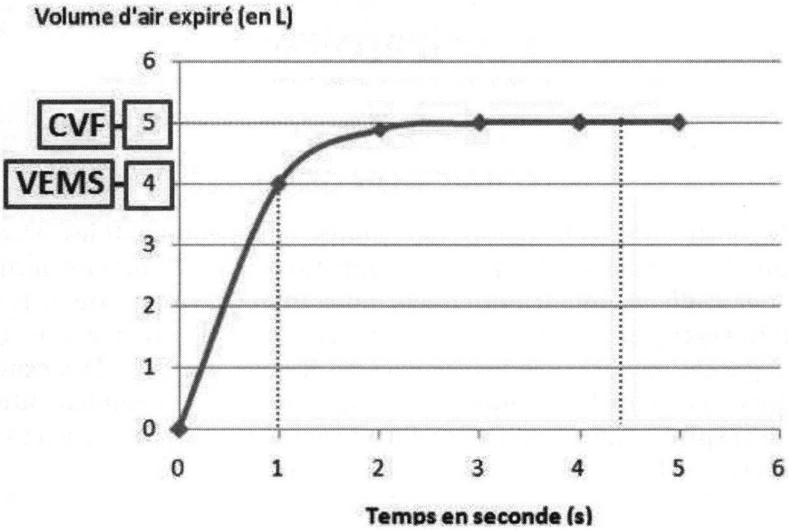

Figure 2 : Le spirogramme

La détermination du **coefficient de Tiffeneau**, rapport entre le VEMS et la CVF, permet de poser le diagnostic d'une **BPCO**, broncho-pneumopathie chronique obstructive, s'il est inférieur à 0.8 soit 80 %.
Cet examen peut aussi se dérouler en enregistrant **plusieurs cycles respiratoires** normaux puis en demandant au patient de procéder à une inspiration profonde suivie d'une expiration maximale. Le spirogramme obtenu (figure 3) permettra alors la détermination d'autres paramètres (tableau 1) tels :

- le **VRI** : le volume de réserve inspiratoire (300 mL),
- le **VRE** : le volume de réserve expiratoire (1100 mL),
- le **VC** : le volume courant (500 mL),
- le **VR** : le volume résiduel (1200 mL).
- la **CV** : la capacité vitale (4600 mL),
- la **CPT** : la capacité pulmonaire totale (5800 mL).

Volumes pulmonaires

		Hommes	Femmes	
Capacité vitale	VRI	3 000	1 900	Capacité inspiratoire
	V_t	500	500	
	VRE	1 100	700	Capacité résiduelle fonctionnelle
Volume résiduel		1 200	1 100	
		5 800 ml	4 200 ml	

Tableau 1

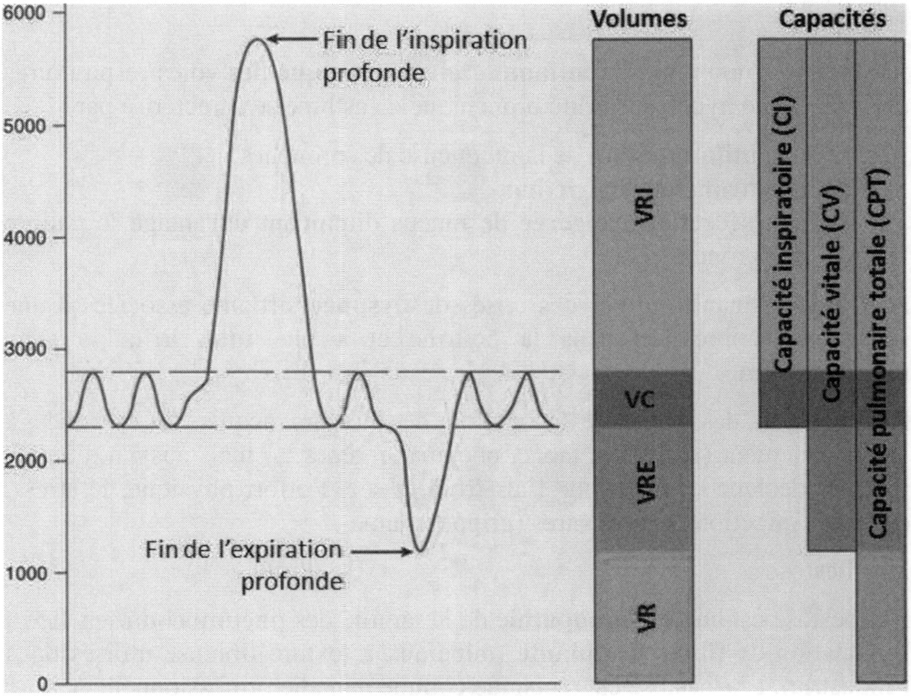

Figure 3

▸ **Les pneumopathies liées à la qualité de l'air**

La bronchite (figure 4)

La bronchite se définit par toute **inflammation** chronique ou aiguë de la muqueuse des bronches accompagnée d'une **hypersécrétion** de mucus.

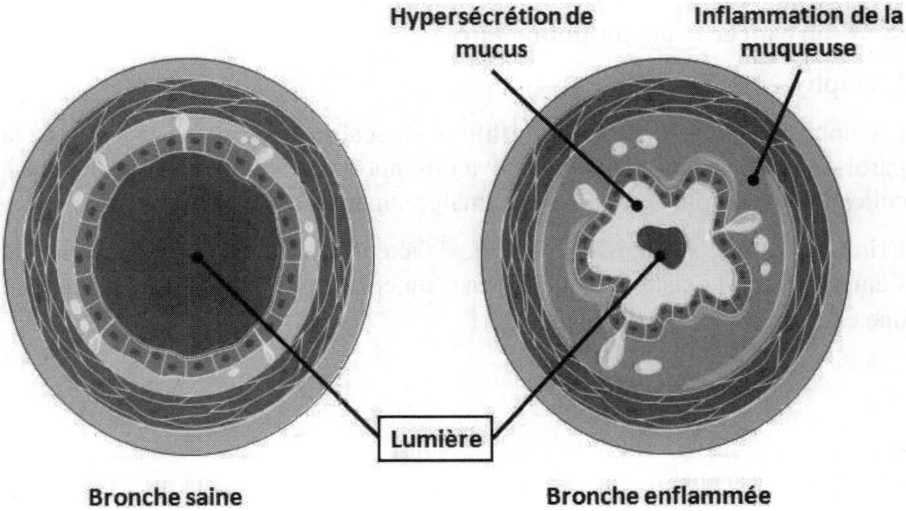

Figure 4

L'asthme

L'asthme est une **maladie inflammatoire chronique** des voies respiratoires associée à une hypersensibilité bronchique. L'asthme se caractérise par :

1. une **inflammation** de la muqueuse des bronches,
2. une **bronchoconstriction**,
3. une **sécrétion exagérée** de mucus diminuant davantage le calibre des bronches.

L'asthme se manifeste par des crises de **dyspnée** sifflante associées à une sensation d'oppression dans la poitrine et à une **toux** irritative avec **expectoration**.

L'expression des signes est fonction de facteurs acquis souvent liés à l'environnement (pollution, tabac, pneumallergènes…) mais aussi à d'autres facteurs déclencheurs comme l'air froid et sec, l'effort physique, le stress, certaines infections respiratoires (grippe, rhume).

L'asbestose

L'asbestose est une **pneumopathie** de la famille des **pneumoconioses** liée à l'inhalation de **fibres d'amiante** (minéraux à texture fibreuse utilisés dans l'industrie). L'asbestose est reconnue comme maladie professionnelle

Conséquences et complications : les fibres d'amiante induisent une **fibrose** (épaississement du tissu conjonctif) des poumons et plus particulièrement de la paroi alvéolaire et de la plèvre. Eventuellement, l'amiante peut induire :

- un **mésothéliome** ou **pleurome** : un cancer des membranes séreuses comme la **plèvre**
- un **cancer broncho-pulmonaire**.

L'emphysème (figure 5)

L'emphysème est une **pneumopathie** se caractérisant par la destruction de la paroi des alvéoles pulmonaires. Il y a diminution du nombre d'alvéoles mais celles-ci sont de plus grand volume malgré une surface amoindrie.

Etiologie : Le **tabagisme** est le facteur principal responsable de l'emphysème. Il existe quelques formes innées liées à un déficit génétique en une enzyme **α1-antitrypsine**.

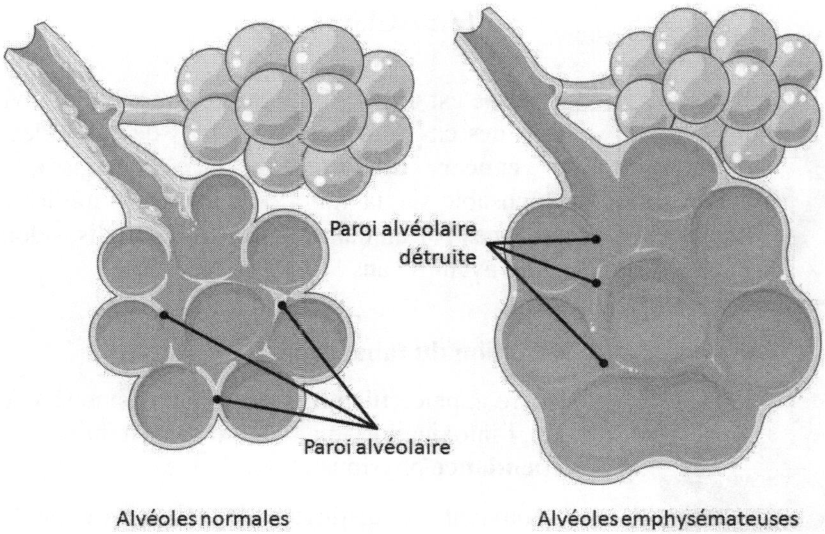

Figure 5

► Pathologie liée à des facteurs génétiques : la mucoviscidose

La mucoviscidose (état visqueux du mucus) est une maladie héréditaire se caractérisant par une viscosité anormalement élevée du mucus sécrété au niveau des intestins, du pancréas et des bronches.

La mucoviscidose se manifeste notamment par :

- un **ictère** dû à l'obstruction des canaux biliaires,
- une **acrocyanose** liée à une mauvaise oxygénation des tissus,
- une **dyspepsie** associée à un mauvais fonctionnement du pancréas. Il s'en suit une **diarrhée** chronique entraînant une perte de poids alors que l'appétit reste normal,
- l'émission de selles volumineuses et nauséabondes ayant une consistance graisseuse ou **stéatorrhée**,
- des problèmes de **stérilité** chez les garçons et une diminution de la fertilité chez les filles,
- des **infections pulmonaires** à répétition.

Le **dépistage** anténatal passe par :

- le **test de la sueur** qui comporte trop de sodium et de chlore,
- le **dosage sanguin** de la Trypsine Immuno-Réactive (TIR). Le taux est élevé.

Le traitement

Le traitement est long, à vie, et n'est pour l'instant que symptomatique. Il comprend l'association d'une **antibiothérapie**, de **bronchodilatateurs**, des **mesures diététiques** (régime **hypercalorique,** une **supplémentation en vitamines liposolubles** (vitamines A, D, E et K) et une **kinésithérapie** respiratoire.

LE TABAGISME

Le **tabac** est un produit licite responsable d'environ 30 % des cas de cancer et de plus de 85 % des cas de **cancer du poumon**. Le tabagisme est responsable de la mort de plus de 4 millions de personnes par an dans les pays industrialisés dont la moitié avant 65 ans !

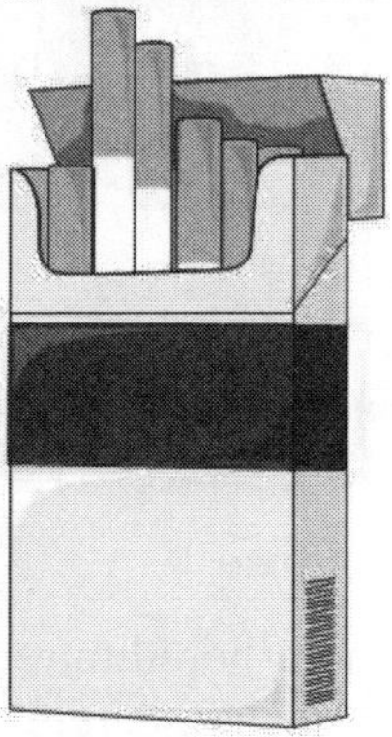

Définition du tabagisme

Encore appelée **nicotinisme**, le tabagisme se définit par l'intoxication par le tabac induisant une **dépendance** physique et psychique.

Il convient de distinguer le **tabagisme actif** du **tabagisme passif**. Le tabagisme passif correspond à l'intoxication des **non-fumeurs** par la fumée de tabac. Le tabagisme passif est responsable de 3000 décès par an en France !

Composition de la fumée de tabac

La fumée de cigarette contient 4000 substances chimiques connus dont 50 sont **cancérigènes**. Parmi les plus connus figurent la nicotine, les goudrons et le monoxyde de carbone (CO).

- **La nicotine**

La nicotine est, à elle seule, responsable du phénomène de **dépendance**. Elle atteint le cerveau 7 secondes après avoir été inhalée où elle exerce ses propriétés **psychoanaleptiques**. La nicotine induit une **tachycardie** et une augmentation de la pression artérielle (HTA).

- **Les goudrons**

Les goudrons sont des substances **irritantes** et **cancérigènes**. Ils sont directement responsables des cancres des voies respiratoires.

- **Le monoxyde de carbone (CO)**

Le CO est un **gaz toxique** ayant une très grande affinité pour l'hémoglobine où il se fixe en lieu et place du dioxygène pour former de la **carboxyhémoglobine**. Ainsi, le CO limite la capacité de transport en O_2 par l'hémoglobine et augmente donc le travail cardiaque. De plus, le CO est un facteur **athérogène**.

Les conséquences pathologiques du tabagisme

Le tabagisme reste asymptomatique de nombreuses années. L'intoxication se manifeste progressivement par le jaunissement des dents et des doigts, un vieillissement prématuré de la peau, une perturbation du goût et de l'odorat, des troubles respiratoires (expectorations matinales, essoufflement) associés à une susceptibilité accrue aux infections respiratoires chroniques (bronchite).

Les pathologies liées au tabagisme sont :

- des **pathologies respiratoires** : bronchite, emphysème, insuffisance respiratoire, cancers des poumons (figure 6) et des voies aérodigestives supérieures,

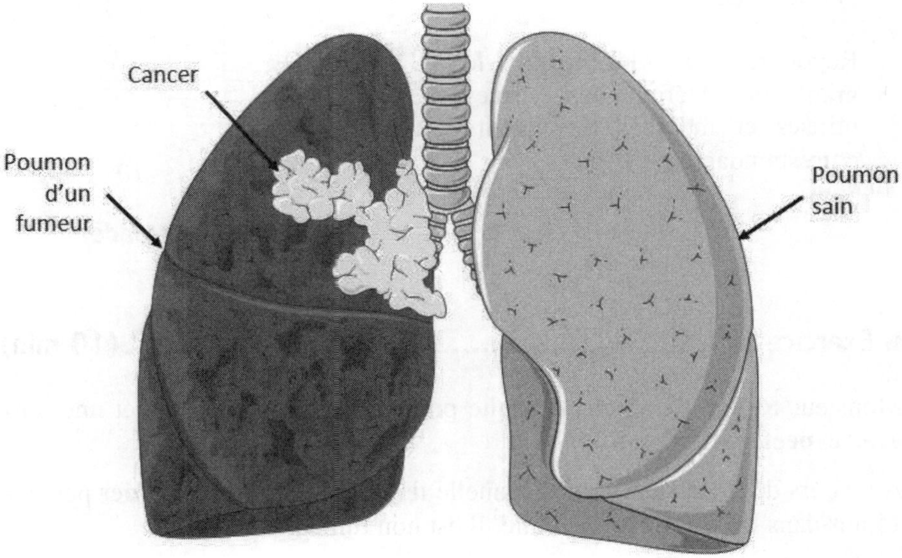

Figure 6

- des **pathologies cardiovasculaires :** insuffisances coronariennes dont l'angor (angine de poitrine) et l'infarctus du myocarde, l'athérosclérose (ATS),
- des **pathologies digestives** : l'ulcère gastroduodénal.

Enoncés des exercices

■ Exercice 1 .... (10 min)

Le document ci-dessous présente un **spirogramme**.

1. Définir ce terme.
2. Quels paramètres ce graphique permet-il de mesurer ?

   Répondre en légendant le graphique. Définir les termes utilisés et indiquer les valeurs correspondantes.

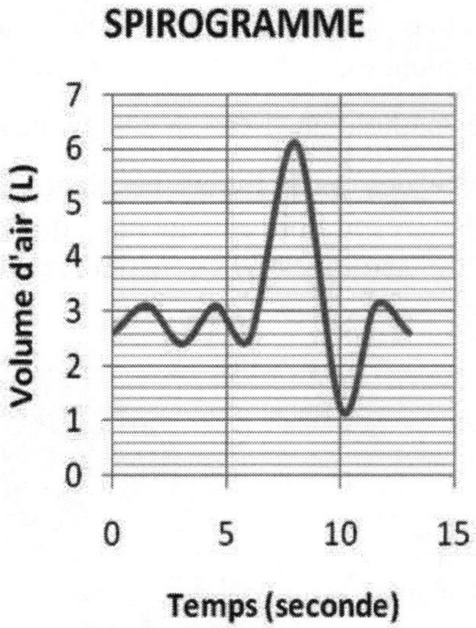

■ Exercice 2 .... (10 min)

Monsieur R. âgé de 62 ans consulte pour une dyspnée d'effort et une toux avec **expectoration**.

Au cours de sa carrière professionnelle il a travaillé comme ouvrier pendant 15 ans dans l'industrie automobile. Il est non fumeur.

L'auscultation met en évidence une respiration bruyante.

La radiographie révèle des petites opacités irrégulières.

Au cours de la **broncho-fibroscopie** un lavage broncho-alvéolaire est effectué : le résultat de l'**examen cytologique** est présenté dans le document ci-dessous.

L'exploration fonctionnelle respiratoire met en évidence une diminution de la **capacité pulmonaire totale** et une **hypoxémie**.

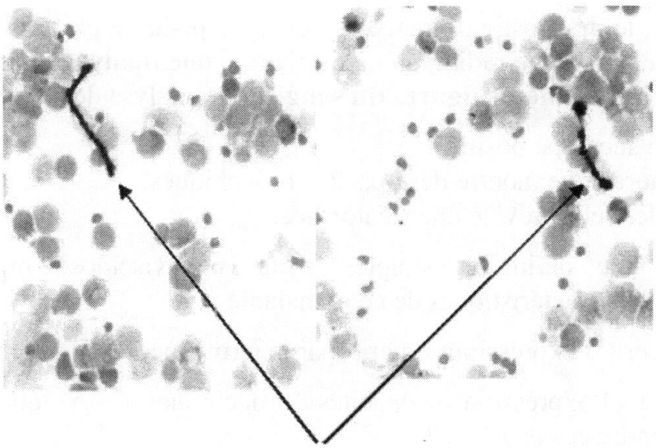

Corps asbestosiques (LBA coloration de Perls)

Source :www. respir.com

1. Définir les termes en gras.
2. La capacité pulmonaire totale peut-elle être mesurée à l'aide d'un spirogramme ? Justifier la réponse.
3. Relever les éléments en faveur d'une **asbestose**. Définir ce terme.

■■ Exercice 3 .... (10 min)

Le petit Patrick, 6 ans, est amené chez le pédiatre. Il tousse la nuit et a du mal à respirer. Il n'a pas de fièvre. L'auscultation révèle une respiration sifflante à l'expiration. Son papa fait souvent des **rhinites polliniques**.

Le pédiatre prescrit des corticoïdes et de la Ventoline.

1. Qu'appelle-t-on rhinites polliniques ?
2. Quelle pathologie le pédiatre a-t-il diagnostiqué ? Justifier la réponse.
3. Citer les principales altérations dues à cette maladie puis justifier le traitement.

■■ Exercice 4 .... (20 min)

Dr P. pédiatre voit en consultation la petite Marie, 9 mois.

Elle tousse, et a **du mal à respirer**. Elle a de la fièvre (38°C).Bien qu'elle ait bon appétit, elle a une stagnation pondérale. Elle a des selles nombreuses et molles.

Il y a 15 jours, elle a été examinée par un autre médecin qui avait diagnostiqué une **inflammation des bronches**.

Envisageant le diagnostic de mucoviscidose, le pédiatre prescrit notamment le test de la sueur, une radiographie du thorax, une **analyse quantitative et qualitative des éléments figurés du sang** et une analyse des selles.

Le test de la sueur est positif.
Le cliché thoracique montre des opacités bronchiques.
L'examen des selles révèle une stéatorrhée.

1. Donner une définition simple de la mucoviscidose montrant les principales caractéristiques de cette maladie.

2. Remplacer les expressions en gras par le terme médical correspondant.

3. Expliquer l'expression « opacités bronchiques ». A quoi peuvent correspondre ces opacités ?

4. Quel est le principe du test de la sueur?

5. Comment s'expliquent la stagnation pondérale et la stéatorrhée ? Définir ces termes.

6. Quels sont les principaux traitements prescrits au cours de cette maladie ? Préciser leur intérêt. L'un d'eux est-il un traitement curatif ?

■■ Exercice 5 .... (5 min)

La fumée de tabac ne contient pas moins de 4000 substances, très majoritairement dangereuses pour la santé.
Indiquer en associant les termes ci-dessous, la substance responsable de chacun des effets ou conséquences suivants.

1. Effet relaxant.	a. Nicotine.
2. Effet stimulant	b. Goudrons.
3. Cancer broncho-pulmonaire.	c. Monoxyde de carbone.
4. Hypoxémie.	d. Substances irritantes.

■■ Exercice 6 .... (20 min)

Adressé par le médecin du travail qui soupçonne une BPCO (broncho-**pneumopathie** chronique obstructive) M. A. consulte son médecin généraliste.

Agé de 53 ans, il est chauffeur routier. Il fume environ un paquet de cigarettes par jour depuis plus de 30 ans.

Il est essoufflé après avoir monté un étage à pied. Il tousse surtout le matin et expectore. Sa respiration est légèrement sifflante.

L'**auscultation** révèle une diminution du murmure vésiculaire.

M.A subira notamment une radiographie du thorax, une broncho-fibroscopie ainsi qu'une exploration fonctionnelle respiratoire qui révèle une hypoxémie ainsi qu'un résultat présenté dans le document ci-dessous.

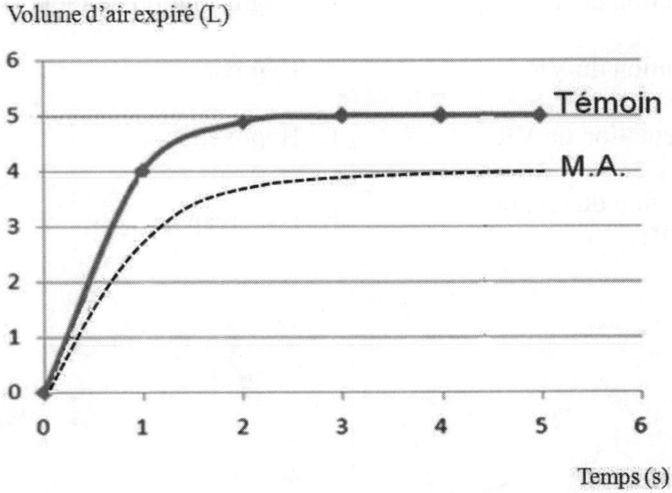

Un traitement médicamenteux lui sera prescrit ainsi qu'une ferme recommandation d'arrêter de fumer.

1. Définir les termes en gras.

2. Donner les termes correspondant aux définitions suivantes :

a. difficulté à respirer
b. privation d'une substance dont on est dépendant
c. qui augmente le diamètre des bronches
d. coloration bleue de la peau due à un manque d'oxygène.

3. Grâce à quel examen l'hypoxémie a-t-elle été révélée ?

4.

a. Donner le principe de l'examen dont le résultat est donné par le graphique. Quel est l'intérêt de cet examen ?

b. Analyser le résultat de M. A. Conclure.

■■ Exercice 7 .... (10 min)

Le document ci-dessous présente deux microphotographies de tissu pulmonaire.

1. Comment ces fragments de tissus ont-ils été obtenus ?

2. Quelle pathologie le tissu pathologique révèle-t-il ?

3. Quel est le principal facteur favorisant de cette pathologie ?

4. Relever dans la liste suivante les signes qui accompagnent cette pathologie.

a. Diminution de la CV.

b. Augmentation du rapport VR/CPT.

c. Diminution du VR.

d. Hypoxie.

e. Augmentation du VR.

f. Hypoxémie.

g. Diminution du rapport VR/CPT.

h. Hypercapnie.

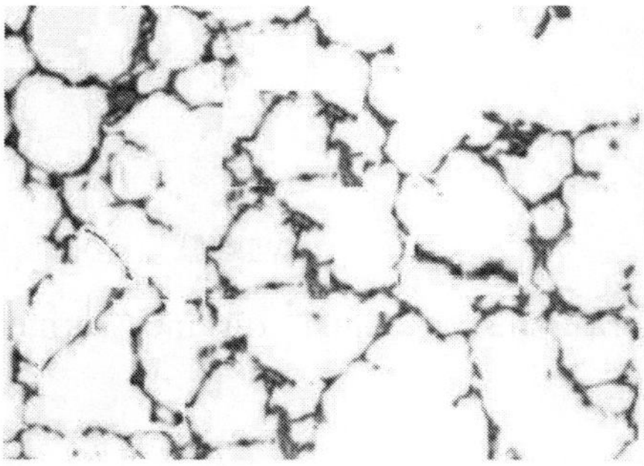

Tissu sain

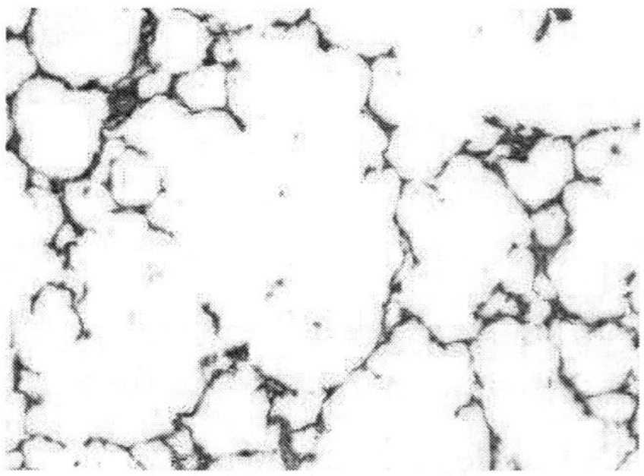

Tissu pathologique

■■ Exercice 8 .... (10 min)

Afin d'étudier l'effet du tabagisme sur le transport de l'hémoglobine, on effectue des mesures dont les résultats sont présentés ci-dessous.

Tableau A.

Les fumeurs consomment 10 à 15 cigarettes par jour et sont répartis en deux groupes :

- **Groupe fumeurs 1 :** ils ont cessé de fumer 10h avant les mesures.
- **Groupe fumeurs 2 :** ils ont fumé 3 à 5 cigarettes avant les mesures.

Tableau B.

Les mesures sont réalisées sur des fumeurs légers et sur des gros fumeurs.

a. Analyser et interpréter ces résultats.

b. Proposer une conclusion générale.

	mL d'O_2 par g d'hémoglobine
Non fumeurs	1,307
Fumeurs 1	1,265
Fumeurs 2	1,199

Tableau A

	mL d'O_2 par g d'hémoglobine	mL de CO pour 100mL de sang
Non fumeurs	1,328	0,28
Fumeurs légers	1,275	0,50
Gros fumeurs	1,210	2,20

Tableau B

■■ Exercice 9 .... (20 min)

Les expériences suivantes ont permis d'étudier les effets de la nicotine sur l'organisme.

1. **Première expérience :** Goldberg (en 1989) étudie expérimentalement les effets physiologiques de la nicotine chez des rats répartis en deux groupes.

   - Les rats du groupe A peuvent à l'aide d'un levier déclencher la pulvérisation de nicotine.
   - Dans le groupe B, le levier permet de déclencher la pulvérisation d'une molécule odorante.

a. L'expérimentateur compte le nombre de fois que le levier été actionné. L'expérience dure 3 jours. Les résultats sont donnés au **document A**.

   Analyser ces résultats et conclure.

Fréquence des pulvérisations déclenchées par :	**Jour 1**	**Jour 2**	**Jour 3**
▪ les rats du groupe A	+	++	+++
▪ les rats du groupe B	-	+	-

Document A

b. A partir du 5ème jour, les animaux du groupe A présentent divers **troubles somatiques** : **asthénie**, irritabilité, **dysphorie**, **hyperorexie**, prise de poids. Ceux du groupe B ne présentent aucun de ces troubles.

   Que peut-on déduire de ces informations ?

2. **Deuxième expérience :** on fait inhaler à une souris une suspension contenant de la nicotine radioactive. Un prélèvement sanguin est immédiatement réalisé, qui permet de doser la nicotinémie (**document B**). On sacrifie l'animal et on réalise une coupe de tissu cérébral. La présence de nicotine radioactive est révélée par autoradiographie (**document C**).

- Analyser les résultats de ces deux expériences.
- Conclure.

	Nicotinémie
Avant l'inhalation	0 ng.mL^{-1}
Après l'inhalation	50 ng.mL^{-1}

Document B

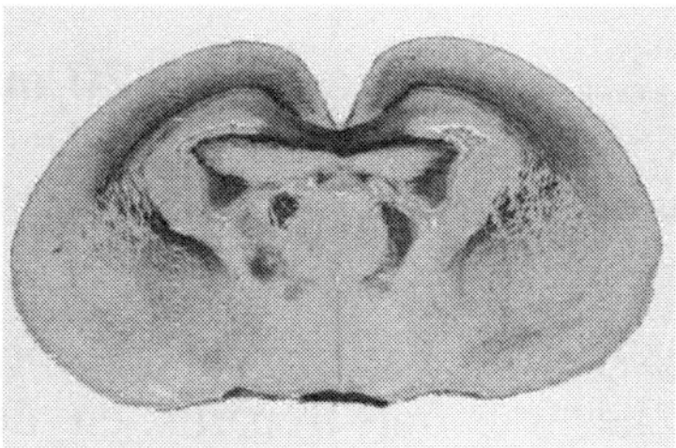

Autoradiographie (souris témoin)

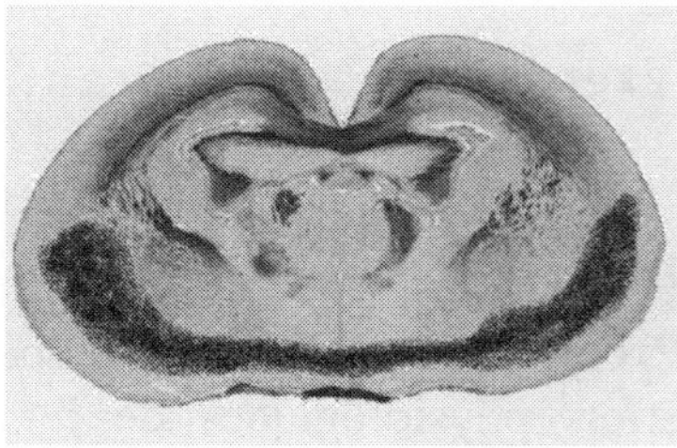

Autoradiographie (souris X)

Document C

3. Etude chez l'homme

Le tableau ci-dessous présente l'effet de la consommation d'une cigarette sur certains paramètres physiologiques chez un homme de 30 ans.

	Fréquence cardiaque	Pression artérielle	Débit cardiaque
Avant la consommation	75	12 cm Hg	5 L.min^{-1}
Après la consommation	90	14 cm Hg	6.8 L.min^{-1}

Document D

Analyser et interpréter ces résultats.

4. Faire une conclusion générale.

Corrigé des exercices

Corrigé 1 ....

1. Le spirogramme est un tracé obtenu par l'enregistrement des volumes d'air mobilisés au cours de la respiration.

2.

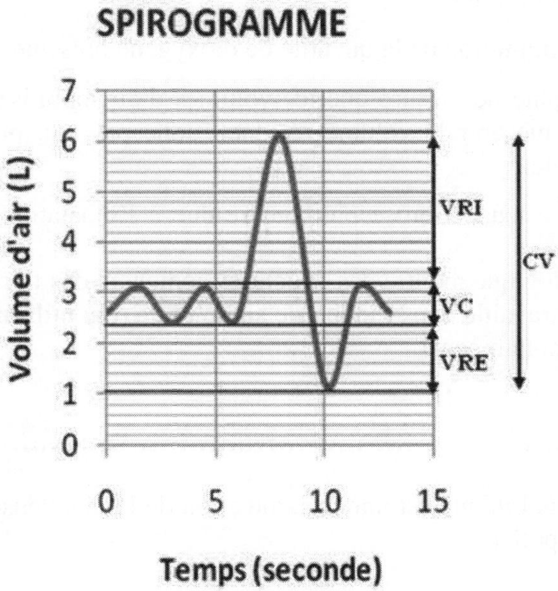

VC : volume courant. C'est le volume d'air inspiré et expiré au cours d'un cycle respiratoire normal.

VRI : volume de réserve inspiratoire. C'est le volume d'air inspiré, en plus du volume courant, au cours d'une inspiration forcée.

VRE : volume de réserve inspiratoire. C'est le volume d'air expiré, en plus du volume courant, au cours d'une expiration forcée.

CV : capacité vitale. C'est le volume d'air maximum que l'on peut expirer au cours d'une expiration forcée faisant suite à une inspiration forcée.

Les valeurs des paramètres mesurés sur cet enregistrement sont les suivantes :

VC = 0,6 L VRI = 3 L **VRE** = 1,4 L **CV** = 5 L (0,6 + 3 + 1,4)

Corrigé 2 ....

1. Expectoration : émission de crachats.

Broncho-fibroscopie : examen visuel des bronches à l'aide d'un tube souple muni d'un système optique.

Examen cytologique : examen anatomo-pathologique effectué sur un prélèvement de cellules observées au microscope après coloration.

Capacité pulmonaire totale : volume total d'air contenu dans les poumons en fin d'inspiration forcée.

Hypoxémie : diminution de la quantité de dioxygène présente dans le sang.

2. La spirographie ne mesure que les volumes d'air mobilisés. Ainsi, il ne permet pas de mesurer le volume résiduel, donc pas non plus la capacité pulmonaire totale.

3. L'asbestose est une fibrose pulmonaire due à l'inhalation prolongée de fibres d'amiante.
L'examen cytologique montre des structures contenant des fibres d'amiante.
Or ce patient a travaillé dans l'industrie automobile (qui utilisait l'amiante pour les freins notamment).

Corrigé 3 ....

1. Une rhinite pollinique est une inflammation de la muqueuse nasale due à une allergie au pollen.

2. La dyspnée, la respiration sifflante et les antécédents familiaux d'allergie au pollen sont en faveur d'un asthme.

3. L'asthme induit au niveau des bronches une réaction inflammatoire avec hypersécrétion de mucus ainsi qu'une broncho-constriction.
Les corticoïdes sont des anti-inflammatoires, la Ventoline est un broncho-dilatateur.

Corrigé 4 ....

1. La mucoviscidose est une maladie génétique* qui provoque une augmentation importante de la viscosité du mucus aux niveaux respiratoire et digestif.

*(cf. chapitre 8 : Génétique de l'hérédité)

2. Difficulté à respirer : **dyspnée**.
Inflammation des bronches : **bronchite**.

Analyse quantitative et qualitative des éléments figurés du sang : **hémogramme**.

3. Sur un cliché radiographique normal les poumons apparaissent sombres : ils sont radiotransparents.

Les opacités bronchiques sont donc des zones anormalement claires (radio-opaques) correspondant ici à des sites d'infection bronchique.

4. Le test de la sueur consiste à doser les ions chlorures dans la sueur.
Il est positif dans le cas d'une concentration importante (> 60 $mmol.L^{-1}$).

5. Le mucus épais obstrue notamment les canaux pancréatiques. Le suc pancréatique ne peut plus être excrété.
Or, il contient des enzymes assurant l'hydrolyse de très nombreuses molécules appartenant aux 4 grands groupes (glucides, lipides, protides, acides nucléiques).

La digestion est donc très réduite, notamment celle concernant les lipides. En effet, l'essentiel de la lipase est synthétisée par le pancréas.

L'absorption intestinale est donc diminuée d'où une dénutrition expliquant la stagnation pondérale (l'enfant ne prend pas de poids) et la stéatorrhée (production de selles grasses témoignant de leur richesse en lipides).

6. Les principaux traitements sont les suivants :

Traitement	Intérêt
Kinésithérapie respiratoire	Désobstruer les bronches
Antibiothérapie	Prévenir et traiter et les infections respiratoires
Prise en charge nutritionnelle et digestive	Compenser la perte de sécrétion des enzymes pancréatiques

Il n'existe pas à l'heure actuelle de traitement curatif de la mucoviscidose.

Corrigé 5 ....

La nicotine a un effet relaxant et un effet stimulant.
Les substances irritantes et les goudrons sont responsables du cancer broncho-pulmonaire.
Le monoxyde de carbone induit une hypoxémie

Corrigé 6 ....

1. Pneumopathie : toute maladie des poumons.

Auscultation : une des étapes de l'examen clinique consistant à écouter les bruits de l'organisme (normaux et anormaux).
Hypoxémie : diminution de la quantité de dioxygène présente dans le sang.

2. a. Difficulté à respirer : dyspnée.
b. Dépendance.
c. Bronchodilatateur.
d. Cyanose

3. L'hypoxémie a été révélée par un dosage des gaz du sang.

4. a. Au cours de cet examen, on demande au patient de prendre une inspiration profonde puis d'expirer le plus vite possible et le plus profondément possible.
On mesure alors le VEMS c'est-à-dire le volume expiré au cours de la 1ère seconde, ainsi que la CVF (capacité vitale forcée).
On peut calculer le rapport de Tiffeneau : VEMS / CVF.
Ce rapport permet de diagnostiquer un syndrome obstructif s'il est inférieur à 80 %.

b. Les résultats de M. A. sont les suivants :

VEMS ≈ 2,8 L/s CVF ≈ 4 L VEMS / CVF = 70 %

M. A. présente donc un syndrome obstructif.

Corrigé 7 ....

1. Ces fragments ont été obtenus grâce à une biopsie c'est-à-dire un prélèvement de tissu en vue de son observation microscopique.

2. Cette coupe de tissu montre des alvéoles distendues, si l'on compare avec le poumon sain. Cette image correspond à l'emphysème.

3. Le tabagisme est le principal facteur favorisant de cette pathologie.

4. Cette pathologie induit une augmentation du VR, du rapport VR/CPT, une diminution de la capacité vitale

Corrigé 8 ....

Méthode

Effectuer les comparaisons suivantes :

Tableau A
Fumeurs 1 et fumeurs 2 par rapport aux non fumeurs.
Fumeurs 2 par rapport aux fumeurs 1.

Tableau B

% de CO chez les fumeurs par rapport aux non fumeurs.
Capacité de transport d'O_2 par rapport au % de CO.

Réponses

Tableau A

Dans cette expérience on étudie l'influence du tabagisme sur la capacité de transport du dioxygène (O_2) par l'hémoglobine (Hb).

La quantité d'O_2 transportée par Hb est plus faible chez les fumeurs que chez les non fumeurs (1,265 et 1,199 contre 1,307).

Chez les fumeurs qui ont cessé de fumer 10h avant les mesures, la quantité d'O_2 transportée par l'Hb est plus élevée que dans l'autre groupe (1,265 contre 1,199).

On en déduit que la consommation de tabac diminue la capacité de transport d'O_2 par l'hémoglobine, mais que cette diminution est partiellement réversible à l'arrêt de la consommation.

Tableau B

Dans cette expérience on compare le taux de monoxyde de carbone (CO) à la quantité d'O_2 transportée par l'hémoglobine.

La quantité de CO est plus élevée chez les fumeurs (× 1,6).
Cette différence est beaucoup plus marquée chez les gros fumeurs(× 7,8).

La quantité d'O_2 transportée par l'Hb diminue lorsque le taux de monoxyde de carbone augmente.

On en déduit que la présence de CO dans le sang empêche la fixation d'O_2 sur l'hémoglobine.

Interprétation.

Le monoxyde de carbone est présent dans la fumée de tabac. Il entre en compétition avec O_2 pour le même site de fixation sur l'hémoglobine : le fer de l'hème.
De plus l'hémoglobine a 200 fois plus d'affinité pour CO que pour O_2.

Conclusion

La consommation de tabac diminue la capacité de transport du dioxygène par l'hémoglobine du fait de la présence, dans la fumée du tabac, du monoxyde de carbone qui se fixe sur l'hémoglobine sur le même site que le dioxygène.

Corrigé 9 ....

1. 1ère expérience

a. Au cours du temps la fréquence des pulvérisations de nicotine augmente chez les rats du groupe A.
Ces rats sont donc devenus tolérants à la nicotine, ce qui les oblige à augmenter les doses pour obtenir des effets équivalents.

b. Les animaux du groupe A présentent un syndrome de manque. Ils étaient donc devenus dépendants à la nicotine.

2. 2ème expérience

Après inhalation, la nicotine est présente dans le sang.
Elle a donc été absorbée au niveau pulmonaire.

La coupe de tissu montre que la nicotine est présente au niveau du cerveau.

La nicotine inhalée a donc été absorbée au niveau des poumons et par l'intermédiaire de la circulation sanguine, s'est fixée au niveau du cerveau. Cette fixation est responsable de la mise en place de la dépendance observée dans l'expérience précédente.

3. Etude chez l'homme

La consommation de tabac entraîne immédiatement une augmentation des 3 principaux paramètres cardio-vasculaires :

- la fréquence cardiaque augmente de 20%*
- le débit cardiaque augmente de 36%*, en partie à cause de l'augmentation de la fréquence cardiaque.
- la pression artérielle augmente de16%*, du fait de l'augmentation du débit cardiaque.

*[(valeur finale – valeur initiale) ÷ valeur initiale]

C'est la nicotine qui induit ces modifications.

4. Conclusion générale.

La nicotine inhalée est rapidement absorbée dans la circulation sanguine. Elle se fixe notamment sur des récepteurs cérébraux et induit des phénomènes de dépendance ainsi qu'une stimulation du système cardio-vasculaire.

■ 3 ■

La respiration cellulaire

INTRODUCTION GENERALE

Le **dioxygène** est apporté aux cellules des tissus périphériques en association avec divers nutriments comme le **glucose** et les **acides aminés**. Le fonctionnement de la cellule nécessite de l'**énergie**.

Le chapitre se propose de répondre à une question essentielle : comment la cellule utilise-t-elle le dioxygène et les nutriments pour produire de l'énergie indispensable à la réalisation de ses activités biologiques ?

LE METABOLISME

Le **métabolisme** correspond à l'ensemble des réactions biochimiques se produisant au sein de la cellule. Ces réactions biochimiques sont catalysées par des **enzymes**.

Le métabolisme comprend deux grands types de réactions biochimiques (figure 1) :

- les réactions de l'**anabolisme** : l'anabolisme correspond à l'ensemble des réactions de **synthèse**. Ces réactions consomment de l'énergie pour qu'elles puissent se produire De telles réactions sont **endergoniques** ;
- les réactions du **catabolisme** : le catabolisme correspond à l'ensemble des réactions de **dégradation**. Ces réactions entraînent une libération d'énergie. De telles réactions sont **exergoniques**.

Ces réactions se déroulent pour certaines dans le **cytosol**, pour d'autres dans les **mitochondries**.

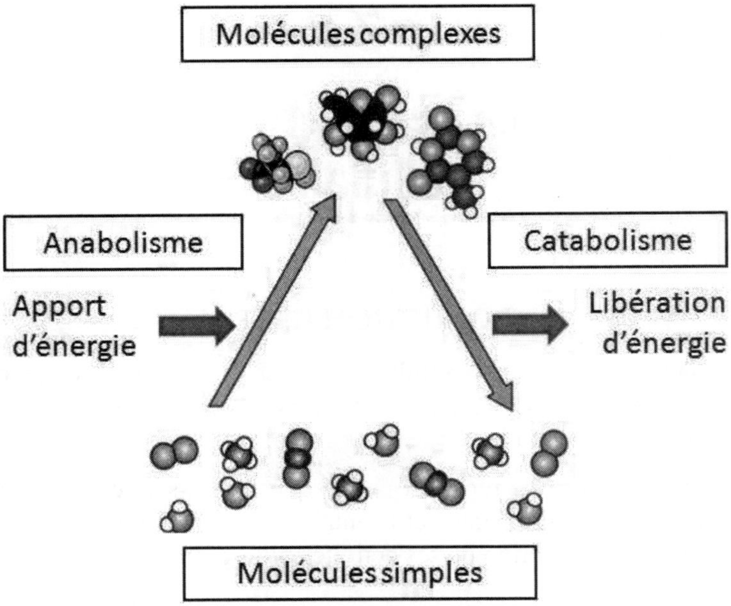

Figure 1

La notion d'énergie

L'énergie est la capacité d'un système à produire un **travail** entraînant un mouvement, de la chaleur... Cette capacité existe soit sous la forme d'**énergie potentielle** soit sous la forme d'énergie **cinétique**. Les molécules contiennent de l'**énergie chimique,** forme d'énergie potentielle emmagasinée au niveau des liaisons covalentes. La dégradation de ces liaisons libère cette énergie. L'énergie est une grandeur physique mesurée en **calorie** (cal) ou en **joule** (J).

Dans la cellule, les macromolécules organiques de réserve (glycogène, triglycérides…) constituent la forme d'énergie potentielle principale. La cellule doit **convertir** l'énergie potentielle en énergie cinétique (figure 2) représentée par une molécule : l'**ATP**, adénosine triphosphate.

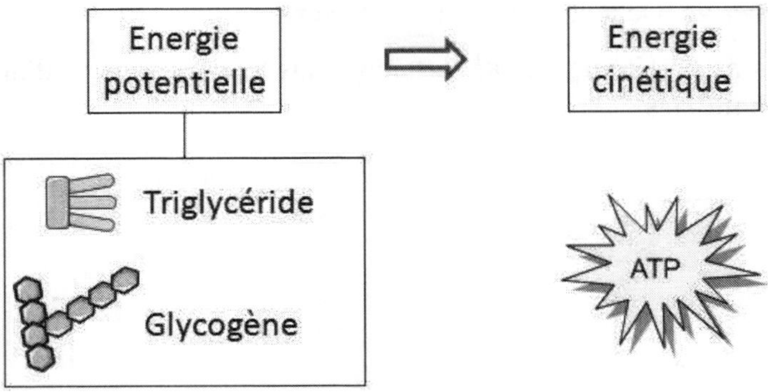

Figure 2

Structure moléculaire de l'ATP (figure 3)

L'ATP est un nucléotide de l'ARN constitué par :

- une base azotée : l'adénine
- un groupement glucidique : le ribose (pentose)
- trois groupements phosphates unis par des liaisons covalentes riches en énergie potentielle.

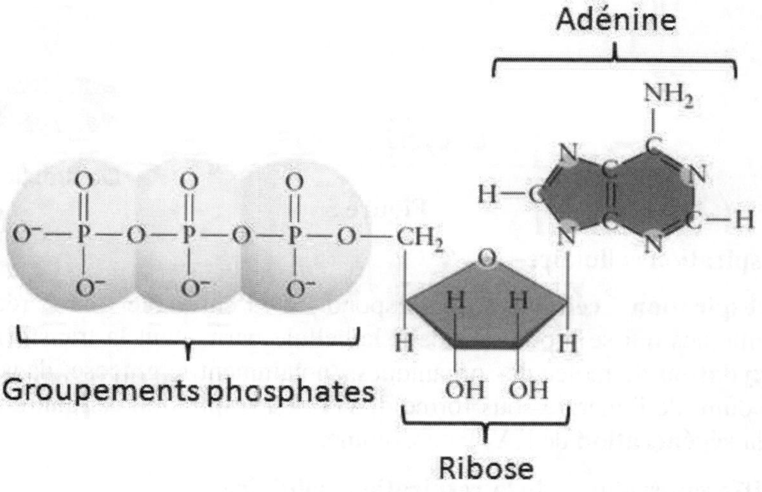

Figure 3 : La molécule d'ATP

L'hydrolyse de l'ATP (figure 4)

L'utilisation de l'ATP correspond à l'hydrolyse d'une de ses trois liaisons phosphates. L'hydrolyse de l'ATP est une réaction **exergonique** libérant 7.3 kcal/mol. L'équation de l'hydrolyse de l'ATP est la suivante :

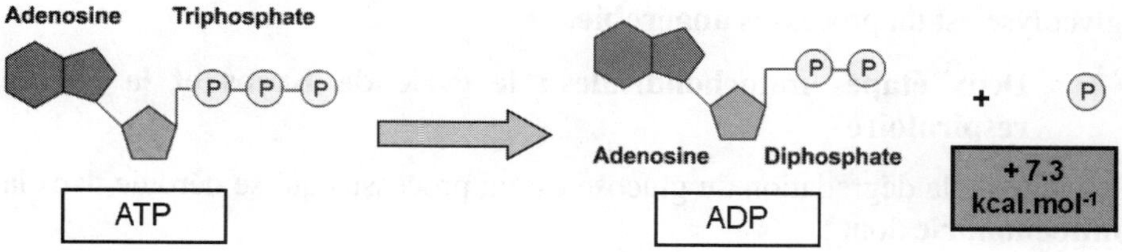

Figure 4

L'énergie cinétique libérée est investie dans les diverses activités cellulaires (transports, contraction musculaire, synthèse…).

Le cycle de l'ATP (figure 5)

Un homme au repos consomme environ 40 kg d'ATP en 24 h. Au cours d'un exercice intense, cette consommation peut atteindre 0.5 kg/min. L'ATP n'est donc pas stocké mais régénéré aussi vite qu'il est utilisé. On parle de cycle de l'ATP.

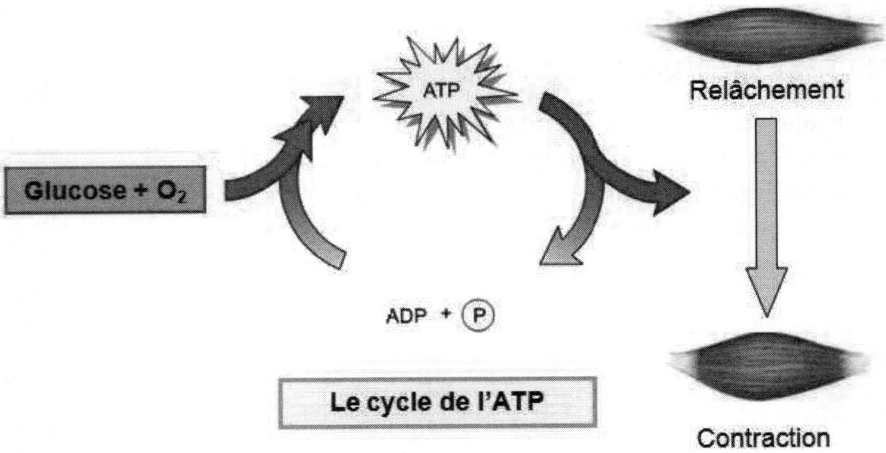

Figure 5

La respiration cellulaire

La **respiration cellulaire** correspond à l'ensemble des réactions biochimiques qui se produisent dans la cellule permettant la transformation par **oxydation** de molécules organiques, notamment le glucose, dans le but de produire de l'énergie sous forme d'ATP. La respiration cellulaire permet donc la **régénération** de l'ATP consommé.

Les différentes étapes de la respiration cellulaire

- **Une étape cytoplasmique : la glycolyse**

La **glycolyse** est l'ensemble des réactions **cytoplasmiques** permettant la dégradation partielle du glucose, $C_6H_{12}O_6$, molécule en C6, en deux molécules en C3 appelées **acide pyruvique,** $C_3H_4O_3$. Cette dégradation partielle s'accompagne de la production de **deux molécules d'ATP**. La glycolyse est un processus **anaérobie**.

- **Deux étapes mitochondriales : le cycle de Krebs et la chaine respiratoire**

La suite de la dégradation du glucose est un processus qui se déroule dans la **mitochondrie** dont :

- le **cycle de Krebs**, ensemble de réactions aboutissant à la formation de 2 molécules d'ATP et de 4 molécules de CO_2. Ce cycle se déroule dans la **matrice** de la mitochondrie
- la chaine respiratoire permettant la production de 32 molécules d'ATP et de 6 H2O. Cette étape nécessite obligatoirement 6 molécules de dioxygène. Il s'agit donc d'un processus **aérobie**.

Conclusion

L'oxydation complète d'une molécule de glucose libère donc 36 molécules d'ATP.

Glucose + 6 O_2 → 6 CO_2 + 6 H_2O + 36 ATP + Chaleur

La mitochondrie est le site exclusif de la respiration cellulaire. La mitochondrie est la centrale énergétique de la cellule.

La fermentation lactique

Lorsque la teneur en O_2 diminue, le pyruvate ne peut être utilisé par les mitochondries. Le pyruvate est alors partiellement dégradé dans le cytoplasme en acide lactique (figure 6). Ce processus de transformation incomplète de molécules organiques en absence de dioxygène s'appelle la **fermentation**. La fermentation permet la formation de deux molécules d'ATP. Elle a un **rendement énergétique** faible (2ATP) comparé à la l'oxydation (34 ATP).

Conclusion générale (figure 6)

La production d'ATP est réalisée au cours de la **dégradation** de molécules **organiques**.

En **aérobiose**, la respiration cellulaire permet la dégradation **complète** du glucose en CO_2 et H_2O pour un **rendement énergétique élevé** (36 molécules d'ATP). La respiration cellulaire se déroule dans le **cytoplasme** puis dans les **mitochondries**.

En **anaérobiose**, la fermentation lactique permet la dégradation **incomplète** du glucose en acide lactique pour un **rendement énergétique faible** (2 molécules d'ATP). La fermentation lactique se déroule exclusivement dans le **cytoplasme**.

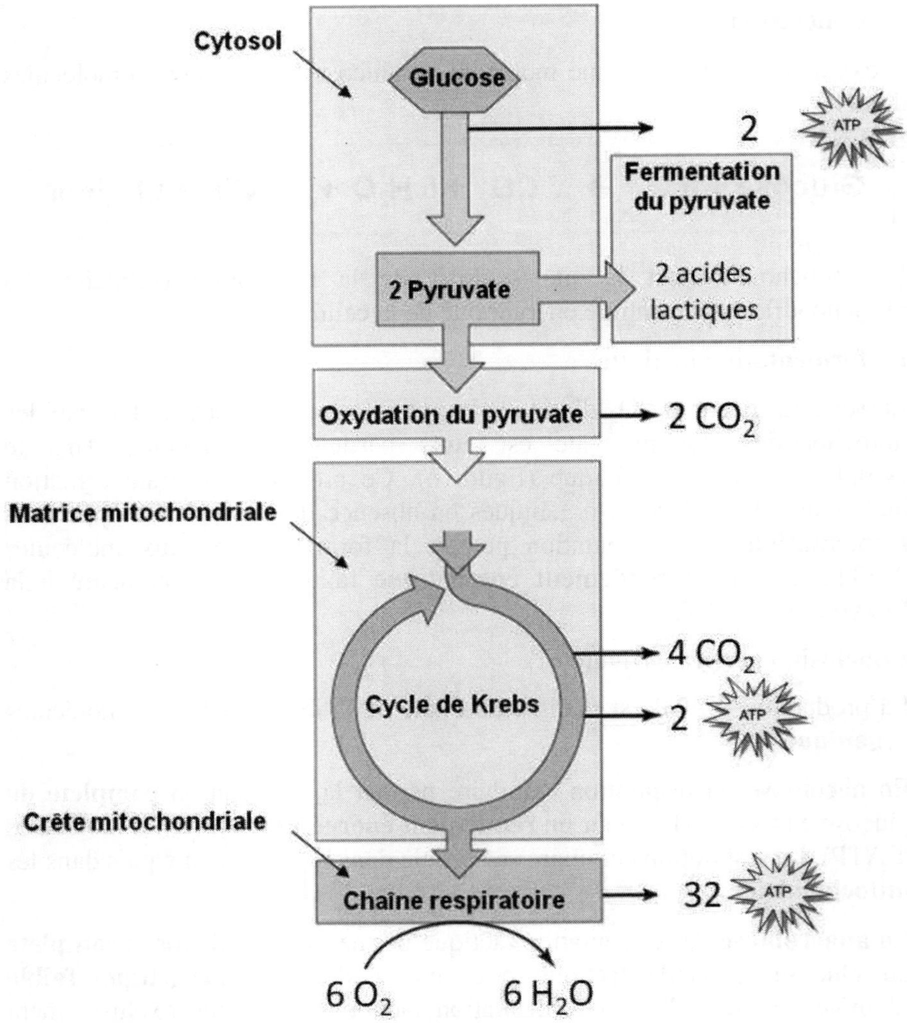

Figure 6 : Vue d'ensemble de la respiration cellulaire et de la fermentation

◣ Enoncés des exercices ◢

■ Exercice 1 .... (10 min)

Choisir la (ou les) réponse(s) juste(s).

1. Le métabolisme :

a. est l'ensemble des réactions chimiques intracellulaires
b. comporte des réactions d'oxydation
c. comporte des réactions enzymatique
d. comporte des réactions de synthèse.

2. Le catabolisme :

a. conduit à des dégradations de molécules
b. conduit à des synthèses de molécules
c. consomme de l'énergie
d. libère de l'énergie directement utilisable
e. assure la régénération de l'ATP.

3. L'anabolisme :

a. consomme de l'énergie
b. libère de l'énergie
c. est couplé au catabolisme.

4. La glycolyse :

a. se déroule dans le cytoplasme
b. se déroule dans la mitochondrie
c. est une étape du métabolisme
d. est une étape de l'anabolisme
e. est une étape du catabolisme.

5. La glycolyse :

a. est une étape commune à la respiration cellulaire et à la fermentation
b. est une étape aérobie
c. est une étape anaérobie
d. produit du pyruvate.
e. produit de l'acétyl CoA
f. s'accompagne de la production de 2ATP.

6. Le cycle de Krebs :

a. se déroule dans le cytoplasme
b. se déroule dans la mitochondrie
c. transforme le pyruvate
d. produit du CO_2
e. transforme l'acétyl CoA

f. fait intervenir O_2
g. produit la plus grande part de l'ATP.

7. La chaîne respiratoire :

a. est située dans la membrane interne de la mitochondrie
b. est située dans la matrice mitochondriale
c. est située dans le cytoplasme
d. produit la plus grande part de l'ATP.

8. L'ATP :

a. est un nucléotide
b. comporte des éléments présents dans l'ADN
c. comporte des éléments présents dans l'ARN
d. est un intermédiaire entre le catabolisme et l'anabolisme
e. est nécessaire à la conduction de l'influx nerveux.

■■ Exercice 2 .... (20 min)

In vitro, l'oxydation complète d'une mole de glucose libère 2830 kJ.

1. Ecrire l'équation-bilan de l'oxydation complète du glucose dans la cellule, en précisant le bilan en ATP.

2. Donner la signification du sigle ATP. Représenter schématiquement cette molécule.

3.

a. Ecrire l'équation-bilan de l'hydrolyse de l'ATP.

b. Sachant que l'hydrolyse d'une mole d'ATP libère 30 kJ, calculer la quantité d'énergie dont la cellule peut disposer grâce à l'oxydation complète du glucose.

4. Comparer l'énergie potentielle du glucose à la quantité d'énergie dont la cellule peut disposer en catabolisant le glucose.
Comment s'explique la différence constatée ?

■■ Exercice 3 .... (10 min)

1. Le tableau ci-dessous donne les résultats de la mesure de la quantité d'ATP dans un muscle.

	Avant contraction	**Après contraction**
ATP (mmole par kg de muscle)	4 à 6	4 à 6

a. Analyser ces données.

b. Quelle hypothèse peut-on émettre ?

2. La quantité de muscle chez un homme qui pèse 70 kg est d'environ 30 kg.

L'hydrolyse d'une mole d'ATP libère environ 30 kJ.
La marche à 3,5 km.h^{-1} consomme 160 Joules par mètre.

A l'aide de ces informations et des données précédentes, montrer la nécessité de la régénération de l'ATP.

■ Exercice 4 .... (10 min)

Un muscle squelettique renferme principalement deux types de fibres :
Des fibres « r » riches en mitochondries et des fibres « b » pauvres en mitochondries.

1. Que peut-on déduire de ces informations quant au métabolisme énergétique de ces fibres ?

2. Les fibres « r » sont à contraction lente. Les fibres « b » sont à contraction rapide. Comment expliquer cette différence ?

■■ Exercice 5 : .... (10 min)

1. On teste l'utilisation de deux substrats par une suspension de cellules. Que peut-on déduire de ces résultats ?

2. Que peut-on dire du métabolisme des cardiomyocytes sachant qu'ils utilisent essentiellement des acides gras ?

Substrat fourni	**Conditions d'expérience**	
	Aérobiose	**Anaérobiose**
Glucose	CO_2 et H_20	Acide lactique ($C_3H_6O_3$)
Acides gras	CO_2 et H_20	Absence d'utilisation

■■ Exercice 6 .... (10 min)

En broyant des levures puis en les centrifugeant à des vitesses différentes, on peut recueillir des mitochondries isolées du reste des débris cellulaires.

Remarque : la centrifugation est une technique qui permet d'accélérer la séparation des éléments d'un mélange hétérogène.

On teste la production d'ATP par des mitochondries à partir d'ADP + Pi en présence de différents substrats.

Substrat fourni	**Conditions d'expérience**	
	Aérobiose	**Anaérobiose**
Glucose	Pas d'ATP produit	Pas d'ATP produit
Acide gras	ATP produit CO_2 et H_2O libérés	Pas d'ATP produit
Acide pyruvique	ATP produit CO_2 et H_2O libérés	Pas d'ATP produit

1. Analyser et interpréter les résultats.
2. Conclure.

■■ Exercice 7 .... (15 min)

Le métabolisme énergétique des érythrocytes, qui repose à 90 % sur la fermentation lactique, est un métabolisme anaérobie.

1. Donner un synonyme du mot érythrocyte. Indiquer leur lieu de formation. Situer ces cellules dans l'organisme et indiquer leur rôle.
2. Indiquer et situer les deux principales étapes de la fermentation lactique.
3. Comparer le rendement énergétique de la fermentation lactique à celui de la respiration cellulaire.
4. Pour quelle raison le métabolisme des érythrocytes est-il nécessairement anaérobie ?

■■ Exercice 8 .... (10 min)

L'oxydation complète du glucose produit du dioxyde de carbone et de l'eau. Si la réaction est effectuée en présence de dioxygène radioactif, seule l'eau produite est radioactive.

1. Quelle information peut-on déduire de ce résultat ?
2. Quelle autre expérience pourrait-on faire pour vérifier cette information ?
3. Situer dans la cellule les étapes qui produisent le dioxyde de carbone et l'eau.

Corrigé des exercices

Corrigé 1

1. a, b, c, d **2.** a, e **3.** a, c **4.** a, c, e

5. a, c, d, f **6.** b, d, e **7.** a, d **8.** a, b, c, d, e

Corrigé 2

1. Equation-bilan de l'oxydation complète du glucose dans la cellule :

$$C_6H_{12}O_6 + 6O_2 \rightarrow 6CO_2 + 6H_2O$$

$$36(ADP + P_i) \rightarrow 36\ ATP$$

2. ATP : Adénosine triphosphate.
Adénine - ribose ~ phosphate ~ phosphate ~ liaison riche en énergie.

3. a. $ATP + H_2O\ ADP + P_i$
b. L'ATP est la seule forme d'énergie utilisable par la cellule.
La quantité d'énergie sous forme d'ATP est de 1080 kJ (36 × 30).

4. La quantité d'énergie dont la cellule peut disposer en catabolisant le glucose représente 38 % de l'énergie potentielle du glucose (1080 ÷ 2830).
La différence se dissipe sous forme de chaleur.

Corrigé 3

1.
a. Après contraction, la quantité d'ATP est la même qu'avant la contraction.
b. Sachant que l'ATP est la seule forme d'énergie utilisable par la cellule, on peut penser que l'ATP est régénéré au fur et à mesure de son utilisation.
2. Quantité totale d'ATP dans l'organisme :
150 mmoles (30 × 5).
Quantité d'énergie correspondant à l'hydrolyse de cette quantité d'ATP :
4,5 kJ ($150 \times 10^{-3} \times 30$)
Distance pouvant être parcourue au cours d'une marche à 3,5 $km.h^{-1}$:
environ 28 m (4,5 / 0,16 = 28,13).

La quantité d'ATP présente dans les muscles est donc très insuffisante. Cette molécule doit donc être sans cesse régénérée : c'est le cycle de l'TAP.

Corrigé 4 ....

1. Un métabolisme aérobie nécessite la présence de mitochondries.
Les fibres « r » ont donc un métabolisme aérobie.
Les fibres « b », un métabolisme anaérobie.

2. La voie anaérobie fournit peu d'énergie mais de façon plus rapide.
La voie aérobie est plus longue.

Corrigé 5 ....

1. Le glucose peut être utilisé aussi bien en milieu aérobie qu'en milieu anaérobie.
En revanche, les acides gras ne peuvent être utilisés qu'en milieu aérobie.

2. Les cardiomyocytes utilisant essentiellement les acides gras, ils ont un métabolisme aérobie.

Corrigé 6 ....

La production d'ATP témoigne de l'utilisation du substrat par les mitochondries.
1. Equation-bilan de la synthèse d'ATP :

$$ADP + P_i \rightarrow ATP + H_2O$$

2. On constate que les mitochondries ne sont pas capables de métaboliser (transformer) le glucose.
Les mitochondries métabolisent les acides gras et l'acide pyruvique, uniquement en présence de dioxygène.

3. Au cours du métabolisme, le glucose, dégradé dans le cytoplasme grâce à la glycolyse, produit de l'acide pyruvique qui est métabolisé (transformé) dans les mitochondries.
Les acides gras pénètrent directement dans les mitochondries pour y être métabolisés.

Corrigé 7 ....

1. Les érythrocytes appelés aussi hématies, sont des cellules sanguines responsables du transport du dioxygène.

2. Le glucose est converti (en plusieurs étapes) par la glycolyse en pyruvate.
Le pyruvate est ensuite converti en lactate.

3. Le bilan énergétique de la fermentation lactique (2 ATP) est très inférieur à celui de la respiration cellulaire (36 ATP).

4. Le dioxygène intervient dans la mitochondrie. Les érythrocytes ne possèdent pas de mitochondrie. De ce fait leur métabolisme est anaérobie.

Corrigé 8 ....

1. On en déduit que l'eau se forme à partir du dioxygène et des atomes d'hydrogène du glucose. Le dioxyde de carbone se forme exclusivement à partir du glucose.

2. Utiliser du glucose marqué à l'oxygène radioactif.

3. Le dioxyde de carbone résulte de plusieurs réactions de décarboxylation qui se déroulent dans la mitochondrie.
L'eau se forme à la fin de la chaîne respiratoire grâce au dioxygène qui n'intervient qu'à ce niveau.

■4■

Anatomie et physiologie de l'appareil cardiovasculaire

INTRODUCTION GENERALE

L'appareil cardiovasculaire (figure 1) comprend le cœur, les vaisseaux sanguins et le sang. Le cœur est l'**organe moteur** de mise en mouvement du sang dans l'appareil circulatoire. L'appareil circulatoire assure l'**approvisionnement permanent** des cellules en dioxygène et en nutriments.

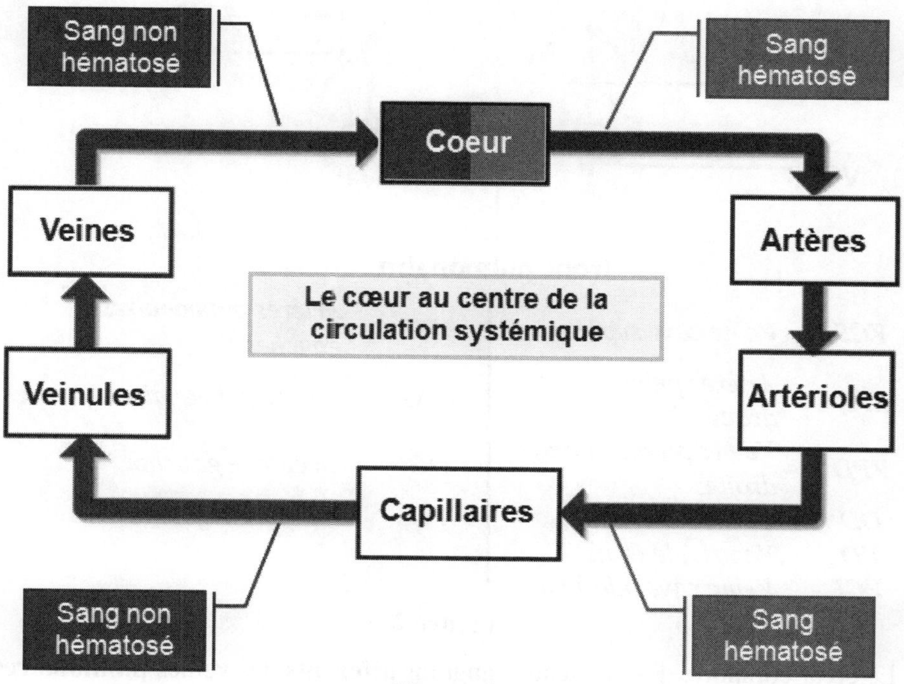

Figure 1

ANATOMIE DU CŒUR

Morphologie externe (figure 2)

Le cœur est un organe musculeux de forme conique situé dans la partie médiane et gauche du thorax entre les deux poumons au niveau d'une cavité appelée le **médiastin**. Le cœur est recouvert d'une séreuse, le **péricarde**. La surface du cœur est parcourue par des vaisseaux sanguins disposés en couronne issus de la base de l'aorte appelés les artères **coronaires**. Les coronaires assurent l'irrigation du myocarde.

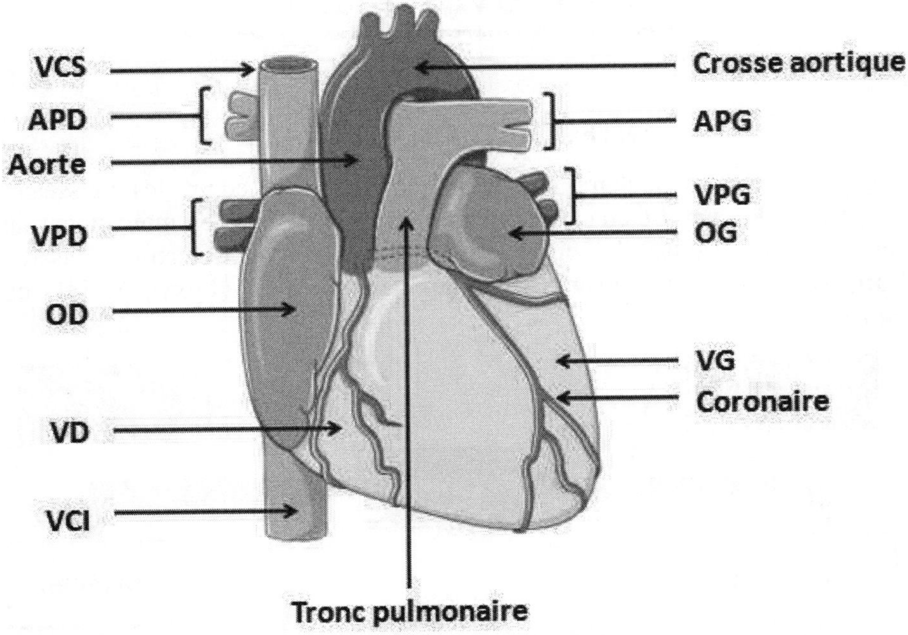

VCS :	*Veine cave supérieure*	*APG :*	*Artères pulmonaires gauches*
APD :	*Artères pulmonaires droite*	*VPG :*	*Veines pulmonaires gauches*
VPD :	*Veines pulmonaires droites*	*OG :*	*Oreillette gauche*
OD :	*Oreillette droite*	*VG :*	*Ventricule gauche*
VD :	*Ventricule droit*		
VCI :	*Veine cave inférieure*		

Figure 2

Le cœur comporte des vaisseaux sanguins **afférents**, les veines **pulmonaires** et les **veines caves**, qui s'abouchent respectivement dans l'oreillette gauche et dans l'oreillette droite. Le cœur comporte des vaisseaux sanguins **efférents**, les artères **pulmonaires** et **aorte**, qui quittent respectivement le ventricule droit et le ventricule gauche.

Anatomie interne (figure 3)

En coupe frontale, le cœur comporte quatre cavités dont :

- deux cavités supérieures : les oreillettes,
- deux cavités inférieures : les ventricules.

Chaque oreillette communique avec le ventricule sous-jacent par un orifice auriculo-ventriculaire dans lequel se trouvent les **valves auriculo-ventriculaires**. Le cœur est partagé par une cloison longitudinale permettant de distinguer deux **hémicœurs**, un gauche et un droit, totalement indépendants anatomiquement : le sang circulant dans l'hémicœur gauche et dans l'hémicœur droit (et vice versa) ne se mélange jamais.

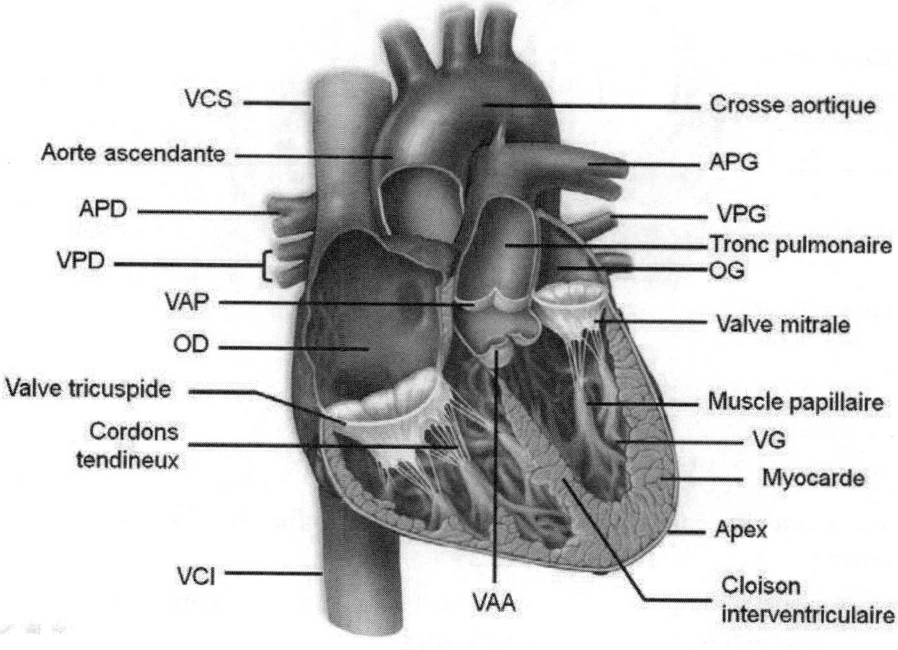

Figure 3

VAP : *Valve artérielle pulmonaire* | *VAA :* *Valve artérielle aortique*

En coupe transversale (figure 4), l'épaisseur des parois ventriculaires n'est pas la même. L'épaisseur de la paroi du VG est supérieure à celle du VD.

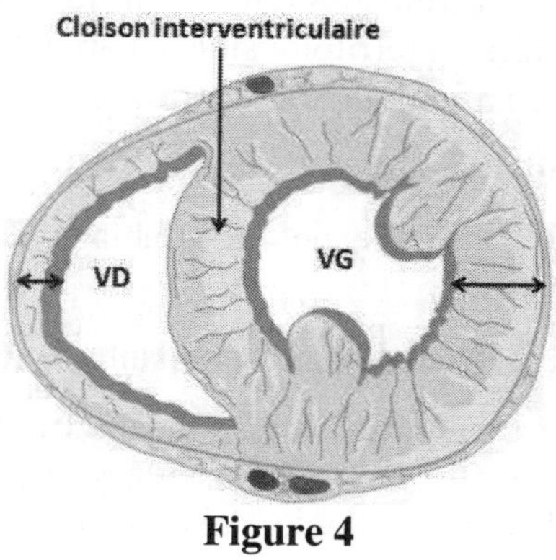

Figure 4

Les valves cardiaques (figure 5)

L'orifice auriculo-ventriculaire comporte un système de valvules qui pour l'hémicœur :

- gauche est la **valve mitrale** ou valve **bicuspide** constituée de deux valves.
- droit est la valve **tricuspide** constituée de trois valves.

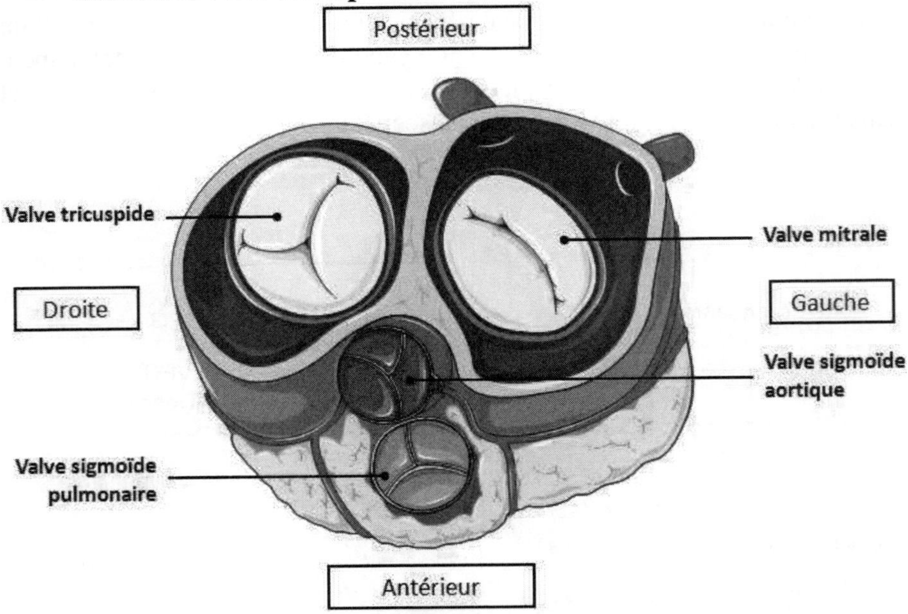

Figure 5

Les ventricules communiquent avec les artères efférentes du cœur par un orifice :

- aortique pour l'hémicœur gauche et qui comporte des **valves sigmoïdes** (ou artérielles) **aortiques**.
- pulmonaire pour l'hémicœur droit et qui comporte des **valves sigmoïdes** (ou artérielles) **pulmonaires**.

Les valves cardiaques empêchent le reflux du sang depuis un territoire situé en aval vers un territoire situé en amont et imposent donc l'**unidirectionalité** de la circulation sanguine intracardiaque.

La paroi du cœur

Elle est constituée de l'assemblage de plusieurs tuniques plus ou moins épaisses :

- le **péricarde** correspondant à la tunique externe qui entoure le cœur,
- le **myocarde** correspondant à la tunique intermédiaire du cœur. Il est constitué de tissu musculaire strié cardiaque riche en **cardiomyocytes**. Il constitue l'essentiel de la masse du cœur,

- l'**endocarde** correspondant à la tunique interne constituée de cellules endothéliales qui tapissent l'intérieur des cavités cardiaques.

Deux hémicœurs pour deux circulations sanguines

Le cœur est constitué de deux pompes indépendantes fonctionnant de manière synchrone permettant de distinguer :

- la **circulation générale** dite **systémique** ou grande circulation assurée par l'hémicœur gauche et qui conduit le sang hématosé vers les organes périphériques et des organes périphériques vers le cœur (OD)
- la **circulation pulmonaire** ou petite circulation assurée par l'hémicœur droit et qui conduit le sang chargé en CO_2 vers les poumons en vue de sa ré-oxygénation et des poumons vers le cœur (OG).

L'hémicœur gauche manipule du sang **hématosé** et l'hémicœur droit du sang **non hématosé**.

PHYSIOLOGIE DU CŒUR

La révolution cardiaque : l'activité mécanique du cœur (figure 6)

Le cœur est un muscle : il se contracte et se relâche alternativement. La phase de contraction est appelée **systole** (du grec – contraction) et la phase de relâchement **diastole** (du grec – distension, dilater). La succession de ces deux phases définit un **cycle** ou **révolution cardiaque** où les deux hémicœurs fonctionnent de façon **synchrone**. La contraction cardiaque est à l'origine des variations des pressions sanguines intracardiaques. Le sang s'écoule depuis des zones de forte pression vers des zones de faible pression. Le fonctionnement des valvules est régi par les variations de pression. La chronologie de la révolution cardiaque est la suivante :

1. **une phase de remplissage ventriculaire et de systole auriculaire :** le sang provenant des veines s'écoule passivement dans les oreillettes pour remplir les ventricules car les valvules auriculo-ventriculaires sont ouvertes. Toutes les cavités sont relâchées : c'est la **diastole générale** (figure 6A). En fin de diastole générale, les ventricules sont remplis à 80 % et les valvules sigmoïdes sont fermées. La systole auriculaire complète le remplissage (figure 6B).
2. **la systole ventriculaire :** la contraction progressive des ventricules induit une augmentation progressive de la pression sanguine intraventriculaire. Ce phénomène est responsable de la **fermeture** des **valves auriculo-ventriculaires** à l'origine du 1er bruit du cœur (figure 6C). Pendant une fraction de seconde, toutes les valves sont fermées alors que la contraction continue : on parle de **contraction isovolumétrique** (contraction ventriculaire à volume constant).

Lorsque la pression intraventriculaire devient supérieure à la pression intra-artérielle, les valvules sigmoïdes s'ouvrent et le sang est alors éjecté dans les artères (figure 6D). Le volume de sang éjecté est le volume d'éjection systolique (VES).

3. **la diastole ventriculaire :** le relâchement ventriculaire permet la diminution de la pression sanguine intraventriculaire. Ce phénomène est responsable de la **fermeture** des **valves artérielles** à l'origine du 2ème bruit du cœur (figure 6E). Un nouveau cycle recommence (figure 6F).

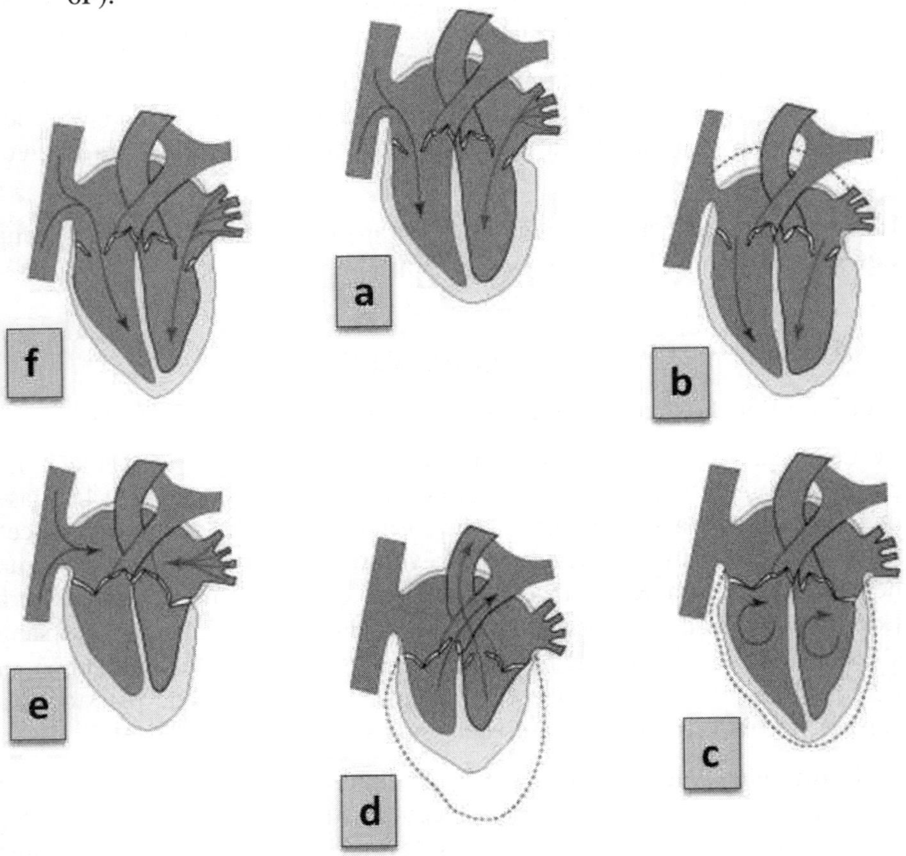

Figure 6

Conclusion : la diastole favorise le remplissage de la cavité et la systole favorise l'éjection du sang. Un cycle cardiaque dure 0,8 s où la systole dure 0,4 s et la diastole 0,4 s. Cette cadence donne une fréquence cardiaque moyenne au repos de 75 battements par minute.

L'automatisme cardiaque : l'activité électrique du cœur (figure 7)

Un cœur humain isolé du reste de l'organisme continue de battre pendant un certain temps. Il existe donc une structure présente dans les parois mêmes du cœur responsable de l'**automatisme cardiaque** (fonctionnement spontané). Cette structure **intrinsèque** est capable d'ordonner la contraction des parois du cœur par la génération d'une onde électrique, appelée dépolarisation. Cette structure est le **tissu nodal** dont la distribution intracardiaque anatomique est la suivante :

- le **nœud sinusal** est un amas de cellules auto-excitables localisées dans la paroi interne de l'OD au point d'abouchement de la VCS. Ce nœud est le point de départ de l'onde électrique.
- le **nœud auriculo-ventriculaire** localisé dans la cloison inter-auriculaire au-dessus de la valve tricuspide. La dépolarisation provenant du nœud sinusal est acheminée au nœud auriculo-ventriculaire. Puis, l'onde de dépolarisation se propage vers le faisceau de **His** puis vers les fibres ascendantes de **Purkinje**.

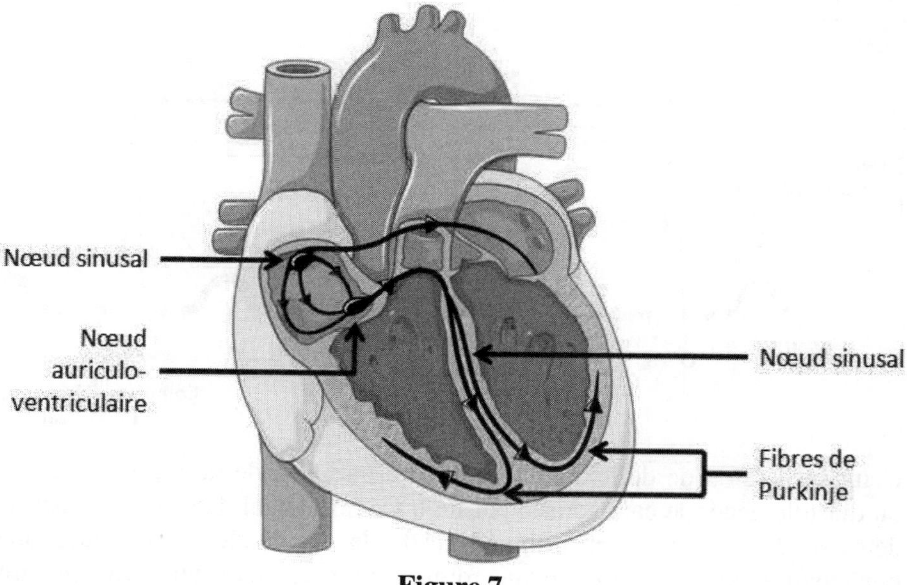

Figure 7

Conclusion : Le tissu nodal assure la contraction autonome du cœur. Il existe donc un couplage « excitation-contraction ».

Etude du fonctionnement cardiaque

L'étude du fonctionnement du cœur se fait notamment par un examen : l'**électrocardiographie**. Cet examen permet d'enregistrer l'activité électrique du myocarde. L'électrocardiographe est un appareil enregistreur relié à des électrodes de détection appliquées à divers endroits du corps humain. L'enregistrement graphique qui résulte de cet examen est un **électrocardiogramme** ou ECG. Un ECG normal (figure 8) est constitué, à chaque révolution cardiaque, d'un certain nombre de **déflexions** ou **ondes** qui précèdent la contraction.

On distingue classiquement :

- l'onde **P**, de durée 0.15 s à tension positive, correspond à la dépolarisation auriculaire issue du nœud sinusal. L'onde P précède la systole auriculaire.
- le complexe **QRS**, de durée 0.08 s, correspond à la dépolarisation ventriculaire et matérialise l'activité conjointe des deux **ventricules**. Il précède la systole ventriculaire.
- l'onde **T** traduit le retour à l'état initial donc la **repolarisation** du ventricule. Elle précède la diastole ventriculaire.

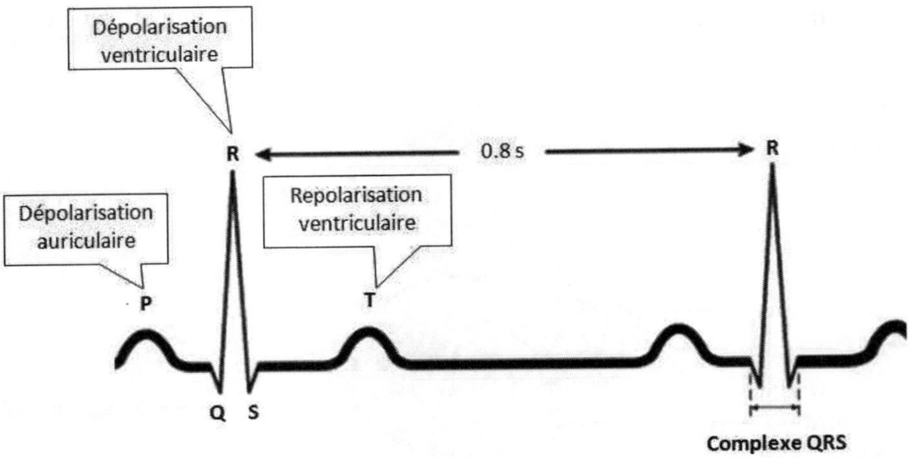

Figure 8

Cette succession de déflexions est suivie d'une période de repos cardiaque ou diastole générale caractérisée par un tracé horizontal. Un ECG permet de détecter des troubles du rythme ou de la conduction cardiaque, une **péricardite**, une **ischémie** myocardique, en particulier un **infarctus du myocarde**.

Les paramètres cardiaques Le fonctionnement du cœur peut être déterminé par la détermination de certains paramètres cardiaques tels le débit cardiaque exprimé par la formule suivante :

$$\boxed{Q = F \times VES}$$

- le **débit cardiaque** (Q) : exprimé en litres par unité de temps, il correspond à la quantité de sang expulsé par chaque ventricule en une minute,
- la **fréquence cardiaque** (F) : exprimé en nombre de battements par unité de temps, elle correspond au nombre de pulsations ou battements du cœur par minute. La fréquence cardiaque maximale diminue avec l'âge et l'entraînement.

- le **volume d'éjection systolique** (VES) exprimé en litres, il correspond au volume de sang éjecté à chaque contraction par le ventricule. VES = VTD – VTD.

VTD : Volume télédiastolique, volume de sang maximal contenu dans les ventricules en fin de relâchement,

VTS : Volume télésystolique, volume de sang minimal résiduel contenu dans les ventricules en fin de contraction.

Le contrôle nerveux de l'activité cardiaque

L'automatisme cardiaque est soumis à une régulation périphérique Cette régulation fait intervenir un ensemble de structures nerveuses correspondant à l'innervation extrinsèque ou périphérique du cœur.

Organisation anatomique du système nerveux extrinsèque (figure 9)

L'innervation extrinsèque du cœur à une organisation symétrique et comporte :

- des nerfs **parasympathiques afférents** dont des nerfs **sensitifs** représentés par les nerfs de **Cyon** (Xème paire de nerf crânien) et **Hering** (IXème paire de nerf crânien),
- des nerfs **parasympathiques efférents** dont le nerf **moteur X** encore appelé nerf **pneumogastrique** ou **nerf vague**,
- des nerfs (ortho)-sympathiques dont le **nerf moteur cardiaque**.

Les nerfs de Cyon et de Hering sont respectivement reliés par leur partie distale (périphérique) aux **corps aortiques** et **carotidiens,** structures anatomiques jouant le rôle de **barorécepteur,** récepteurs sensoriels sensibles à la variation de pression. Les nerfs de Cyon et de Hering sont reliés par leur partie proximale (centrale) au **bulbe rachidien**. Le nerf vague innerve l'oreillette droite. Le nerf cardiaque est relié par sa partie distale aux ventricules et par sa partie proximale au ganglion étoilé de la **chaîne paraganglionnaire**. Le ganglion étoilé est relié à la **moelle épinière**. Le système nerveux extrinsèque parasympathique à un effet **cardiomodérateur** qui prédomine sur l'effet **cardioaccélérateur** exercé par le système nerveux extrinsèque (ortho)-sympathique.

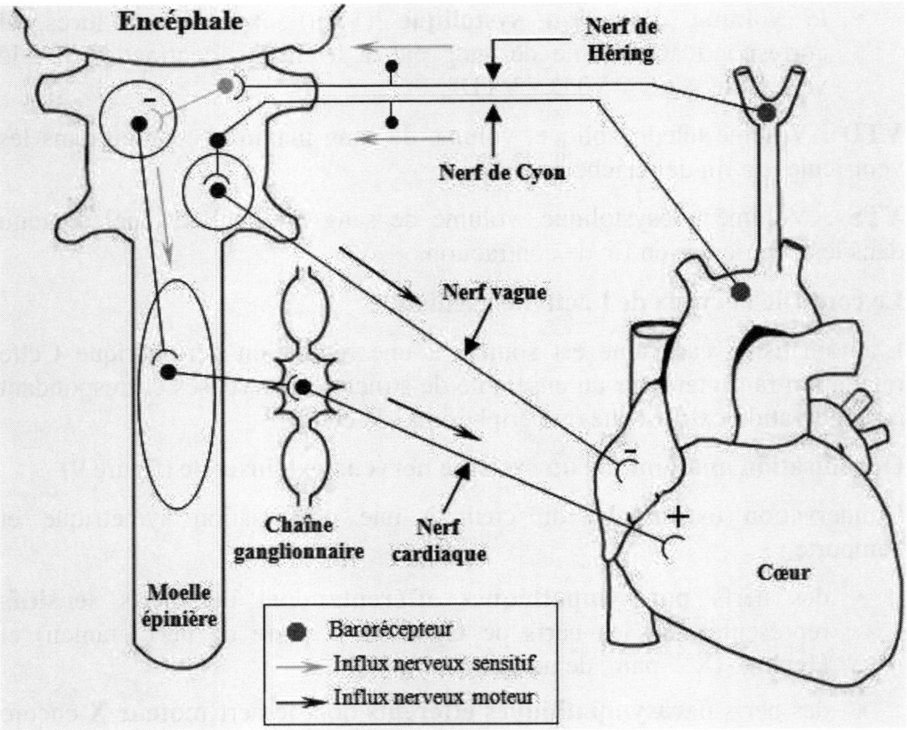

Figure 9

Comment expliquer que des nerfs exercent des rôles physiologiques différents sur un même organe ?

Le nerf X utilise l'**acétylcholine** comme **neurotransmetteur** alors que le nerf cardiaque utilise la **noradrénaline**. Les rôles différents s'expliquent donc par l'utilisation de neurotransmetteurs différents.

LA CIRCULATION DU SANG DANS LES VAISSEAUX

Les vaisseaux sanguins forment un vaste réseau continu permettant l'acheminement du sang, mû sous l'impulsion de la pompe cardiaque, dans les différentes parties de l'organisme. Les vaisseaux sanguins ne sont pas des structures inertes mais des structures **dynamiques** participant activement à la régulation du flux sanguin. Le système vasculaire est composé :

- d'artères
- d'artérioles
- de capillaires sanguins
- de veinules
- de veines.

Histologie des parois artérielle et veineuse (figure 10)

Les artères et les veines sont constituées de trois tuniques concentriques qui, de l'intérieur vers l'extérieur, sont :

- la **tunique interne** ou **intima** formée d'une couche de cellules endothéliales tapissant la lumière du vaisseau. La tunique interne des veines (notamment des membres inférieurs) comportent des modifications appelées **valvules**.
- la **tunique moyenne** ou **média** est constituée de fibres musculaires lisses et élastiques assurant la **vasomotricité** c'est-à-dire le degré de **contraction** ou de **relâchement** permettant d'ajuster le **calibre** du vaisseau sanguin. C'est la couche la plus épaisse dans les artères.
- la **tunique externe** ou **adventice** est constituée de tissu conjonctif. Cette tunique est plus épaisse dans les veines que dans les artères.

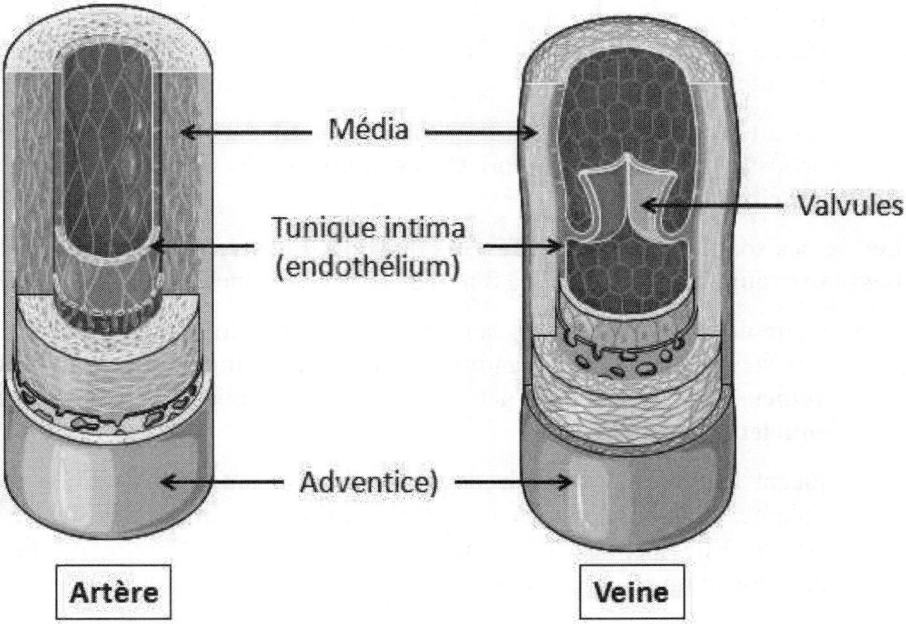

Figure 10

Il existe deux grands types d'artère :

- les **artères élastiques** sont proches du cœur (2,5 cm < diamètre < 1,5 cm). L'aorte est l'exemple type d'artère élastique.
- les **artères musculaires** sont plus éloignées du cœur (1 cm < diamètre < 0,3 mm). Ce sont les artères irriguant les organes.

Les **artérioles** sont les plus petites artères situés dans les tissus avant les capillaires (5 µm < diamètre < 100 µm). Les **capillaires sanguins** forment un vaste **réseau anastomosé** perfusant les organes reliant le système artériel au système veineux. La paroi des capillaires sanguins ne comportent qu'une

intima. Situés en aval des artérioles et en amont du réseau, les **sphincters précapillaires** sont des structures riches en fibres musculaires lisses.

Caractéristiques circulatoires des vaisseaux sanguins de la circulation générale

Dans la circulation générale, le sang hématosé est transporté par les **artères** et les **artérioles** alors que le sang non hématosé est transporté par les **veines** et **veinules**. Les **capillaires sanguins** sont le lieu privilégié des échanges entre le plasma et la lymphe interstitielle.

Les artères sont les vaisseaux **efférents** du cœur. Ils véhiculent du sang à **haute pression** (de 120 mm de Hg à 80 mm de Hg). La fonction de l'artère dépend étroitement de sa structure.

Ainsi :

- les artères élastiques assurent un rôle **passif** d'amortissement de la pression systolique. Elles permettent ainsi la transformation du flux sanguin **pulsatile** en un flux **continu**. Ce sont des artères de **conduction**,
- les artères musculaires assurent un rôle **actif** dans la régulation du débit sanguin par leur propriété **vasomotrice**. Ce sont des artères de **distribution**.

Les veines sont les vaisseaux **afférents** du cœur. Elles véhiculent du sang à **basse pression** (de 6 mm de Hg à 8 mm de Hg). Les veines :

- assurent le retour du sang au cœur. Cette fonction est facilitée par l'existence d'un système antigravitationnel constitué par les **valvules veineuses.** Elles sont actionnées par la **pompe musculaire squelettique** (figure 11),
- jouent le rôle de **réservoir** de sang en contenant près de 70 % du volume sanguin. Les veines sont plus **minces** et **dilatables** que les artères. Elles peuvent quintupler leur capacité : c'est pourquoi elles constituent un réservoir sanguin.

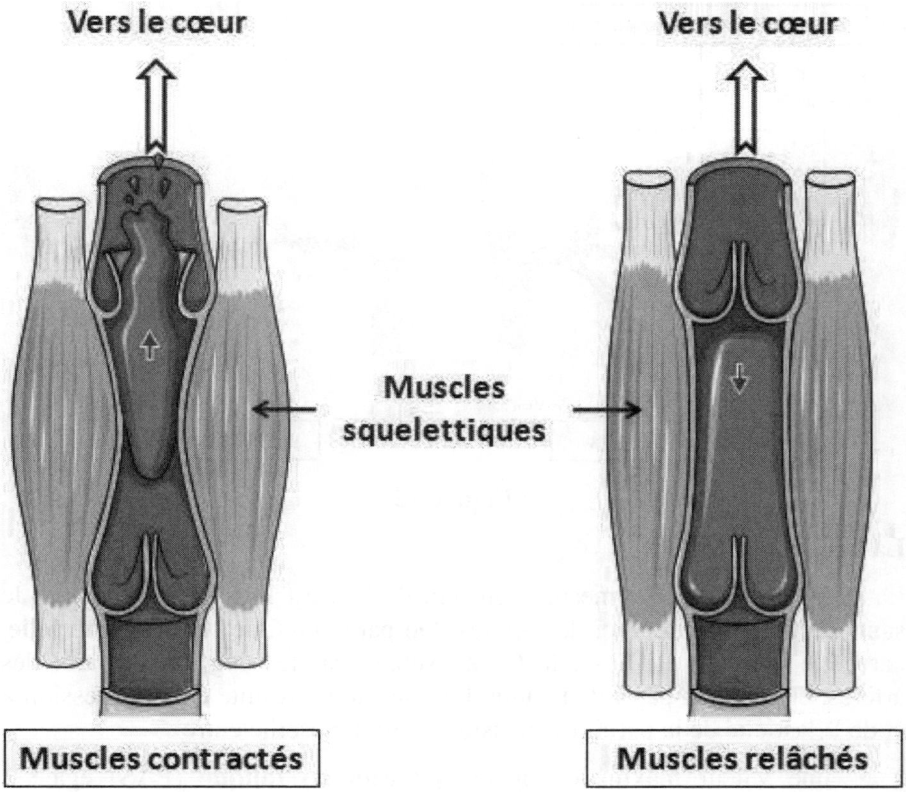

Figure 11

Les capillaires sanguins sont des structures d'échanges privilégiées pour les raisons suffisantes :

- le sang y circule sous une pression quasiment nulle
- leur faible diamètre (7 µm) facilite la diffusion des molécules
- la surface d'échange est importante (6000 m^2)
- la paroi du capillaire est fine (1 µm).

Cependant, la contraction ou le relâchement des **sphincters précapillaires** (figure 12) permet la régulation du débit sanguin perfusant l'organe et assure donc la régulation des apports en O_2 et nutriments en fonction des besoins de l'organe.

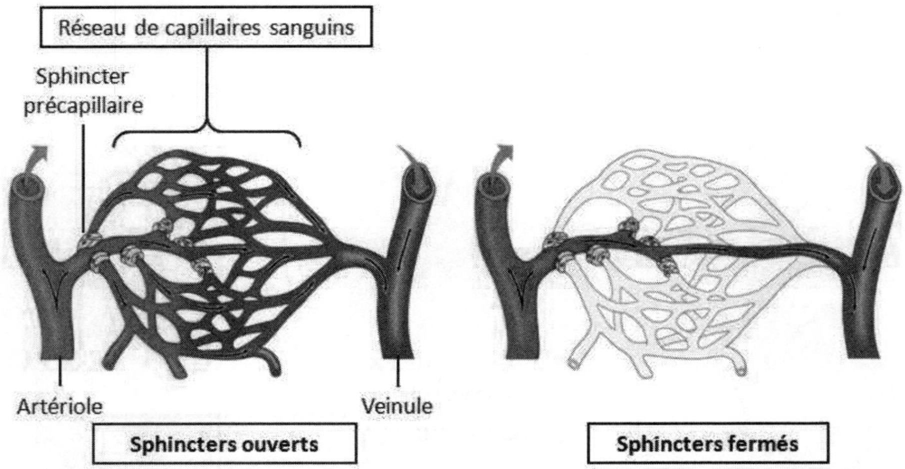

Figure 12

La pression artérielle

La **pression artérielle**, mesurée en mm de Hg, est la force exercée par le sang circulant sur la paroi des artères. On parle aussi de **tension artérielle**, car cette pression est aussi la force exercée par le sang sur la paroi des artères, elle tend la paroi de l'artère. La « tension » résulte de la « pression » et de l'élasticité de la paroi. La pression artérielle oscille entre :

- une valeur maximale appelée **pression systolique** (PAS) égale à 120 mm de Hg,
- une valeur minimale appelée **pression diastolique** (PAD) égale à 80 mm Hg.

La pression artérielle moyenne (PAM) se détermina par la formule suivante : PAM = (pression systolique + 2× pression diastolique)/3.

Remarque : La pression artérielle est bien souvent donnée en cm de Hg (12 / 8). Chez l'enfant, elle est de 90 / 55 mm de Hg.

Mesure de la pression artérielle (figure 13)

La pression artérielle se mesure de manière indirecte, par une **méthode auscultatoire**, à l'aide d'un **sphygmomanomètre** encore appelé **tensiomètre**.

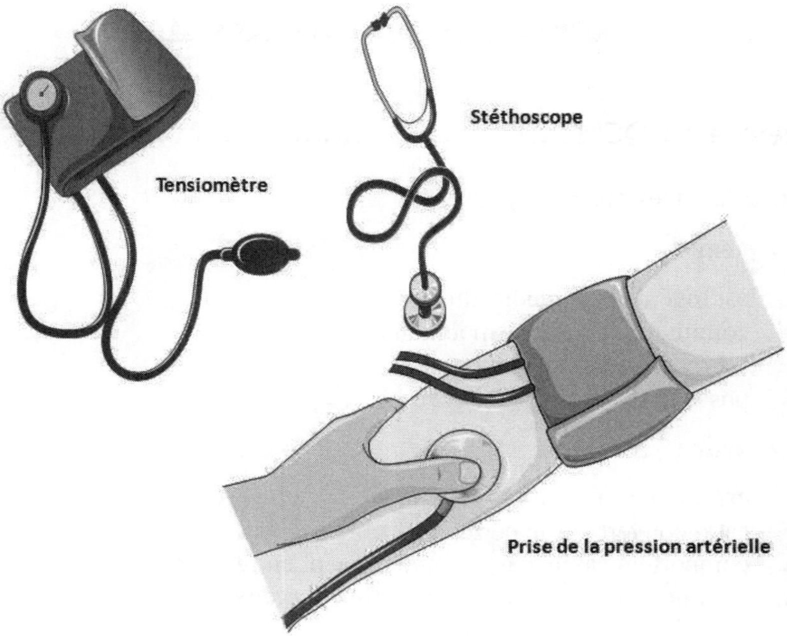

Figure 13

Intérêt de la mesure de la pression artérielle

La détermination de la pression artérielle permet le diagnostic de l'hypertension artérielle (HTA). Les facteurs de risque de l'HTA sont l'âge, le sexe, l'hérédité, l'alimentation (dont le sel), l'obésité, le diabète, la sédentarité, le stress.

L'HTA est diagnostiquée quand la pression artérielle est de 140/90 mm de Hg.

Chiffres limites des différents niveaux d'hypertension		
	Pression systolique	Pression diastolique
HTA sévère	> 180 mm Hg	> 110 mm Hg
HTA stade 2	> 160 mm Hg	> 100 mm Hg
HTA stade 1	> 140 et < 159 mm Hg	> 90 et < 99 mm Hg
pré HTA	> 120 et < 139 mm Hg	> 80 et <89 mm Hg

Enoncés des exercices

■ Exercice 1 : QCM .... (15 min)

Entourer la ou les bonnes réponses.

1. Le cœur :

a. est logé dans le médiastin
b. communique avec les poumons
c. est recouvert d'une muqueuse
d. possède ses propres vaisseaux.

2. Le cœur :

a. est un muscle creux
b. est recouvert par le péricarde
c. comporte 4 cavités qui communiquent entre elles
d. se contracte sous l'effet d'un influx nerveux.

3. Le sang arrive à l'oreillette gauche par :

a. les veines caves
b. l'artère pulmonaire
c. l'aorte.
d. les veines pulmonaires
e. la veine porte hépatique.

4. On trouve du sang hématosé dans :

a. l'hémi cœur droit
b. la veine porte
c. la veine pulmonaire
d. les veines caves
e. l'artère pulmonaire.

5. On trouve du sang non hématosé dans :

a. la veine rénale
b. la veine pulmonaire
c. l'aorte
d. le ventricule gauche
e. l'hémi cœur gauche.

6. La valve mitrale

a. est formée d'un tissu épithélial
b. permet d'isoler l'oreillette gauche du ventricule gauche
c. empêche le reflux du sang de l'aorte vers le ventricule gauche
d. est située à la base de l'artère pulmonaire
e. se ferme à la fin du remplissage du ventricule gauche.

7. Le remplissage des oreillettes est :

a. discontinu
b. continu
c. passif
d. actif.

8. Le remplissage des ventricules :

a. comporte une étape
b. dépend des gradients de pression
c. est amélioré par l'entraînement physique
d. dépend de la durée de la systole
e. se complète grâce à la contraction des oreillettes.

9. La contraction des ventricules :

a. est suivie du complexe QRS de l'ECG
b. entraîne immédiatement leur vidange
c. comporte deux temps
d. dépend de l'irrigation de leur paroi.

10. L'éjection systolique :

a. complète le remplissage des ventricules
b. expulse le sang dans les artères
c. suit immédiatement la diastole
d. est due à la contraction des ventricules.

11. L'ouverture des valves est :

a. silencieuse
b. bruyante
c. automatique
d. passive
e. active
f. due à un gradient de pression.

12. La fermeture des valves est :

a. silencieuse
b. bruyante
c. automatique
d. active
e. passive
f. due à l'inversion d'un gradient de pression.

13. Une insuffisance mitrale (fermeture insuffisante de la valve mitrale) **provoque :**

a. une gêne à l'évacuation de l'oreillette gauche pendant la diastole
b. un reflux dans l'oreillette gauche au cours de la systole
c. un reflux dans le ventricule gauche pendant la diastole.

14. Le volume d'éjection systolique :

a. dépend de la durée de la diastole
b. dépend de l'irrigation du myocarde
c. est plus élevé au repos
d. est plus élevé chez un sportif.

15. Le débit cardiaque :

a. dépend de la fréquence cardiaque
b. dépend du remplissage des ventricules
c. dépend de la force de contraction des ventricules
d. peut être multiplié par 5 au cours d'un exercice physique.

16. Les artères :

a. transportent du sang en provenance du cœur
b. ont une paroi épaisse
c. ont une paroi riche en fibres musculaires lisses
d. ont un débit constant
e. possèdent un système anti-reflux.

17. Les artères coronaires

a. sont des artères de la circulation générale
b. sont perfusées au cours de la diastole
c. naissent à la base du tronc artériel pulmonaire
d. sont des branches de l'aorte.

18. Les artérioles :

a. ont une paroi riche en fibres élastiques
b. ont un diamètre variable
c. se ramifient en capillaires.

19. La pression artérielle :

a. est constante
b. dépend du rythme cardiaque
c. dépend du débit cardiaque
d. est supérieure à la pression atmosphérique.

20. Les capillaires :

a. ont un diamètre compris entre 15 et 30 µm
b. ont une paroi qui comporte une seule couche de cellules
c. sont toujours ouverts à la circulation.

21. Les veines :

a. transportent du sang en provenance des organes
b. ont une paroi épaisse et élastique
c. assurent les échanges avec les cellules
d. ont un diamètre variable.

22. Le retour veineux :

a. dépend de l'éjection systolique
b. est facilité par la marche
c. est amélioré par une respiration profonde
d. dépend de l'état des valves veineuses.

▪▪ Exercice 2 .... (15 min)

1. Légender la coupe du cœur représentée dans le **document A**

Document A

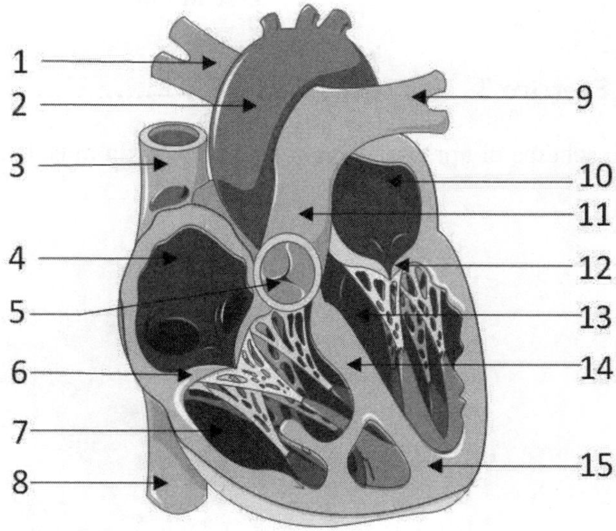

2. Le **document B** représente une vue supérieure du cœur. Les oreillettes ont été enlevées afin de voir les valves auriculo-ventriculaires (VAV).

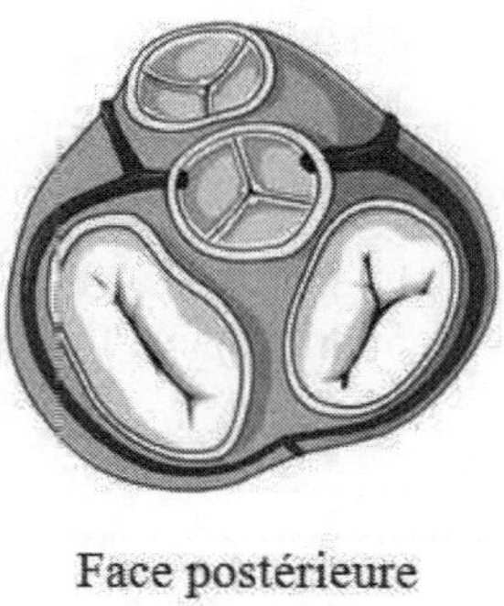

Document B

Placer une légende désignant chacune des VAV ainsi que les différents vaisseaux sanguins. Justifier ce choix par une explication brève.

1. Le schéma du document C représente une coupe horizontale du cœur. Légender puis commenter ce schéma.

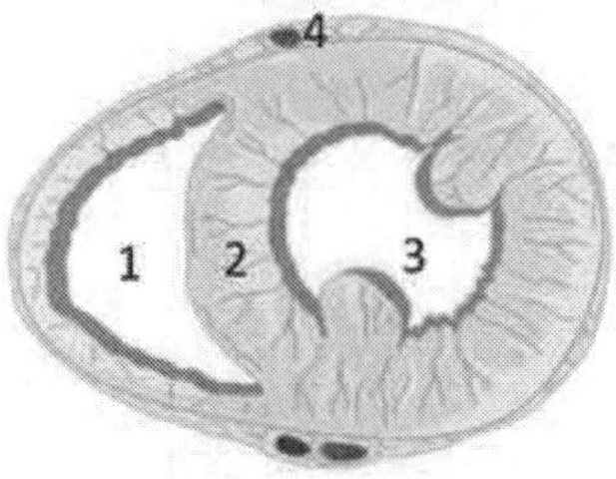

Document C

■ Exercice 3 .... (10 min)

Le schéma ci-après représente une portion du muscle cardiaque.

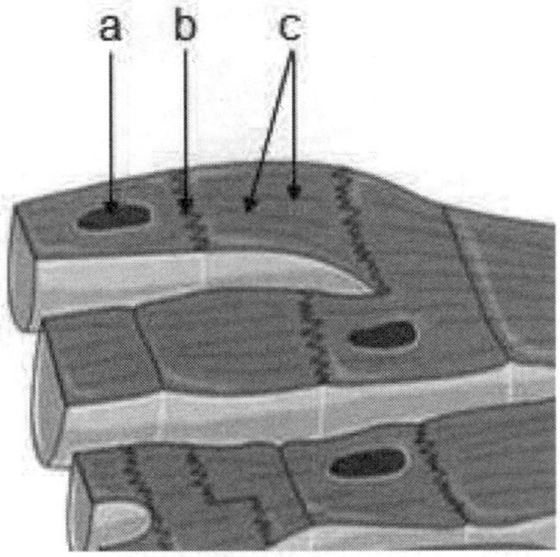

1. Quel nom donne-t-on aux cellules du muscle cardiaque ?
2. Compléter la légende de ce schéma.
3. La structure b a une importance particulière dans la physiologie cardiaque. Quelle est-elle ?
4. Comparer la structure de ces cellules à celle des cellules des muscles squelettiques. On pourra répondre sous la forme d'un tableau

■■ Exercice 4 .... (15 min)

Sur les deux schémas ci-dessous, on peut reconnaître une coupe frontale de l'hémicœur gauche.

1. Indiquer la légende du schéma du document A.

2.

a. Préciser le nom de l'étape du cycle cardiaque représentée par le schéma du document A. Justifier la réponse.
b. Quelle est la signification des petites flèches sur ce schéma ?

3.

a. Préciser le nom de l'étape du cycle cardiaque représentée par le schéma du document B. Justifier la réponse.
b. Quelle est la signification des nombreuses petites flèches sur ce schéma ? La réponse évoquera une propriété essentielle de la paroi de ce vaisseau dont on précisera l'origine et l'intérêt physiologique.

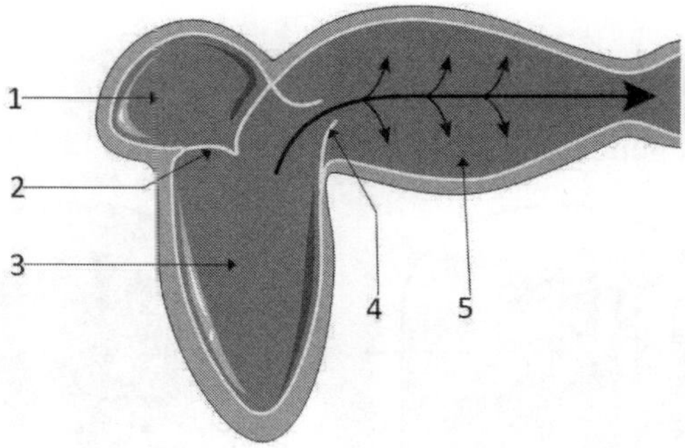

Document A

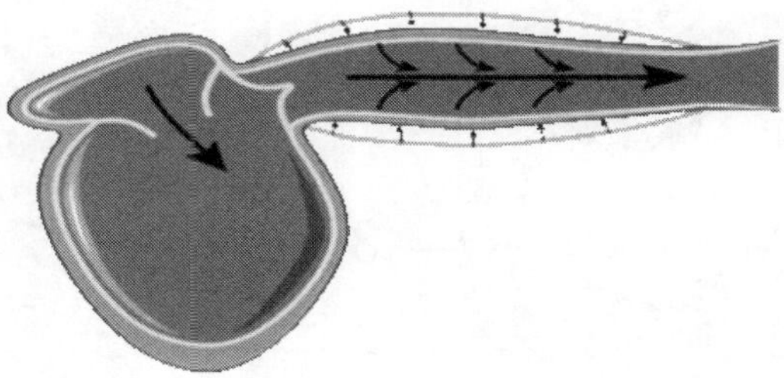

Document B

■■ Exercice 5 .... (15 min)

1. Le document A représente, en coupe transversale, une artère et une veine situées dans une même région.

   Comparer ces vaisseaux en utilisant plusieurs critères. Identifier chacun des vaisseaux. Justifier la réponse.

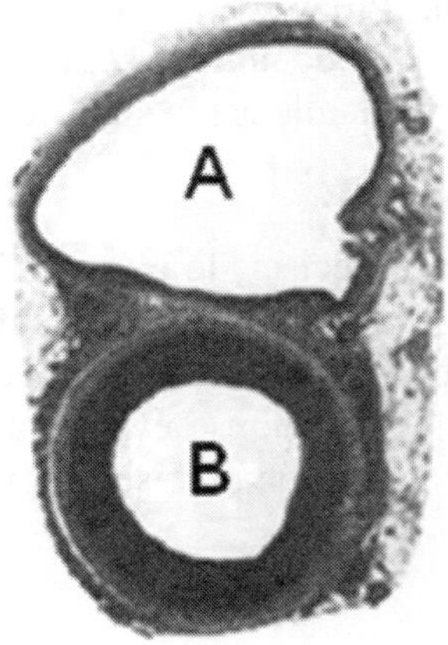

Document A

2. Indiquer la légende des schémas du document B.

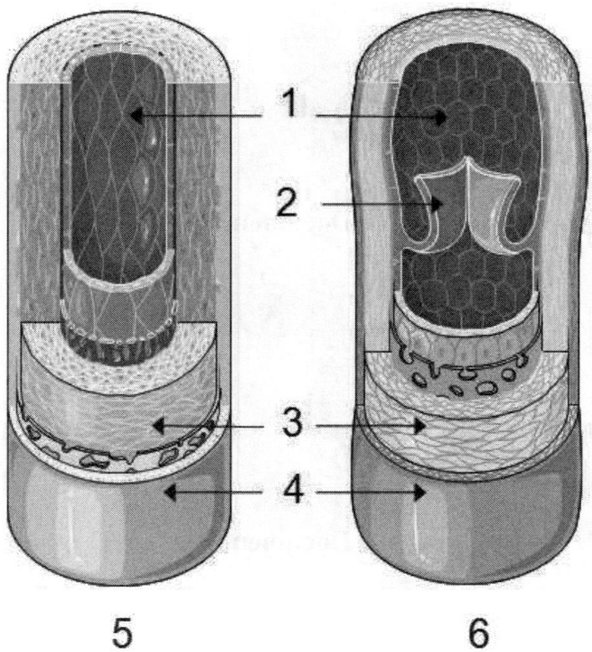

Document B

■■ Exercice 6 .... (15 min)

Le **document A** ci-dessous montre les variations de volume sanguin dans le ventricule gauche au cours du temps.

1. A l'aide du **document A,** compléter le tableau du **document B** pour la période **e→ i** en utilisant les termes suivants :
   - pour chaque valve : **ouverte, fermée**
   - pour le ventricule : **remplissage, vidange, plein, « vide »**.
2. Quelles sont les différentes phases du cycle cardiaque? Repérer ces phases sur le graphique du document A et compléter la dernière ligne du tableau du document B. Justifier la réponse.
3. Le remplissage et la vidange du ventricule présentent deux différences. Quelles sont-elles ?
4. Délimiter un cycle et déterminer sa durée.
   Définir le volume d'éjection systolique et déterminer sa valeur à partir de cet enregistrement.
   Définir et calculer le débit cardiaque de ce sujet.
5. Quels sont les événements qui provoquent les bruits du cœur ? Situer ces événements dans le tableau du **document B.**

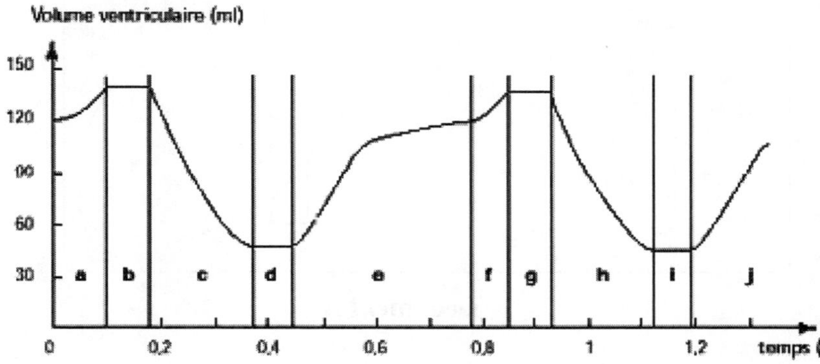

Document A

Périodes	*e*	*f*	*g*	*h*	*i*
Mitrale					
Aortique					
Ventricule					
Phases du cycle					

Document B

■■ Exercice 7 .... (15 min)

1. Compléter la légende du **document A** ci-dessous.
2. Un cœur de mammifère isolé et perfusé par un sérum glucosé, oxygéné, à 37°C, se contracte rythmiquement avec une fréquence supérieure à celle observée lorsqu'il est en place. Que peut-on en déduire?
3. Le **document B** présente des expériences qui ont permis d'étudier la régulation du rythme cardiaque.
   Que peut-on déduire de ces résultats ?

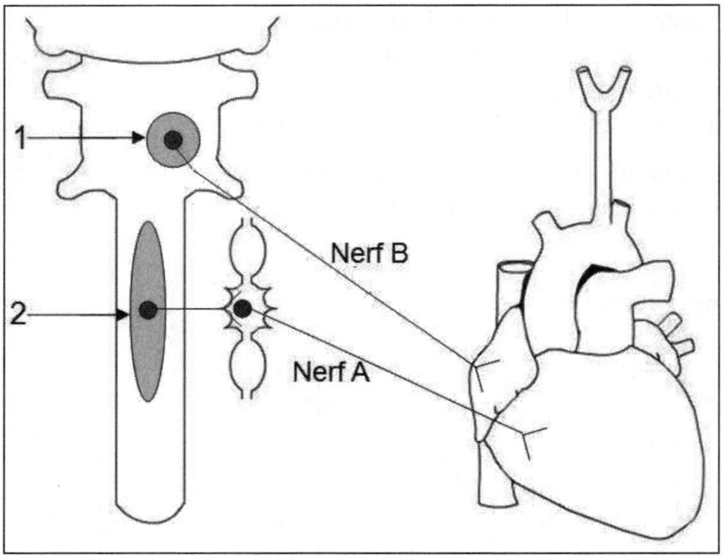

Document A

4. On a mesuré les fréquences cardiaques de deux sujets au repos et au cours d'un exercice physique de courte durée. L'un de ces sujets a subi, il y a quelques mois, une transplantation cardiaque*. Les résultats sont donnés dans le tableau ci-dessous.

	Sujet A	**Sujet B**
Repos	72	97
Exercice physique	98	97

* *On précise qu'au cours d'une transplantation cardiaque aucune connexion nerveuse n'est réalisée.*

Analyser ces résultats. Quel est celui qui a subi une transplantation cardiaque? Justifier la réponse.

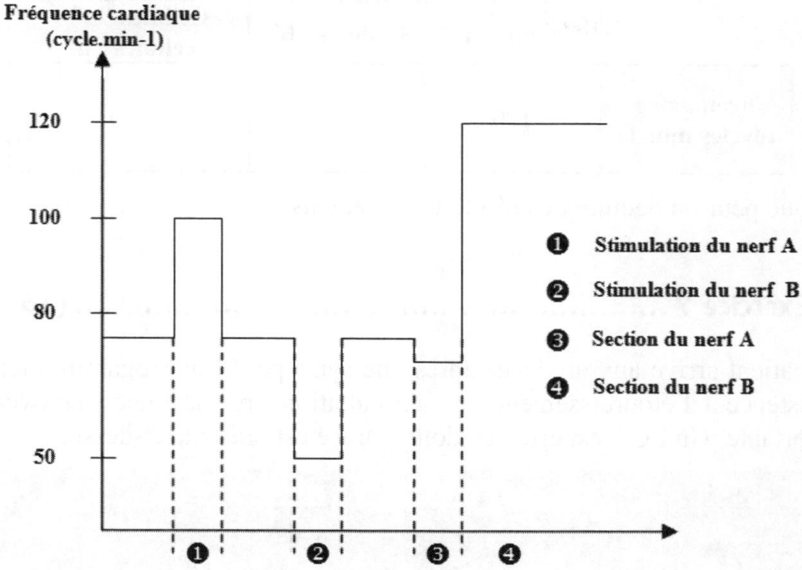

Document B

▪▪ Exercice 8 .... (15 min)

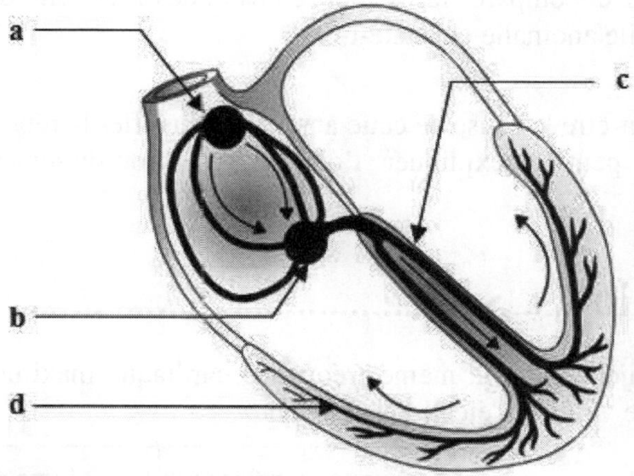

1. Le schéma ci-dessus représente la répartition d'un certain type de tissu dans le cœur.
   a. Indiquer la légende de ce schéma.
   b. Quel est le rôle de ce tissu? Préciser la réponse en évoquant la particularité des cellules de ce tissu.
2. On prélève des cellules dans les régions a et c du tissu évoqué à la question 1 on les place dans un liquide physiologique. On constate qu'elles se contractent et on mesure la fréquence des contractions.

	Cellules "a"	Cellules "b"	Cellules "a" + cellules "b"
Fréquence (cycles.min-1)	120	40	120

Que peut-on déduire des résultats précédents ?

■■ Exercice 9 .... (15 min)

Un patient arrive aux urgences après une syncope. L'interrogatoire rapporte l'existence d'étourdissements. L'auscultation révèle une bradycardie importante. Un ECG est effectué dont le tracé est présenté ci-dessous.

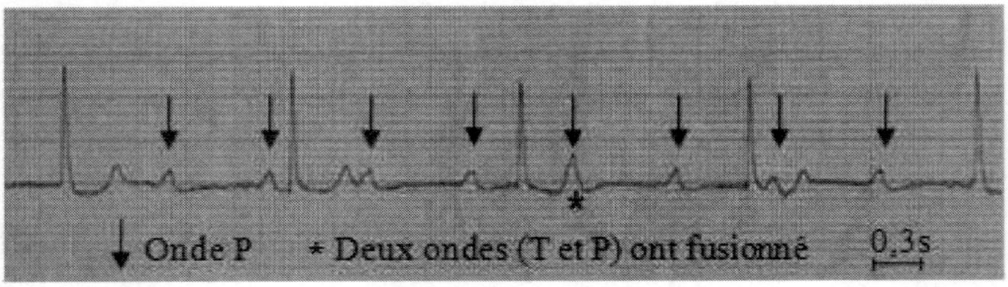

1. Définir le terme **bradycardie** puis donner son contraire.
2. Déterminer et comparer la fréquence des ondes P et celle des complexes QRS. Quelle anomalie constate-t-on ?

3.
a. Quelle peut-être la cause de cette anomalie? Justifier la réponse.
b. Comment peut-on expliquer l'origine des étourdissements et de la syncope ?

■■ Exercice 10 .... (15 min)

Chez deux sujets ayant la même fréquence cardiaque maximum théorique, on a mesuré le volume d'éjection systolique.

	Fréquence cardiaque maximale théorique*	Volume d'éjection systolique
Sujet sédentaire	190	110
Sujet entraîné	190	175

* Il s'agit de la fréquence maximale obtenue au cours d'un effort à la limite de l'épuisement. Elle est estimée à l'aide de la formule : 220 - l'âge.

1. Rappeler la définition du volume d'éjection systolique.
2. Analyser ces résultats. Expliquer pourquoi le sujet entraîné a de meilleures performances.

■■ Exercice 11 ....(15 min)

	Débits locaux							
Débits (mL/min)	**Cerveau**	**Myocarde**	**Muscles du squelette**	**Foie Tube digestif**	**Peau**	**Reins**	**Autres**	**Total**
Repos	**750**	**250**	**1100**	**1400**	**450**	**1200**	**800**	**5900**
Exercice intense	**750**	**750**	**12000**	**600**	**2000**	**800**	**500**	**17400**

1. Analyser les résultats du tableau ci-dessus et montrer l'intérêt des modifications constatées.
2. Expliquer le rôle des vaisseaux sanguins dans les variations observées ci-dessus.
3. En rappelant les caractéristiques des capillaires sanguins, montrer que ces derniers sont adaptés à leur fonction.

.... ■ CONTROLE (35 min ; 20 pts) ■ ....

Exercice 1 *(5 pts)*

1. Compléter le schéma ci-après en :
   - représentant les vaisseaux sanguins qui relient les différents organes entre eux et en utilisant les couleurs conventionnelles, indiquer le sens et la nature du sang qui circule dans les différentes portions.
   - nommant les organes représentés ainsi que les vaisseaux sanguins.

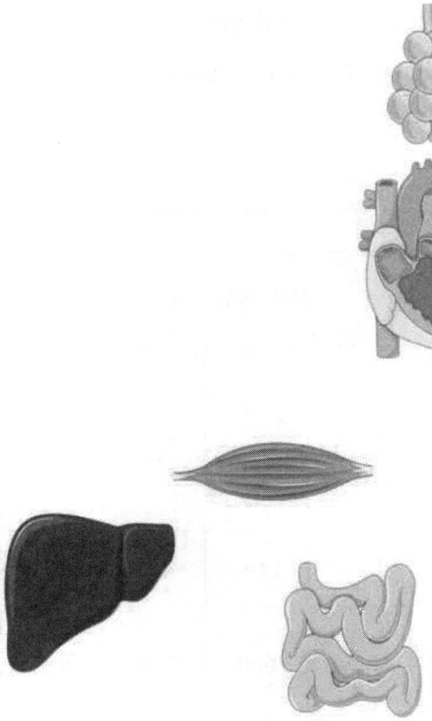

2. Le foie possède une vascularisation particulière. Quelle est cette particularité ? Quel intérêt physiologique présente-t-elle ?

Exercice 2 *(10 pts)*

Le document ci-dessous montre un ensemble d'enregistrements synchrones de quelques paramètres de l'activité cardiaque.

1. L'ensemble des tracés fait apparaître une des caractéristiques du fonctionnement du cœur. Quelle est-elle ?
2. Que représente le tracé C ? Donner la **signification** des différentes parties.
3. En comparant les tracés A et C, expliquer les variations de pression intra-auriculaire et intraventriculaire.
4. Le tracé B est un phonocardiogramme. Définir ce terme.
   A l'aide du graphique A, donner la signification de chacun des signaux enregistrés.
5. Le tracé A montre également les variations de pression à l'intérieur de l'aorte. Que se passe-t-il au temps **c** ? Quelle explication peut-on en donner ?

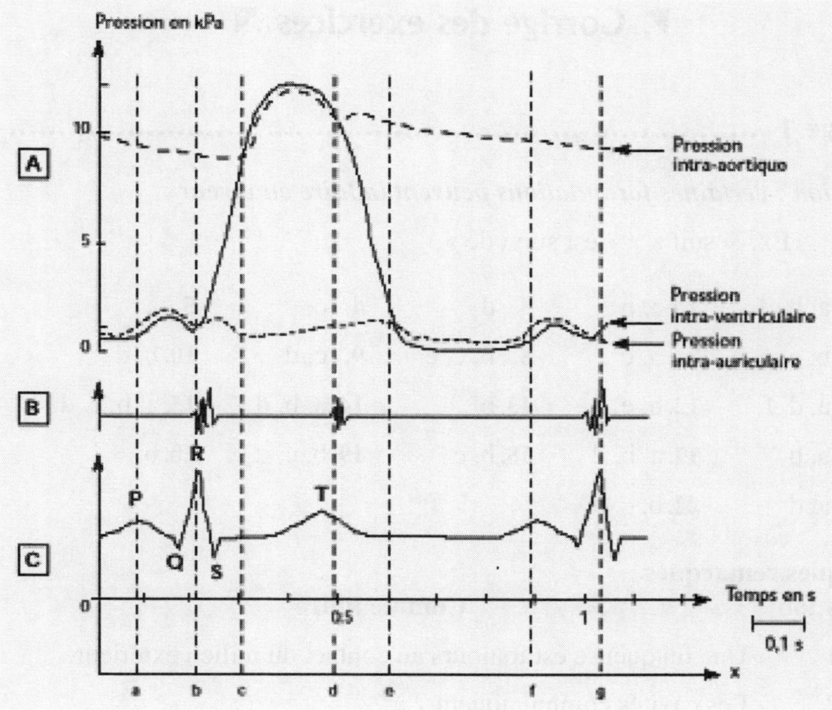

Exercice 3 *(5 pts)*

Les schémas ci-dessous représentent quatre phases du cycle cardiaque.

Identifier chacune de ces phases en justifiant la réponse puis reconstituer l'ordre chronologique.

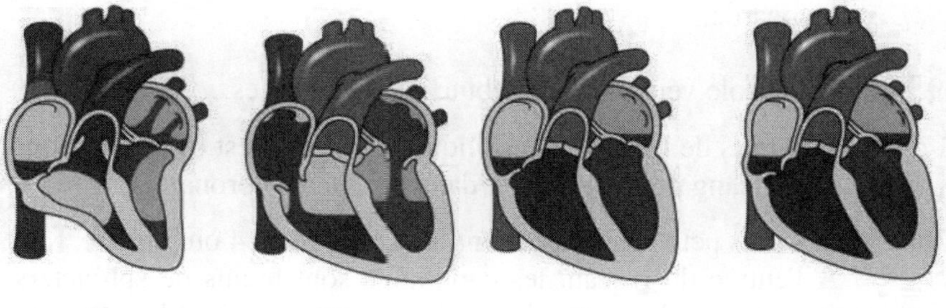

A B C D

Corrigé des exercices

Corrigé 1

Attention : certaines formulations peuvent induire en erreur :

Ex. « suit » ≠ « est suivi de »

1. a, b, d	**2.** a, b	**3.** d	**4.** c	**5.** a
6. b, e	**7.** b, c	**8.** b, c, e	**9.** c, d	**10.** b, d
11. a, d, f	**12.** b, e, f	**13.** b	**14.** a, b, d	**15.** a, b, c, d
16. a, b	**17.** a, b, d	**18.** b, c	**19.** b, c, d	**20.** b
21. a, d	**22.** b, c, d			

Quelques remarques :

Question	Commentaire
1	Une muqueuse est toujours au contact du milieu extérieur.
2	Les cavités communiquent 2 à 2.
6	Les valves sont constituées de tissu conjonctif.
8	Les ventricules se remplissent pendant la diastole. Plus celle-ci est longue, plus ils se remplissent. L'entraînement augmente la capacité de contraction du myocarde.
9	La systole ventriculaire débute valves fermées.
17	Au cours de l'éjection systolique la pression est trop forte pour que le sang puisse pénétrer dans les artères coronaires.
20	Les plus petits capillaires ont un diamètre de 4 ou 5 µm. A l'entrée du réseau, les capillaires sont munis de sphincters permettant d'adapter les débits sanguins aux besoins du moment.
22	Au cours de la marche, les muscles, en se contractant massent les veines et facilitent ainsi le retour du sang au cœur.

Corrigé 2 ....

1. Document A

1. Artère pulmonaire D
2. Aorte
3. Veine cave supérieure
4. Oreillette droite
5. Valve pulmonaire
6. Valve tricuspide
7. Ventricule droit
8. Veine cave inférieure
9. Artère pulmonaire G
10. Oreillette gauche
11. Tronc artériel pulmonaire
12. Valve mitrale
13. Ventricule gauche
14. Cloison interventriculaire
15. Myocarde

2. Document B

On reconnaît les artères à leurs **valves sigmoïdes** formées de trois membranes en forme de "poche". De l'une d'elles partent des vaisseaux sanguins qui parcourent le myocarde : il s'agit donc de **l'aorte** qui donne naissance, à sa base, aux **artères coronaires**. L'autre artère correspond donc au **tronc artériel pulmonaire**.

S'agissant d'une vue supérieure, l'hémicœur gauche se trouve donc dans la partie gauche du schéma. La valve correspondante est donc la valve **mitrale**, l'autre étant la valve **tricuspide**.

3. Document C

1. Ventricule droit
2. Cloison interventriculaire
3. Ventricule gauche
4. Artère coronaire.

On peut remarquer que la paroi du ventricule gauche est plus épaisse que celle du ventricule droit. Cette caractéristique est en relation avec les fortes pressions qui règnent dans l'hémicœur gauche.

Corrigé 3 ....

1. Cardiomyocytes.

2. a : noyau b : strie scalariforme c: myofibrilles

3. Comparaison

Le myocarde est, tout comme le muscle squelettique, un muscle strié.

Caractéristiques \ Cellule	Cardiomyocyte	Cellule des muscles squelettiques
Forme	Ramifiée (Y)	Fusiforme
Taille	100 µm	De 1 à plusieurs cm
Noyau Nombre Situation	 Un seul Au centre	 Plusieurs En périphérie
Mitochondries	++	+++
Myofilaments	Actine et myosine Même organisation	

Corrigé 4

1. 1. Oreillette gauche 2. Valve mitrale 3. Ventricule gauche
4. Valve aortique 5. Aorte

2. **a**. Le volume ventriculaire est réduit, la valve aortique est ouverte, le sang est expulsé vers l'aorte : ce schéma correspond donc à la phase d'éjection systolique.
b. Une partie du sang qui a été expulsé distend les parois de l'aorte.

3. **a**. La valve mitrale est ouverte, la valve aortique est fermée, l'oreillette est contractée, le ventricule est dilaté : il s'agit donc de la systole auriculaire qui permet de compléter le remplissage du ventricule.

b. L'aorte reprend sa forme initiale et chasse le sang qui avait été momentanément « mis en réserve » au moment de la phase d'éjection systolique. Ceci est dû à l'élasticité de la paroi de l'aorte, riche en fibres élastiques. Cette élasticité permet de transformer le flux cardiaque discontinu en un flux continu.

Corrigé 5

1. On sait que les **artères** ont une **paroi épaisse** et que la **pression** sanguine y est **élevée**. La lumière est donc plus petite et circulaire.
La **paroi** des **veines** est plus **fine** et la **pression** y est beaucoup plus **faible**.

⇨"**A**" désigne donc une **artère**, "**B**", une **veine**.

On peut remarquer que dans un territoire donné, la section de la veine est plus importante que celle de l'artère.

2. 1. Intima 2. Valve 3. Media 4. Adventice

Corrigé 6

Méthode

- Le sang circule à sens unique : oreillette gauche→ valve mitrale→ ventricule gauche → valve sigmoïde→ aorte.
- Pour délimiter un cycle, on peut choisir n'importe quel événement précis puis on repère l'instant où il se répète.
- Le fait de donner le mode de calcul du débit cardiaque ne constitue pas une définition.

Attention aux unités !

Réponses

1.

Période	**e**	**f**	**g**	**h**	**i**
Mitrale	ouverte	ouverte	fermée	fermée	fermée
Aortique	fermée	fermée	fermée	ouverte	fermée
Ventricule	remplissage	remplissage	plein	vidange	« vide »*
Phases	D	SA	SV1	SV2	D

* Les ventricules ne se vident jamais complètement mais environ à 65%.

2. Cf. ci-dessus.

SA = systole auriculaire. Cette contraction des oreillettes complète le remplissage des ventricules
→ Période **f**

SV1 = systole ventriculaire, phase de contraction à volume constant
→ Période **g**

SV2 = systole ventriculaire, phase d'éjection systolique. Cette phase correspond à la vidange du ventricule
→ Période **h**

D = diastole. Au début de cette phase, la valve mitrale n'est pas encore ouverte. Le volume ventriculaire est donc constant
→ Période **i.**

La diastole se continue par le remplissage du ventricule
→ Période **j.**

3. **Remplissage** long, en deux temps→ passif puis actif.

Vidange courte, en un temps→ active

4. ▸ **Durée d'un cycle**:
Période **e→i** soit environ 0,75 s

▸ **Fréquence cardiaque** (Q)
Nombre de cycles cardiaques par minute.
Q = 80 cycles par minute (60 ÷ 0,75).

▸ **Volume d'éjection systolique** (VES) = volume de sang expulsé par chaque ventricule au cours d'un cycle.
VES = VTD – VTS VES = 95 mL par cycle

VTD = volume télédiastolique = volume de sang en fin de diastole
VTS = volume télésystolique = volume de sang en fin de systole.

▸ **Débit cardiaque** (Q) = volume de sang expulsé par chaque ventricule en une minute.

Q = Q × VES $\boxed{Q = 7{,}6\ L.min^{-1}}$ $(80 \times 95.\ 10^{-3})$.

1. Les bruits du cœur sont dus à la **fermeture** des valves.

B1 ▸ fermeture des VAV :
la valve mitrale se ferme entre **e** et **f**.

B2 ▸ fermeture des sigmoïdes :
la valve aortique se ferme entre **g** et **h**.

Remarque : la seule courbe de volume fournit un très grand nombre d'informations.

Corrigé 7 ....

1. Légende :

1. Centre médullaire cardioaccélérateur
2. Centre bulbaire cardiomodérateur
3. Nerf cardiaque
4. Nerf X(ou pneumogastrique ou vague)

2. Lorsqu'il est en place, le cœur est soumis à un frein physiologique.

3.

Nerf	Intervention	Modification de la fréquence cardiaque	Déduction
A	Stimulation	Augmentation	**Le nerf cardiaque accélère le cœur**
	Section	Diminution	
B	Stimulation	Diminution	**Le nerf X freine le cœur**
	Section	Augmentation	

Remarque : la section du nerf cardiaque entraîne une faible diminution de la fréquence cardiaque alors que la section du nerf X entraîne une forte augmentation. Dans les conditions physiologiques, **l'action** du nerf X est prédominante.

4. La fréquence de repos du sujet B est supérieure à celle du sujet A. L'exercice physique entraîne une augmentation de la fréquence cardiaque du sujet A mais ne modifie pas celle du sujet B.

Dans les conditions normales, in situ, le cœur est sous le contrôle du système neurovégétatif :

- au repos son rythme est freiné par le nerf X.
- en cas d'effort physique, il est accéléré par le nerf cardiaque.

Le cœur transplanté n'étant plus connecté à ces fibres nerveuses, le rythme ne peut plus subir ces influences.

C'est donc le **sujet B** qui a subi une **transplantation cardiaque**.

Corrigé 8 ....

1. Le tissu nodal est le siège de l'**automatisme** cardiaque. Il est constitué de cellules dites autorythmiques qui se dépolarisent spontanément.

a. Nœud sinusal
b. Nœud septal
c. Faisceau de His
d. Réseau de Purkinje

2. Le cœur a un fonctionnement autonome. Lorsqu'il est en place, le cœur est ralenti par l'action d'un « frein physiologique ».

3. Les cellules du nœud sinusal et du faisceau de His ont des rythmes propres mais lorsqu'elles sont placées ensemble elles adoptent le rythme le plus élevé, celui du nœud sinusal.

Corrigé 9 ....

Méthode

La fréquence d'un événement est calculée à partir de la période de cet événement. Il faut évoquer les relations entre les ondes de l'ECG et l'activité mécanique du cœur.

Réponses

1. Une bradycardie correspond à un rythme cardiaque très lent.
Une tachycardie correspond à un rythme cardiaque très rapide.

2. Afin de calculer la fréquence d'une onde, il faut déterminer graphiquement la période de cette onde.

	P	QRS
Période (s)	**0,66** (0,3 × 1.1 ÷ 0,5)	**1,5** (0,3 × 2.5 ÷0,5)
Fréquence (onde par min)	**90,9** (60 ÷ 0,66)	**40** (60 ÷ 1,5)

L'onde P de l'ECG correspond à la dépolarisation des oreillettes, laquelle entraîne la systole auriculaire.
Le complexe QRS correspond à la dépolarisation des ventricules, responsable de la systole ventriculaire.
On remarque que la fréquence des ondes P est **très** différente (plus du double) de celle des complexes QRS. Cela signifie donc que les oreillettes se contractent beaucoup plus souvent que les ventricules.
Or dans les conditions normales, oreillettes et ventricules se contractent à un même rythme.

3. a. Dans les conditions physiologiques, les oreillettes et les ventricules se contractent au même rythme. En effet, l'onde de dépolarisation prend

naissance au niveau du nœud sinusal et se propage jusqu'aux ventricules par l'intermédiaire du nœud septal, du faisceau de His et du réseau de Purkinje, ceci, au **rythme imposé** par le **nœud sinusal**.
Cette maladie doit être due à une **interruption** de cette onde de dépolarisation par une lésion localisée sur le trajet du faisceau de His par exemple. De ce fait, la contraction des oreillettes est toujours dictée par le nœud sinusal (freiné lui-même par le X) tandis que celle des ventricules est due à une onde de dépolarisation qui prend naissance au niveau du faisceau de His en aval de la lésion. Or, le rythme propre des cellules du faisceau de His est beaucoup plus lent.
Ceci explique la différence de rythme entre les oreillettes et les ventricules.

b. Une syncope est une perte de connaissance due à une **anoxie cérébrale**. Le rythme de contraction des ventricules étant très lent, le débit cardiaque est considérablement diminué d'où une irrigation insuffisante particulièrement au niveau cérébral.

Corrigé 10...

1. Volume d'éjection systolique (VES) = volume de sang expulsé par chaque ventricule au cours d'un cycle cardiaque.

2. Débit cardiaque (Q) = VES × Fréquence cardiaque (FC).

A fréquence cardiaque égale, le sujet entraîné a donc un débit cardiaque plus important donc une meilleure irrigation de tous les organes impliqués dans l'exercice musculaire.

*Cette augmentation du VES est due à la fois à un **remplissage** plus efficace et à une **contraction** ventriculaire plus efficace*

Corrigé 11...

Méthode

- Ne pas confondre le débit cardiaque avec le débit myocardique.
- Débit cardiaque = somme des débits locaux.
- Ne pas citer les chiffres sans les comparer.
- Connaître le rôle des différents organes impliqués dans l'exercice musculaire

Réponses

1. L'exercice musculaire entraîne des modifications importantes de la circulation sanguine, à l'exception du débit sanguin cérébral qui reste stable.

▸ Le débit cardiaque augmente (×3) ainsi que la plupart des débits locaux : le débit myocardique (×3), les débits sanguins musculaire (×10) et cutané (×5).

▸ Le débit sanguin dans les viscères abdominaux diminue d'environ 1/3 au niveau des reins et de plus de la moitié pour le tube digestif le foie et la rate.

Intérêt de ces modifications :

▸ Outre l'augmentation du débit global, il y a eu une **redistribution** des débits locaux au profit des organes impliqués dans l'exercice musculaire.

▸ Dans cette situation, les muscles ont des besoins accrus et comme la contraction musculaire s'accompagne d'un dégagement de chaleur, l'activité des glandes sudoripares augmente afin de garantir la thermorégulation.

▸ Pour assurer à ces organes une meilleure irrigation, le cœur doit donc lui-même être mieux irrigué ce qui explique l'augmentation du débit sanguin myocardique.

2. Deux catégories de vaisseaux sanguins interviennent dans les modifications observées ci-dessus :

▸ Grâce à leur paroi riche en **fibres musculaires lisses**, les **artérioles** peuvent adapter les débits sanguins locaux aux besoins. Ainsi au cours de l'exercice physique, il y a une **vasodilatation** des artérioles des muscles du squelette, du myocarde et de la peau mais en revanche une **vasoconstriction** des artérioles des viscères.

▸ Par ailleurs, le **réseau capillaire** est muni de **sphincters** : dans un muscle au repos, seuls 25% des capillaires sont ouverts à la circulation.

3. Les **capillaires** représentent une **zone d'échanges** entre le sang et les cellules. Ils possèdent des caractéristiques qui facilitent ces échanges :

- **très petite section** ⇨ vitesse très lente
- **paroi très fine** (une seule couche de cellules endothéliales) ⇨faible distance entre le sang et les cellules.
- **extrêmement nombreux**.

■ CORRIGE DU CONTROLE ■

Exercice 1

1.

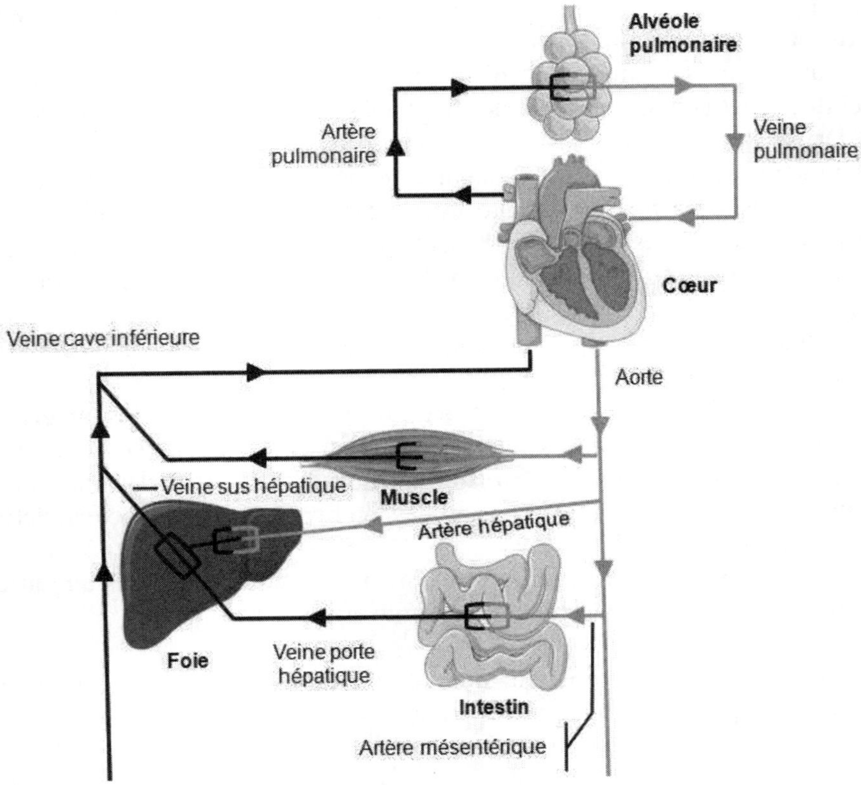

2. Pour tout organe du circuit systémique, le sang entrant est hématosé, le sang sortant est non hématosé.

Ainsi, le foie reçoit du sang hématosé par l'artère hépatique et du sang non hématosé sort du foie par les veines sus-hépatiques.

Par ailleurs, le foie reçoit également du sang non hématosé en provenance de l'intestin par la veine porte hépatique, **seule voie possible pour le sang quittant l'intestin**. De ce fait, au moment des repas, le sang enrichi en nutriments passe obligatoirement par le foie, ce qui permet notamment à cet organe de prélever du glucose et de le mettre en réserve sous forme de glycogène (cf. régulation de la glycémie).

Le foie occupe donc une position stratégique dans le circuit sanguin.

Exercice 2

Méthode

Une dépolarisation du myocarde entraîne sa contraction

Comme pour tout fluide, le déplacement du sang est dû à des gradients de pression. Une augmentation de pression dans une cavité cardiaque peut être due au remplissage de cette cavité ou bien à la contraction de ses parois. Une diminution de pression peut être due à la vidange et/ou au relâchement des ses parois

Réponses

1. Dans tous les tracés, les événements de la période "a-b" se retrouvent à la période "f-g". L'activité du cœur est **cyclique**.

2. L'enregistrement C est un **électrocardiogramme**. Il reflète l'aspect électrique de l'activité cardiaque.

- P : dépolarisation des oreillettes
- QRS : dépolarisation des ventricules (et repolarisation des oreillettes)
- T : repolarisation des ventricules

3. ▸ **a :** dépolarisation de l'oreillette ⇨ **a-b :** contraction de l'oreillette ⇨la pression intra-auriculaire augmente.

▸ **b :** dépolarisation du ventricule⇨**b-d :** contraction du ventricule ⇨la pression intraventriculaire augmente considérablement

▸ **d :** repolarisation du ventricule ⇨ **d-f :** relaxation du ventricule ⇨la pression intra ventriculaire diminue et reste faible jusqu'à **f**.

4. Un phonocardiogramme est le tracé obtenu par l'enregistrement des **bruits** du cœur. Ces bruits correspondent à la fermeture des valves.

▸ **b :** fin de la contraction de l'oreillette ⇨ fin du remplissage ventriculaire ⇨ pression intraventriculaire > pression intra-auriculaire ⇨ fermeture de la valve mitrale = **1er bruit (B1).**

▸ **d :** pression intraventriculaire < pression intra-aortique ⇨ fermeture de la valve aortique = **2ème bruit (B2).**

5. A partir de **b**, la pression intraventriculaire augmente très rapidement et de façon très importante. Au point **c,** elle devient supérieure à la pression intra aortique. Ceci va déclencher l'ouverture le la valve aortique et entraîner la vidange du ventricule.

Exercice 3

Méthode

Il faut tenir compte de :

la présence du sang dans les différentes cavités

l'état des parois.

Réponses

A : les ventricules sont presque « vides », les sigmoïdes sont ouvertes, le sang se trouve dans les artères.

⇨ **Systole ventriculaire, fin de la phase d'éjection systolique**.

B : les oreillettes sont pleines, les VAV sont ouvertes, les ventricules commencent à se remplir.

⇨ **Diastole**.

C : les ventricules sont pleins, leur paroi est contractée, toutes les valves sont fermées.

⇨ **Systole ventriculaire, phase de contraction isovolumétrique**.

D : les ventricules sont remplis, les VAV sont ouvertes, il n'y a presque plus de sang dans les oreillettes qui sont contractées

⇨**Systole auriculaire.**

L'ordre chronologique est donc **B → D → C → A**.

■ 5 ■

Les maladies cardiovasculaires

INTRODUCTION GENERALE

Les maladies cardiovasculaires (MCV) sont des pathologies affectant le fonctionnement du cœur appelées **cardiopathies** et des vaisseaux ou **angiopathie**. L'**athérosclérose** (ATS), l'**angine de poitrine**, l'**infarctus du myocarde** (IDM) et autres **accidents vasculaires cérébraux** (AVC) sont les maladies cardiovasculaires les plus fréquentes. Les MCV constituent la première cause de mortalité dans le monde.

L'ATHEROSCLEROSE

Définition de l'athérosclérose (ATS)

L'ATS est une maladie dégénérative de l'**intima** de la paroi des grosses et moyennes artères par formation d'une **plaque d'athérome** figure 1), dépôt lipidique riche en **cholestérol**. L'artère athéromateuse perd de sa souplesse et se durcit.

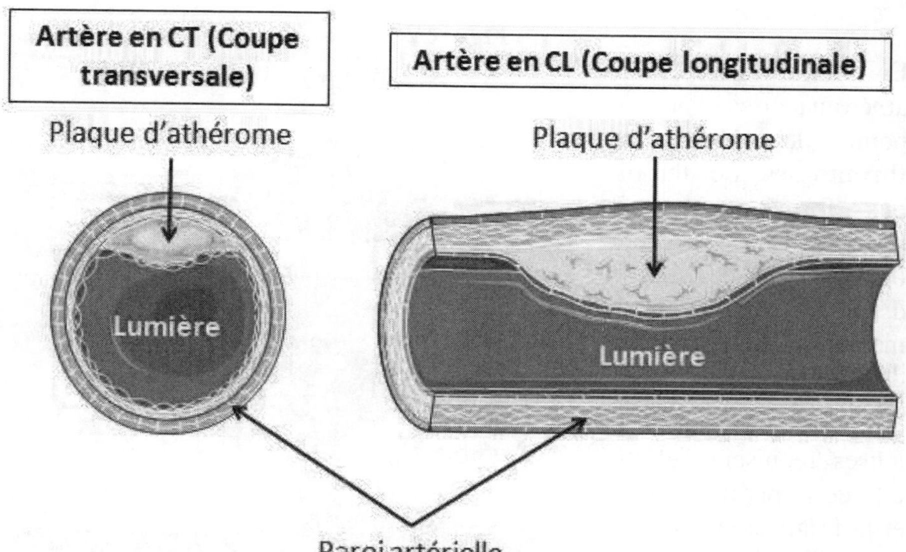

Figure 1

L'ATS évolue de manière asymptomatique pendant plusieurs décennies, avant d'être révélée à l'occasion d'un accident grave dû à l'une de ses complications.

Remarque : L'**artériosclérose** est le vieillissement physiologique normal des artères. L'ATS accélère le vieillissement des artères

Conséquences physiopathologiques de l'ATS

Les lésions athéromateuses évoluent sur plusieurs années (figure 2). Elles induisent une diminution du diamètre de l'artère. L'ATS génère une **sténose** de l'artère responsable d'une diminution de l'approvisionnement tissulaire en O_2 appelée **ischémie**. Les territoires situés en aval présentent une **anoxie aiguë** à l'origine d'une souffrance cellulaire responsable de la **nécrose** du tissu.

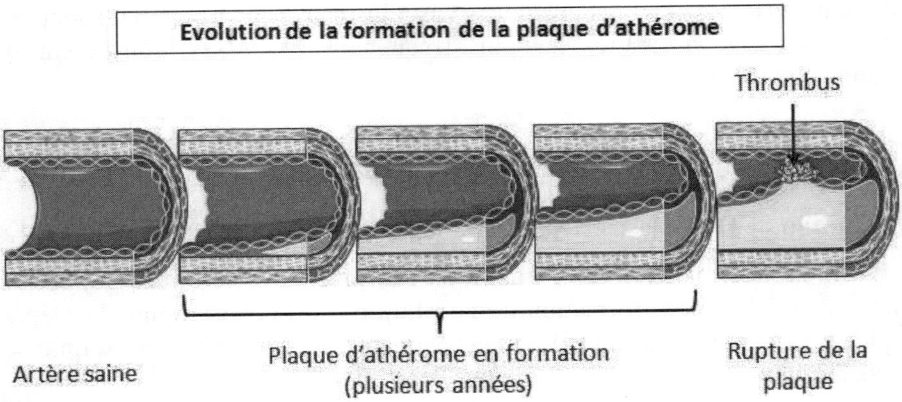

Figure 2

En outre, les lésions athéromateuses sont le point de départ de **thromboses** Le thrombus formé peut soit boucher plus encore l'artère sténosée, soit se détacher voire se fragmenter et être à l'origine d'**embolies**.

Les lésions athéromateuses réduisent l'élasticité de la paroi artérielle et la fragilise en formant une dilatation appelée **anévrysme** pouvant se rompre à tout moment (figure 3).

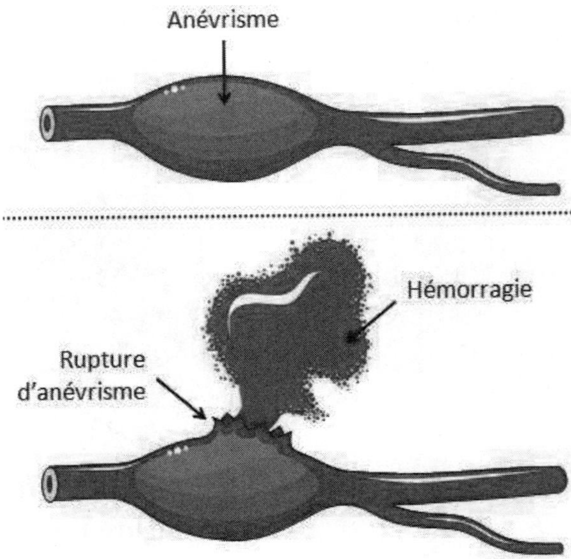

Figure 3

Les principales conséquences pathologies de l'ATS

Les lésions athéromateuses siègent d'une manière préférentielle au niveau des artères de gros et de moyen calibre. Les manifestations cliniques de l'ATS dépendent de la localisation anatomique de la plaque d'athérome (figure 4).

L'ATS peut se manifester par :

- l'**accident vasculaire cérébral** si la plaque d'athérome se localise dans les artères carotides ou cérébrales,
- une insuffisance coronarienne notamment l'**angine de poitrine** voire un **infarctus du myocarde** si la plaque d'athérome se localise dans les vaisseaux coronaires,
- l'**artérite oblitérante des membres inférieurs** (AOMI) si la plaque d'athérome se localise dans les artères iliaques et fémorales.

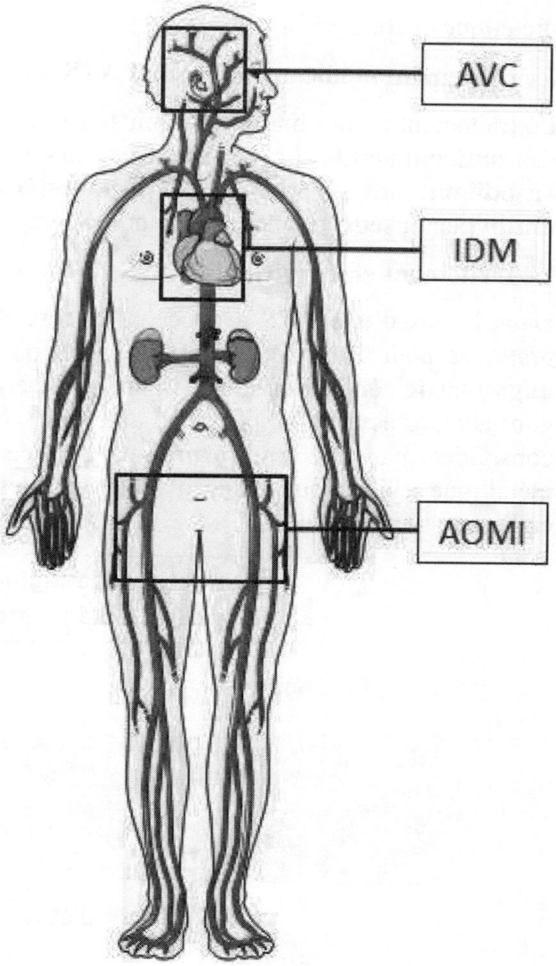

Figure 4

Les facteurs de risque de l'ATS

L'ATS est une maladie **plurifactorielle**. Les facteurs les plus importants sont :

- l'âge : l'ATS se manifeste avant 60 ans,
- le sexe : prédominance masculine de l'ATS,
- l'hypertension artérielle,
- le diabète,
- le tabagisme,
- l'obésité,

- l'hérédité,
- l'hypercholestérolémie,
- le stress,
- la sédentarité.

La contraception orale associée au tabac constitue un facteur de risque important.

Le traitement de l'ATS

Le traitement de l'ATS comprend un traitement médicamenteux, hygiéno-diététique et chirurgical.

Le traitement médicamenteux de l'ATS

Le traitement a pour but de prévenir la formation d'un thrombus en utilisant des **anticoagulants**. La perfusion des tissus est améliorée par la prise de **vasodilatateurs**. La prise d'un **hypocholestérolémiant** associée à celle d'un **antihypertenseur** permet de limiter les complications de l'ATS.

Le traitement chirurgical de l'ATS

Dans le cas d'une ATS avancée, l'**exérèse** de la partie atteinte peut être pratiquée pour être remplacée par un greffon vasculaire. La pratique d'une **angioplastie endoluminale** (figure 5) permet, grâce à un ballonnet gonflable, d'écraser la plaque d'athérome. La partie atteinte est ensuite consolidée par une **endoprothèse**, appelée **stent**, sorte de fin treillis métallique cylindrique placé à l'intérieur des artères pour maintenir leur calibre au diamètre idéal.

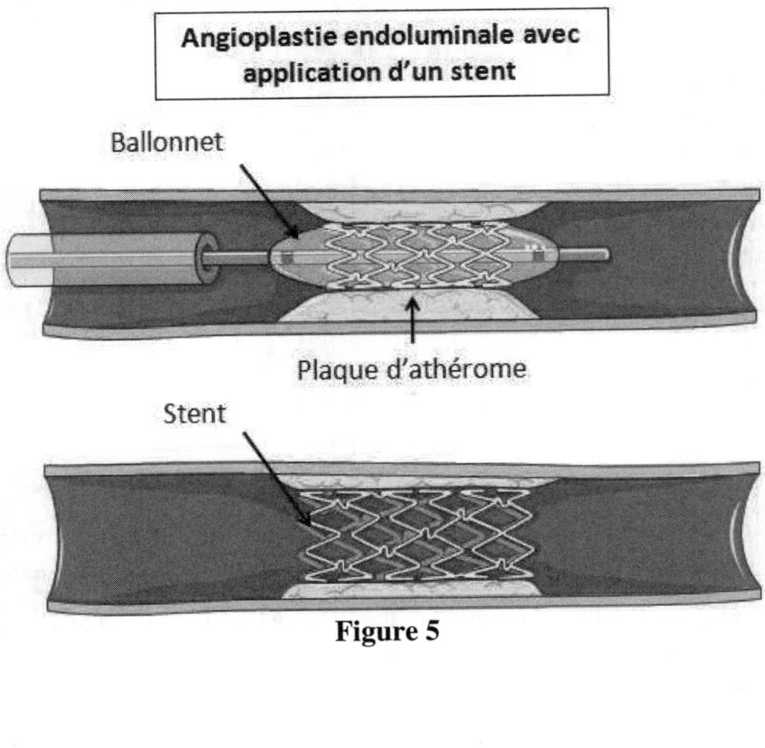

Figure 5

Le traitement hygiéno-diététique de l'ATS

Un traitement **hygiéno-diététique** approprié (diminution de l'apport lipidique, régime hyposodé, pratique sportive...) permet en association avec les traitements précédents de ralentir plus encore l'évolution de l'ATS.

La prévention de l'ATS

La prévention primaire passe par la lutte contre les facteurs de risque. La prévention secondaire consiste en un dépistage des sujets à risque.

LES INSUFFISANCES CORONARIENNES

L'angine de poitrine et l'infarctus du myocarde sont deux pathologies illustrant l'insuffisance coronarienne. Une insuffisance coronarienne se définit par une diminution de l'apport en dioxygène au myocarde consécutive à l'ATS.

Définition de l'angine de poitrine ou angor

L'angor est une **douleur rétrosternale** intermittente consécutive à une oblitération partielle d'une artère **coronaire**.

L'angor est une **cardiomyopathie ischémique transitoire**. Les douleurs apparaissent lors d'un effort et cessent au repos.

La prise d'un vasodilatateur coronarien, comme la **trinitrine**, calment la crise d'angor.

Douleur rétrosternale irradiante de l'angine de poitrine

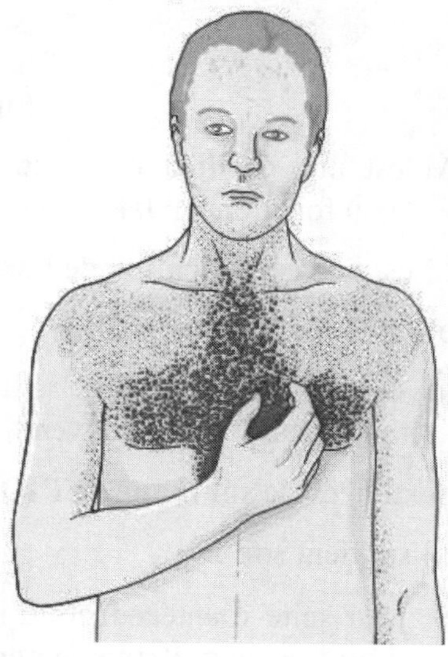

Définition de l'infarctus du myocarde (IDM)

L'IDM est une **nécrose** (figure 6) plus ou moins étendue du **myocarde** consécutive à une oblitération totale par un **thrombus** d'une artère **coronaire**. La thrombose est consécutive à la rupture de la plaque d'athérome.

Les cellules musculaires cardiaques de ce territoire, privées de l'apport en dioxygène et en nutriments, ne parviennent plus à se contracter et meurent en quelques heures.

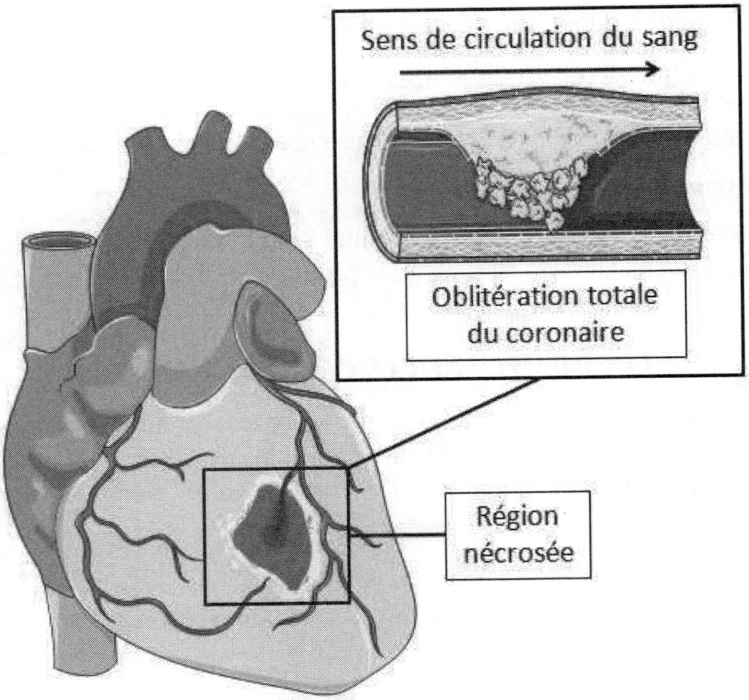

Figure 6

L'IDM est une **cardiomyopathie ischémique permanente**. Le territoire nécrosé, non fonctionnel, laisse place à un tissu cicatriciel non contractile.

L'IDM est une **complication** de l'angor.

Symptômes et signes de l'IDM

L'IDM se manifeste par une douleur constrictive rétrosternale irradiante d'apparition brutale le plus souvent la nuit ou au repos

Circonstances de survenue de l'IDM

L'IDM survient soit :

- à la suite d'antécédents d'insuffisance coronarienne et notamment d'**angine de poitrine** ou **angor**,
- de manière **inaugurale** (50 % des cas) c'est-à-dire précédé d'aucune manifestation douloureuse qui aurait pu prévoir sa survenue.

Les facteurs de risque de l'IDM

Les facteurs de risque de l'IDM sont les mêmes que ceux de l'ATS. L'IDM est une des complications possibles de l'ATS.

Le diagnostic de l'IDM

Le diagnostic de l'IDM est confirmé par différents examens paracliniques.

Ces examens sont :

- l'**électrocardiogramme** (Fig. 1) qui permet en plus de localiser l'infarctus,
- la recherche des **enzymes cardiaques** (CPK, LDH) et autres protéines musculaires (troponine), libérées dans le sang lors de la destruction des cellules cardiaques,

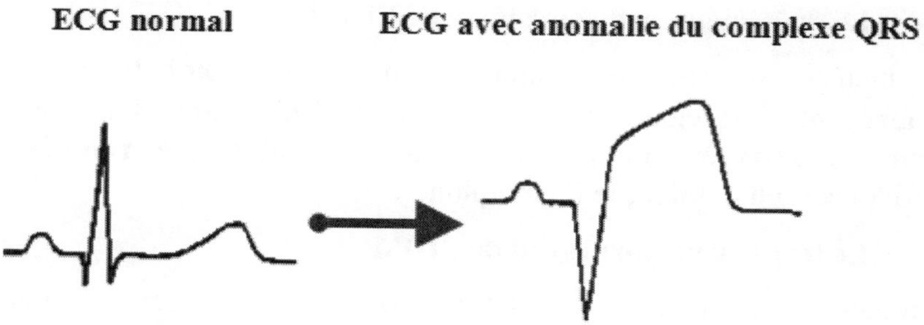

Figure 7 : comparaison d'ECG

- une **coronarographie** et/ou une **scintigraphie** au thallium.

La scintigraphie (figure 8)

Principe : la scintigraphie se base sur l'utilisation d'**isotopes radioactifs** (le thallium), appelés **traceurs**, qui se fixent électivement sur certains tissus. L'émission de rayonnements **gamma γ** captés par une γ-caméra permet la reconstitution de la zone explorée.

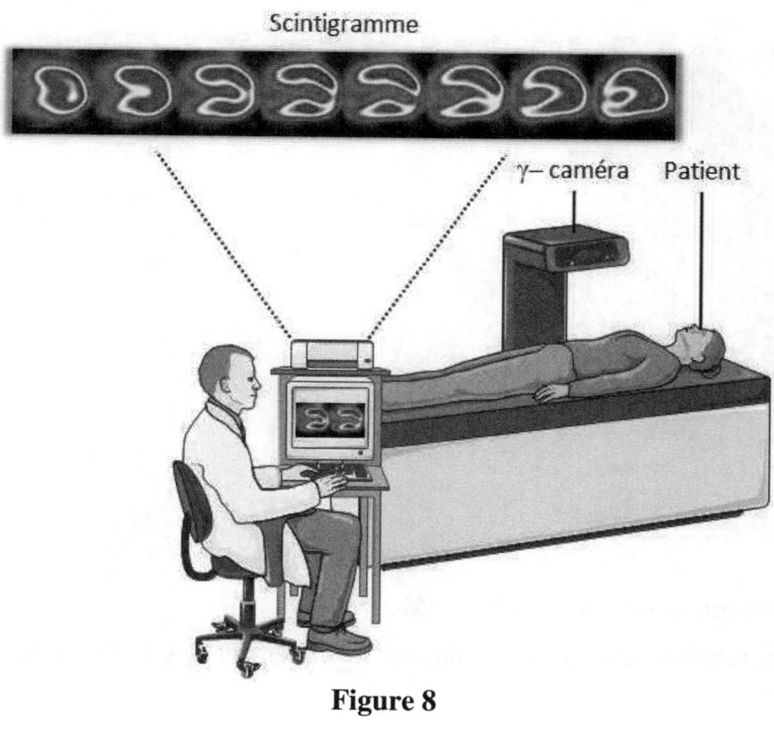

Figure 8

Intérêts : la scintigraphie permet la localisation topographique exacte de la nécrose et la détermination de l'étendue des zones nécrosées du cœur après un infarctus.

Le traitement de l'IDM

Le traitement de l'IDM est un **traitement d'urgence** avec nécessité d'hospitalisation en unité de soins intensifs.

- **Le traitement médicamenteux de l'IDM**

Le traitement se base sur l'administration d'un **thrombolytique**, d'un **antiagrégant** plaquettaire (l'aspirine), d'un **β-bloquant** diminuant les besoins en dioxygène du myocarde, un **vasodilatateur coronarien** (la trinitrine) et d'un **antalgique** (la morphine).

- **Le traitement chirurgical de l'IDM**

Le traitement chirurgical de l'IDM permettra la revascularisation du myocarde. La revascularisation myocardique peut s'effectuer soit :

a. par une **angioplastie** avec introduction par **voie percutanée** d'une sonde à ballonnet au niveau de l'artère coronaire sténosée afin de la désobstruer,

b. par **pontage aorto-coronarien** (figure 9) en vue de contourner la sténose grâce à un greffon vasculaire (veine mammaire ou saphène).

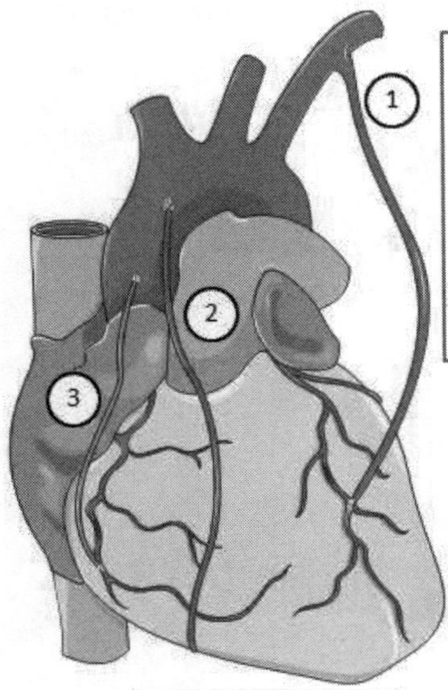

Triple pontage

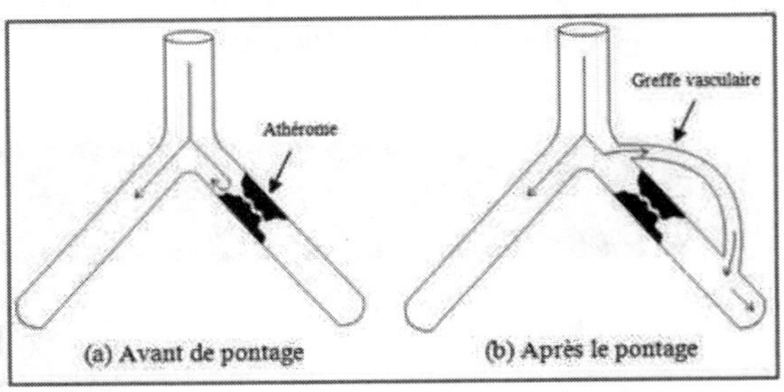

Principe du pontage

Figure 9

La prévention secondaire de l'IDM

La **prévention secondaire** comprend le traitement des facteurs de risque comme :

- l'arrêt immédiat total et définitif du **tabac**,
- le traitement de l'**hypertension artérielle**,
- le traitement de l'**hypercholestérolémie**,
- le traitement du **diabète**,
- le suivi des **conseils diététiques** (réduction des acides gras saturés d'origine animale, consommation régulière de poissons, huile d'olives, fruits et légumes),
- la pratique régulière d'**exercices physiques**.

Enoncés des exercices

Exercice 1 .... (15 min)

Madame Anne D., âgée de 62 ans, tabagique, a une surcharge pondérale de 30 kg qui réduit son activité. Elle présente une **difficulté à respirer** pour des efforts modérés et des arthralgies au niveau des membres inférieurs.

Elle consulte un médecin car à l'occasion d'un effort minime, d'une émotion, elle ressent de plus en plus souvent des **douleurs situées à l'avant du cœur**, irradiant dans le bras gauche, cédant au repos.

À l'interrogatoire, le médecin apprend qu'elle mange beaucoup trop et en particulier des plats riches en graisses, de la charcuterie et de la pâtisserie. Elle est ménopausée depuis 10 ans. Sa mère est décédée à 60 ans à la suite de complications dues à un diabète. Son père est décédé à 48 ans d'un infarctus du myocarde.

L'examen révèle une adiposité généralisée, des lésions infectées des plis, des varices des membres inférieurs.

Le **rythme cardiaque est irrégulier** et la **tension artérielle est élevée**.

Des examens paracliniques sont demandés parmi lesquels :

- un électrocardiogramme,
- un Doppler des membres inférieurs,
- des radiographies des articulations des hanches et des genoux,
- un bilan glucidique,
- un bilan lipidique.

1. Remplacer les expressions en gras par le terme médical correspondant.
2. Définir l'athérosclérose.

3. Indiquer l'intérêt, dans le cas présent, des examens paracliniques prescrits à cette patiente.
4. Quels sont les facteurs de risque présentés par Mme X.?

■■ Exercice 2 .... (15 min)

Mr N 64 ans, retraité, a l'habitude de marcher deux heures par jour pour se tenir en forme.

Depuis 2 mois il est obligé de s'arrêter au bout de 500 mètres en raison d'une douleur au mollet gauche. La douleur disparaît après quelques minutes, il peut ensuite repartir. Il n'a aucune autre douleur.

L'interrogatoire retient un tabagisme actif et une hypercholestérolémie non traitée.

L'examen cardiaque est normal. La tension artérielle est de 14/9 cm Hg.
Il n'a pas de **souffle carotidien** (1).

Les pouls fémoraux sont bien perçus. A gauche les pouls **poplités**, tibial postérieur et **pédieux** sont diminués (2).

L'**écho-Doppler** montre à gauche une **sténose** de l'artère fémorale superficielle.

1. Définir les termes en gras.
2. De quelles façons les informations (1) et (2) peuvent-elles être recueillies au cours de l'examen clinique?
3. Quelle est, en toute probabilité, la pathologie dont souffre M. N ?

   Expliquer l'origine de la douleur. Expliquer pourquoi elle disparaît au repos.
4. Quels sont le (ou les) facteur (s) de risque présentés par ce patient ? préciser la réponse.

■ Exercice 3 .... (10 min)

Monsieur Pierre B. est retrouvé un matin à 8h avec une **hémiplégie** droite et une **aphasie** complète.

La veille, il était normal lorsqu'il est allé se coucher vers 23 h.
A son entrée à l'hôpital, sa tension artérielle est à 200/90 mm Hg, son pouls est irrégulier à 100 et sa température à 36°7

L'image tomodensitométrique met en évidence des signes précoces d'**ischémie** sur plus d'un tiers du territoire de l'artère cérébrale moyenne

Le Doppler **cervical** montre une plaque athéroscléreuse **hypo-échogène** ulcérée sur chaque carotide avec à gauche une sténose à 40 % en diamètre et à droite une sténose à 30 %.

1. Définir les termes en gras.

2. Comment peut-on expliquer les signes présentés par ce patient ?

■ Exercice 4 .... (10 min)

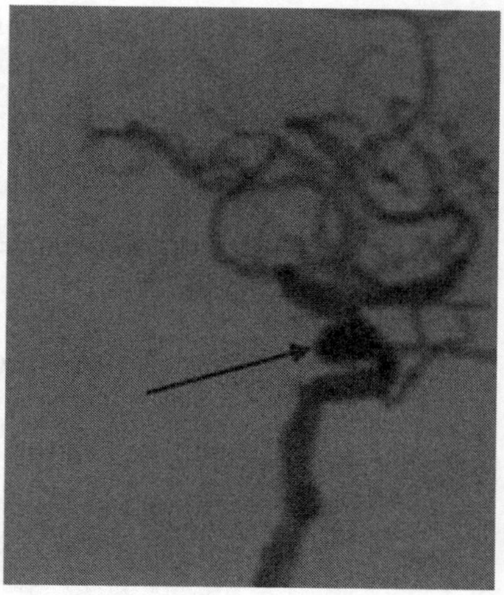

Le document ci-contre présente une petite région du réseau artériel cérébral.

1. Donner le nom et le principe de l'examen ayant fourni cette image.

2. Quelle est l'anomalie désignée par la flèche ? Quels sont les risques encourus par le patient.

.... ■ CONTROLE (60 min ; 20 pts) ■ ....

Il est 23h. Monsieur Jean G., âgé de 50 ans, appelle le SAMU pour une douleur thoracique qui a débuté une heure auparavant.

Il s'agit d'une douleur **rétrosternale constrictive** qui irradie vers la mâchoire. Cette douleur résiste à la trinitrine sublinguale.

Un **ECG** est pratiqué sur place. Le diagnostic d'infarctus du myocarde est posé.

Les contre-indications ayant été écartées, le médecin du SAMU décide de mettre en place une perfusion de thrombolytique associée à un anticoagulant.

Il est hospitalisé dans l'unité de soins intensifs cardiologiques.
Parmi les autres traitements, des antalgiques seront prescrits ainsi que de l'aspirine.

Plusieurs examens paracliniques seront effectués.

1. Définir les termes en gras.

2. Donner une définition de l'infarctus du myocarde.

3. Indiquer l'intérêt de chacun des médicaments cités dans le texte ci-dessus.

4. L'un des examens paracliniques subis par ce patient fournit l'image présentée dans le **document A**. Cette image correspond à une région du cœur.
Au cours de cet examen, une angioplastie sera pratiquée.

a. Donner avec précision le nom de l'examen ayant fourni cette image. Quelle est l'anomalie désignée par une flèche ?

b. Définir le terme angioplastie. Expliquer le principe et l'intérêt de cette technique dans le cas présent.

5. Par la suite, une scintigraphie cardiaque sera effectuée.

a. Quel est le principe de cet examen ?

b. Quelles informations spécifiques cet examen apporte-t-il ?

6.

a. Légender le schéma du **document B**.

b. Montrer le lien qui existe entre ce schéma et la pathologie décrite précédemment.

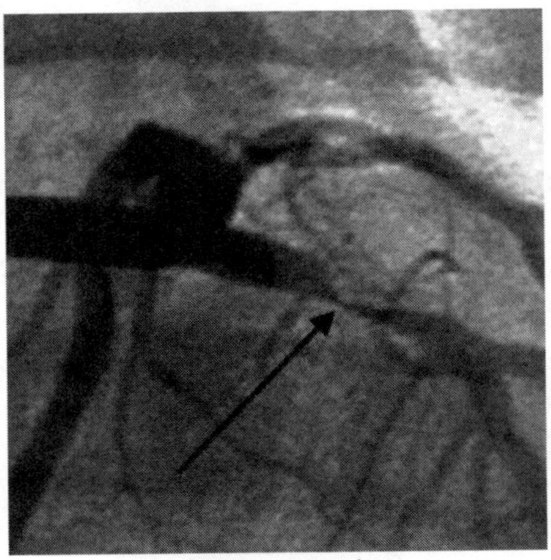

Document A

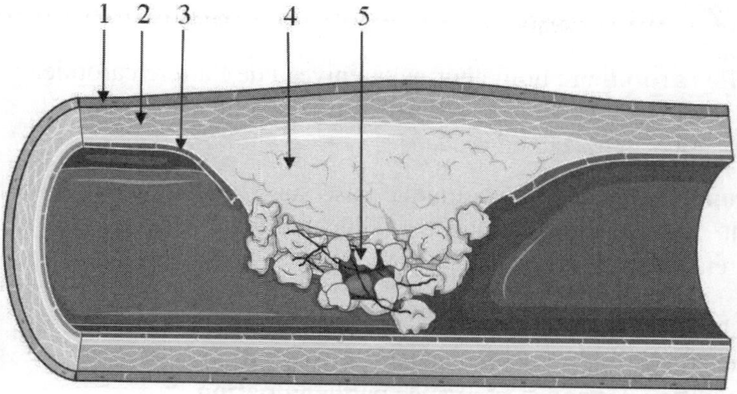

Document B

Corrigés des exercices

Corrigé 1

1. Difficulté à respirer : **dyspnée**.
Douleurs situées à l'avant du cœur : **précordialgies**.
Rythme cardiaque irrégulier : **arythmie**.
Tension artérielle élevée : **hypertension artérielle**.

2. Cf. cours.

3. Les examens paracliniques prescrits permettent de repérer différentes anomalies:

ECG : anomalies traduisant un trouble de l'activité cardiaque.
Doppler des membres inférieurs : rétrécissements éventuels au niveau des artères des membres inférieurs.

Radiographie des hanches et genoux : arthrose liée à la surcharge pondérale.

Bilan glucidique : diabète* éventuel.
Bilan lipidique : hyperlipidémie*.
*Facteurs de risque pour l'athérosclérose.

4. Mme Anne D. présente plusieurs facteurs de risque pour l'athérosclérose.

Alimentation trop riche et déséquilibrée.
Ménopause : en effet chez la femme, le risque est augmenté après la ménopause.

Antécédents familiaux : diabète maternel, IDM paternel.

Corrigé 2

1. Souffle carotidien : bruit anormal au niveau de l'artère carotide.
Poplité : correspondant à la face postérieure du genou.
Pédieux : situé au niveau du pied.

Echo-Doppler : examen paraclinique basé sur l'utilisation des ultrasons, et associant un examen d'imagerie (l'échographie) et un examen par enregistrement graphique (le doppler).

Sténose : rétrécissement d'un conduit.

2. Un souffle carotidien est révélé par **l'auscultation.**
Une diminution des pouls est révélée par la **palpation.**

3. M.N. présente des troubles circulatoires sévères au niveau des artères des membres inférieurs.

Il souffre donc d'**artérite oblitérante des membres inférieurs** (AOMI).
La douleur au mollet gauche est due à la sténose de l'artère fémorale qui n'irrigue pas suffisamment la jambe au cours de la marche.

Le fait que cette douleur disparaisse au repos, témoigne d'une oblitération partielle de l'artère. Au repos, le débit sanguin suffit à couvrir les besoins des muscles au repos.

4. Le **tabagisme actif** et l'**hypercholestérolémie** non traitée sont deux facteurs de risque pour l'athérosclérose, à l'origine de l'AOMI.

Corrigé 3

1. Hémiplégie : paralysie d'une moitié gauche ou droite du corps.
Aphasie : perte de la parole.
Ischémie : anémie locale due à un arrêt de la circulation sanguine.
Cervical : situé au niveau du cou.
Hypo-échogène : qui renvoie peu d'écho (à l'échographie).

2. Ce patient a fait un accident vasculaire cérébral (AVC).

Les signes qu'il présente sont dus à l'ischémie cérébrale.

L'hémiplégie droite, ainsi que la perte de la parole, indiquent qu'il s'agit d'une lésion de l'hémisphère gauche.

Corrigé 4

1. Il s'agit d'une artériographie, examen radiographique des artères avec utilisation d'un produit de contraste.

Grâce à un cathéter introduit dans l'artère fémorale et amené jusqu'à la région à explorer, le produit de contraste est alors libéré dans la circulation puis des clichés radiographiques sont réalisés à différents instants.

2. Cette image montre un anévrisme c'est-à-dire une dilatation localisée de la paroi d'une artère.

La paroi de l'anévrisme est fragile et risque de se rompre, entraînant une hémorragie au niveau du cerveau.

Cet accident peut entraîner la mort ou une hémiplégie, une hémianopsie…

■ CORRIGE DU CONTROLE ■

1. Rétrosternale : située à l'arrière du sternum
Constrictive : en étau
ECG (électrocardiogramme) : enregistrement, à l'aide d'électrodes placées à la surface du corps, de l'activité électrique du cœur.

2. Infarctus du myocarde : nécrose du muscle cardiaque due à l'oblitération totale, par un thrombus, de la lumière d'une artère coronaire.

3. La **trinitrine** est un vasodilatateur.
Un **thrombolytique** dissout un caillot de sang.
Un **anticoagulant** empêche la formation d'un caillot de sang.
L'aspirine est un antiagrégant plaquettaire.

Tous ces médicaments vont permettre à la circulation de reprendre dans l'artère concernée.

Un **antalgique** supprime la douleur.

4. a. Cette image est le résultat d'une coronarographie. La flèche désigne une sténose artérielle.

b. **L'angioplastie** est la réparation d'un vaisseau.

Dans le cas présent, il s'agit d'une angioplastie endoluminale.

Grâce au cathéter mis en place pour la coronarographie, cette technique consiste à introduire un ballonnet qui, une fois en place, sera gonflé afin de dilater l'artère.

Une endoprothèse métallique (stent) sera mis en place pour éviter une resténose.

5. a. La scintigraphie consiste à introduire par la voie sanguine, un marqueur radioactif, choisi de telle sorte qu'il se fixe électivement sur l'organe que l'on veut explorer. Une gamma-caméra couplée à un ordinateur permet d'obtenir des images de la région étudiée.

b. La scintigraphie donne des informations :

- anatomiques : localisation et étendue de la lésion
- fonctionnelles : anomalies de contraction du myocarde.

6. a. Légende

1. Adventice **2.** Media **3.** Intima **4.** Athérome **5.** Thrombus

b. Ce schéma montre une artère dont la lumière est obstruée par une plaque d'athérome, dépôt lipidique riche en cholestérol, ainsi qu'un ensemble de plaquettes agrégées.

Cette lésion correspond à l'athérosclérose, maladie dégénérative dont les complications au niveau des artères coronaires, aboutissent à l'infarctus du myocarde.

■6■
L'immunité

INTRODUCTION GENERALE

Notre environnement est peuplé d'une multitude de **microorganismes** dont certains sont **pathogènes** et peuvent engendrer une **maladie infectieuse**. Le corps humain possède un ensemble de moyens de **défense** constitué par les organes, les cellules et les molécules du **système immunitaire**. Ce système doit être capable d'assurer :

- une **surveillance** continuelle,
- la **reconnaissance** des agents pathogènes,
- la **neutralisation** puis **l'élimination** de ces mêmes agents.

On distingue deux grands types d'immunité :

- une **immunité naturelle** dite **non spécifique** ou **innée** constituée par un ensemble de structures histologiques, cellulaires et moléculaires capables d'éliminer n'importe quel intrus,
- une **immunité adaptative** dite **spécifique** ou **acquise** qui se met en place au fur et à mesure des rencontres avec les agents infectieux.

L'IMMUNITE NATURELLE

L'organisme s'oppose en permanence à la **pénétration** et à l'**invasion** de microorganismes par la mise en place de mécanismes de **protection immédiate**. L'ensemble de ces mécanismes constituent l'**immunité innée**. Cette immunité comporte deux grandes lignes de défense :

- une première ligne de défense externe assurée par la **barrière cutanéo-muqueuse**,
- une deuxième ligne de défense interne assurée par la **réaction inflammatoire**.

La barrière cutanéo-muqueuse assure une **protection immédiate** (tableau 1) de nature **mécanique**, **chimique**, **biochimique** et **biologique**.

Tableau 1

Nature de la protection	Structure(s) impliquée(s)	Mécanisme de fonctionnement
Mécanique	Epiderme	Le caractère **jointif** des cellules de la couche cornée assure l'imperméabilité de la peau
Chimique	Sueur, sébum, suc gastrique	L'acidité des sécrétions de la peau et des muqueuses **inhibe** la prolifération bactérienne
Biochimique	Salive	La salive contient une enzyme hydrolytique, le **lysozyme**, dégradant la paroi bactérienne
Biologique	Flore commensale intestinale	Le tube digestif et notamment l'intestin contient des **bactéries non pathogènes** entretenant des conditions défavorables à la prolifération des bactéries pathogènes

La 2ème ligne de défense naturelle est représentée par la **réaction inflammatoire.** Celle-ci est déclenchée à la faveur du franchissement de la barrière cutanéo-muqueuse par des microorganismes pathogènes. La réaction inflammatoire est une réponse **locale** non spécifique. Elle se caractérise par quatre signes cliniques: la **rougeur**, la **chaleur**, l'**œdème** et la **douleur**.

Chronologie de la réaction inflammatoire et explication des signes cliniques de l'inflammation

Les cellules des tissus lésés libèrent diverses molécules dont l'**histamine**. Cette dernière induit une **vasodilatation** des artérioles avoisinant le siège de la lésion. Il s'en suit une augmentation du débit sanguin local, appelée **hyperémie**, à l'origine de la **rougeur** et de la **chaleur**.

Consécutivement, la perméabilité des capillaires sanguins augmente favorisant la fuite du plasma depuis le compartiment sanguin vers le compartiment tissulaire. Ce mécanisme, appelé **exsudation**, est à l'origine de l'accumulation liquidienne, ou **exsudat**, dans le tissu constituant l'**œdème**. En comprimant les terminaisons nerveuses, l'œdème contribue à la sensation de **douleur**.

La réaction inflammatoire et la phagocytose (figure 1)

Au cours de l'inflammation, le tissu concerné est rapidement envahi par des **leucocytes** particuliers, les **polymorphonucléaires neutrophiles**. Les neutrophiles subissent la **margination** ❶ puis s'accolent aux cellules endothéliales. Ils passent du compartiment sanguin vers le compartiment tissulaire en franchissant la barrière formée par le capillaire sanguin lors de la **diapédèse**❷.

Arrivés sur le site inflammatoire, les neutrophiles digèrent les bactéries au cours de la **phagocytose** ❸ puis meurent. Le pus contient essentiellement des cellules mortes et l'exsudat. Les **monocytes** arrivent ensuite en renfort pour nettoyer le terrain sous la forme de **macrophages**.

A ce stade, l'infection est bien souvent endiguée. La cicatrisation peut alors commencer.

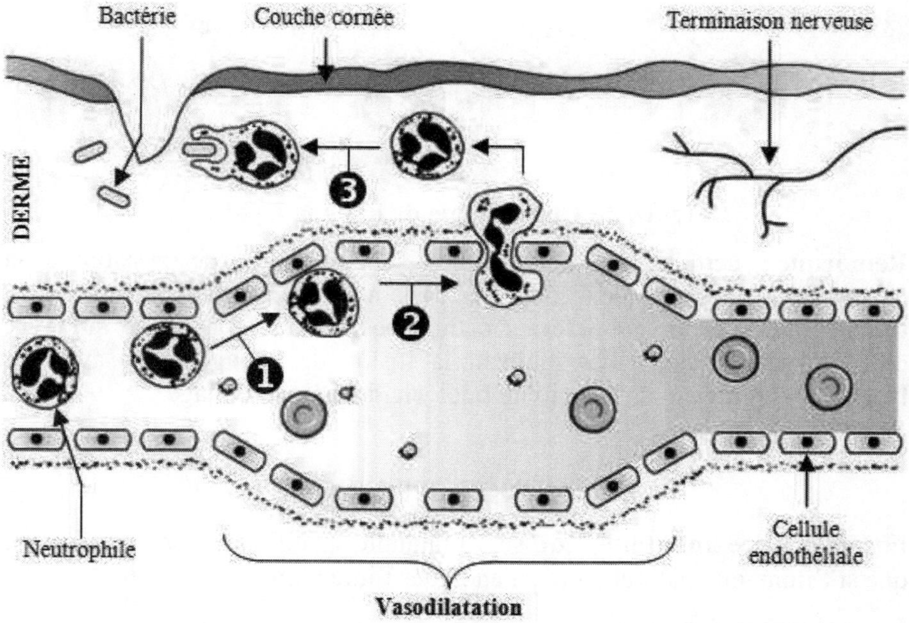

Figure 1 : Les étapes de la réaction inflammatoire

Définition et chronologie de la phagocytose (figure 2)

La **phagocytose** correspond à l'endocytose puis à la digestion intracellulaire de particules **vivantes**, **mortes** ou **inertes**. Elle est réalisée par des **phagocytes** dont les granulocytes **neutrophiles** et les **macrophages**. La phagocytose comprend les étapes suivantes :

1- l'**adhésion** du microorganisme par le macrophage,

2- la formation de **pseudopodes** englobant le microorganisme à digérer,

3- la formation d'une vésicule intracellulaire, le **phagosome**,

4- la fusion du phagosome avec les **lysosomes** constituant le **phagolysosome**,

5- la **digestion intracellulaire** du microorganisme par les enzymes lysosomales,

6- l'**exocytose** des débris.

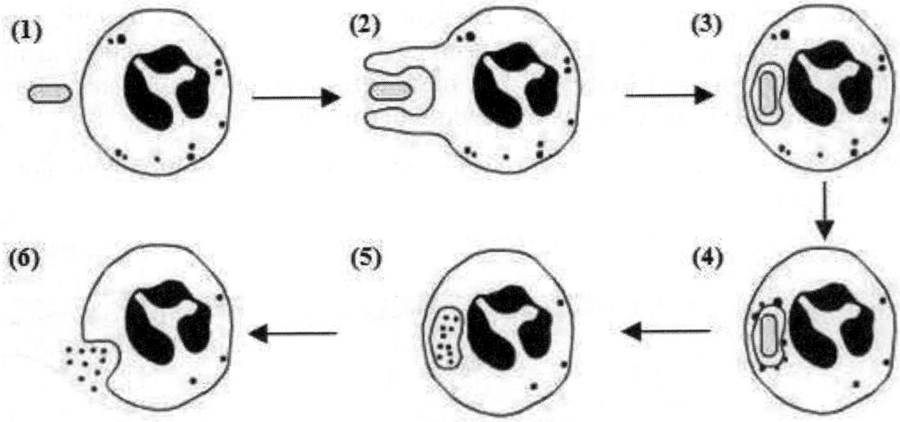

Figure 2 : Chronologie de la phagocytose

Remarque : certains microorganismes sont capables de **résister** à la dégradation enzymatique. C'est le cas, notamment, du bacille de la **tuberculose**. Les **mycobactéries** pathogènes ont la capacité de **survivre** dans le macrophage. Elles inhibent la fusion des **phagosomes** avec les **lysosomes** entravant ainsi l'activité **bactéricide** du macrophage.

L'IMMUNITE SPECIFIQUE

Encore appelée **immunité acquise**, l'immunité spécifique ne se met en place que si l'immunité naturelle n'a pu endiguer l'infection.

La notion de soi

La notion de spécificité est liée notamment à l'aptitude du système immunitaire à distinguer le « soi » du « non soi ». Cette **identité immunologique** d'un individu est rendue compte par l'existence, à la surface membranaire des cellules nucléées, de protéines constituant le **complexe majeur d'histocompatibilité** ou **CMH**. Ces molécules, encore appelées marqueurs du soi, constituent l'empreinte moléculaire de chaque individu et sont le résultat de l'expression de nos gènes localisés sur le chromosome 6.

Le CMH présente une très grande **diversité** ce qui explique l'unicité de chaque individu et la difficulté qu'une greffe ne soit pas rejettée.

Le « non soi » : la notion d'antigène

On appelle « non soi », tout organe, tissu, cellule ou molécule **différente** du « soi ». Le « non soi » peut donc être une toxine (molécule), un virus, une bactérie, un protozoaire voire une cellule cancéreuse (soi modifié).

Présent dans l'organisme, le « non soi » ou le « soi modifié » induit l'activation du système immunitaire de l'hôte. Le « non soi » prend alors le nom d'antigène.

En premier lieu, un antigène est une substance **immunogène** étrangère ou non à l'organisme. Un antigène est donc capable d'activer, à lui seul, les mécanismes de l'immunité spécifique.

Les deux grands types d'antigène

On distingue deux classes d'antigènes :

- les **antigènes particulaires** correspondant aux molécules constitutives d'un microbe ou toute autre structure cellulaire comme par exemple les antigènes portés par les hématies à l'origine des groupes sanguins appelés les agglutinogènes,

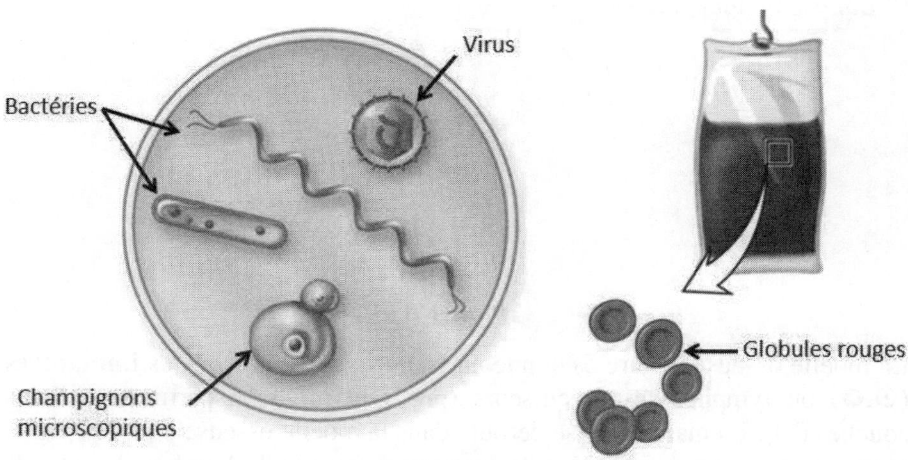

Figure 3 : quelques antigènes particulaires

- les **antigènes solubles** qui sont des molécules libres telle une toxine microbienne.

Anatomie du système immunitaire (figure 4)

Le système immunitaire est constitué d'**organes lymphoïdes** disséminés dans l'organisme. Ces organes contiennent notamment des **lymphocytes.** Ces organes sont classés en deux catégories :

- les organes lymphoïdes **centraux** ou **primaires** comprenant la **moelle osseuse** et le **thymus**.

- les organes lymphoïdes **périphériques** ou **secondaires** comprenant les ganglions lymphatiques cervicaux, axillaires, inguinaux, les **amygdales**, les végétations, la **rate**, les **plaques de Peyer** qui assurent la protection des muqueuses digestives.

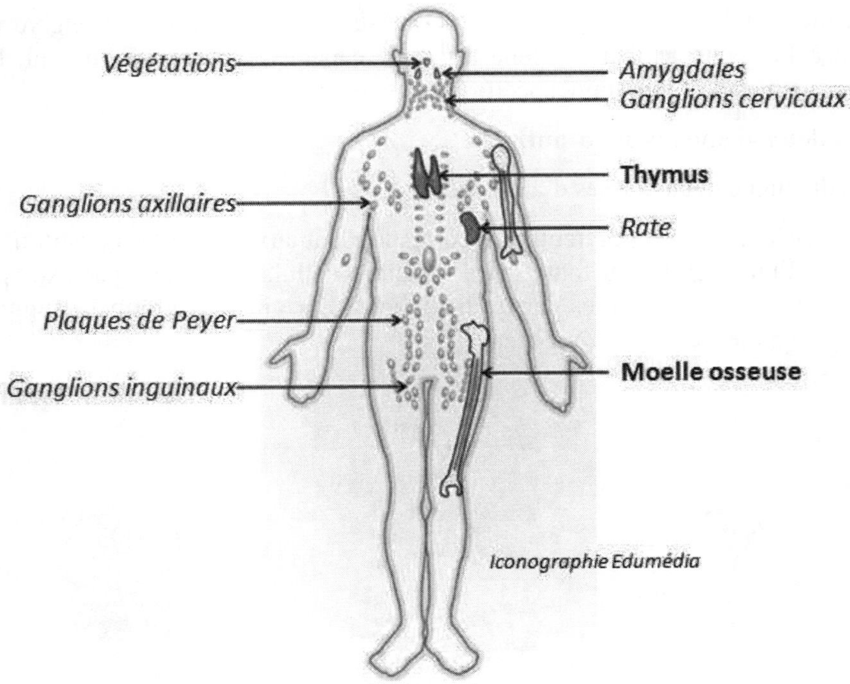

Figure 4

La moelle osseuse (figure 5) donne naissance à des lymphocytes **immatures** (⊙,**O**) ou lymphocytes précurseurs (pré-B et pré-T) à partir de cellules souches (○). La maturation se déroule dans la moelle osseuse pour les **pré-B** alors que le thymus est le lieu de maturation de **pré-T**. Les lymphocytes B (LB◉) et les lymphocytes T (LT◉) deviennent alors **immunocompétents**. Ils sont dits **« naïfs »** quand ils n'ont pas encore rencontrés l'antigène.

Remarque : L'acquisition de l'**immunocompétence** permet notamment aux lymphocytes de distinguer le « soi » du « non soi ».

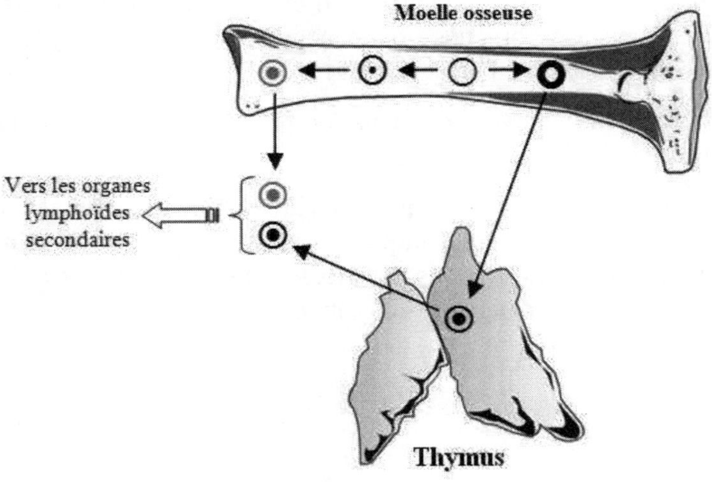

Figure 5

Leur maturité acquise, les LB et LT viennent coloniser les **organes lymphoïdes périphériques** via la circulation sanguine et/ou lymphatique. Ces organes sont le lieu privilégié des rencontres entre les antigènes et les lymphocytes. C'est au niveau de ces organes que les réactions immunitaires spécifiques se déroulent.

Selon la nature de l'antigène, cette rencontre déclenchera :

- soit une réponse immunitaire à médiation humorale (R.I.M.H),
- soit une réponse immunitaire à médiation cellulaire (R.I.M.C).

La R.I.M.H : une réponse assurée par les lymphocytes B et les anticorps

Les cellules de la R.I.M.H sont les **LB**. Les LB présentent à leur surface **membranaire** des récepteurs spécifiques à l'antigène appelés **immunoglobulines** (figure 6).

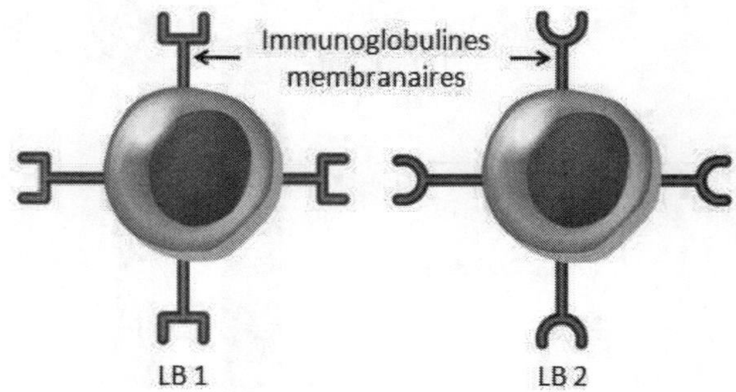

Figure 6

Stimulés par un antigène donné, le LB se différencie en **plasmocyte** (figure 7), cellule sécrétrice d'immunoglobulines **solubles** encore appelées **anticorps** (Ac). Ces cellules possèdent un réticulum endoplasmique granuleux (REG) abondant.

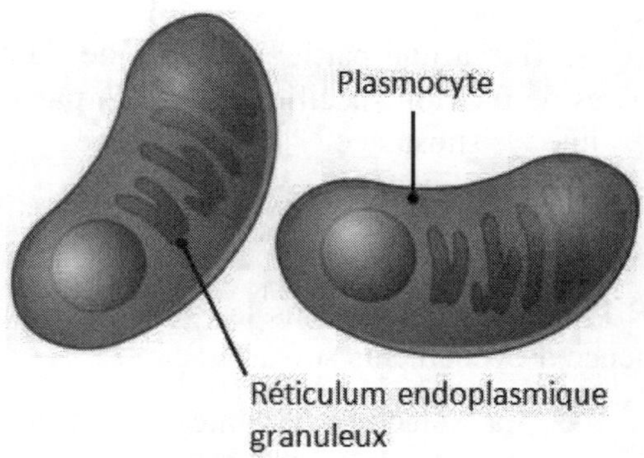

Figure 7

Les anticorps sont sécrétés dans les **humeurs** de l'organisme (plasma, lymphe, lait maternel…). Ils possèdent les mêmes caractéristiques de reconnaissance de l'Ag que les immunoglobulines membranaires.

►**Structure et fonctions biologiques des anticorps** (Fig. 8)

Un anticorps est une **glycoprotéine** de la famille des γ-globulines plasmatiques. Il existe différentes cinq classes d'immunoglobulines dont les Ig G, Ig M, Ig A, Ig D et Ig E. Celles-ci possédeOnt des fonctions biologiques effectrices communes mais aussi distinctes.

Un anticorps classique (de type Ig G) comprend quatre chaînes polypeptidiques dont deux chaînes **légères** et deux chaînes **lourdes** associées par des liaisons covalentes.

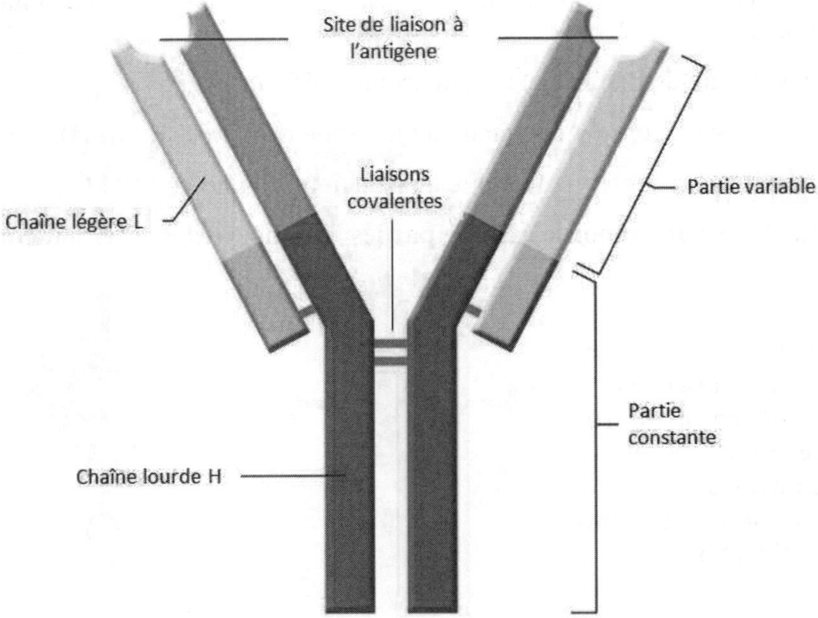

Figure 8

Les Ig se fixe à une partie restreinte de l'antigène, appelée **épitope**, grâce aux sites de fixation spécifique, appelés **paratopes**. Finalement, un antigène est une substance immunogène induisant la **fabrication** d'immunoglobulines.

Déroulement de la R.I.M.H (Figure 9)

La R.I.M.H se déroule dans les ganglions lymphoïdes secondaires selon la séquence d'événements suivants :

❶ La **sélection clonale** : l'Ag sélectionne un LB naïf, parmi d'autres, le plus apte à le reconnaître.

❷ L'**expansion clonale** : une fois sélectionné, le L_B se divise par mitoses successives.

❸ La **différenciation clonale** : certains LB se différencient en **plasmocytes** et d'autres en **lymphocytes B mémoires**.

❹ La **phase effectrice** : les anticorps sécrétés par les plasmocytes neutralisent l'Ag en formant un **complexe immun**.

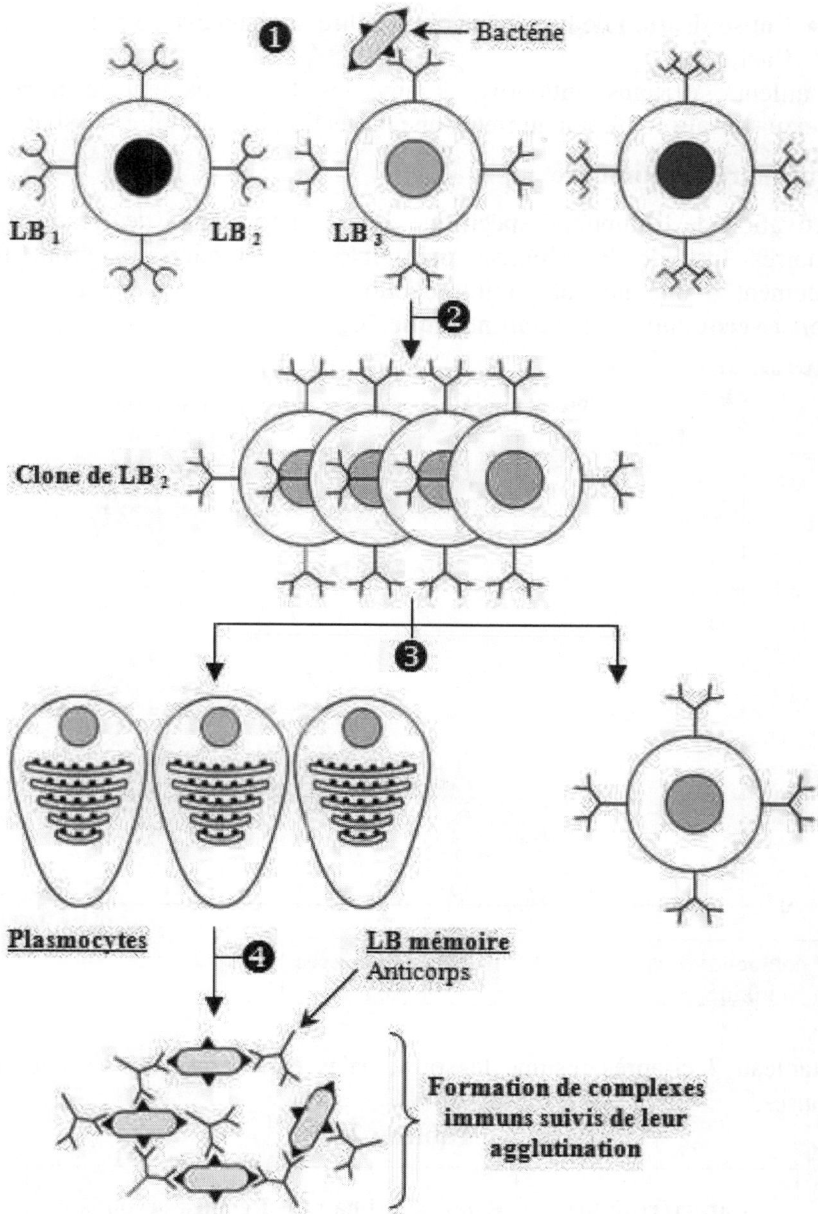

Figure 9

Fonctions biologiques des anticorps

Un anticorps assure la **neutralisation** aussi bien d'un antigène soluble, comme une toxine microbienne, que les antigènes particulaires comme un agent microbien (bactéries et autres parasites extracellulaires).
Un anticorps fixé à l'antigène assure :

- l'**activation** du complément,

- l'**opsonisation** de l'antigène c'est-à-dire la phagocytose plus rapide de l'antigène.

Par ailleurs, certains anticorps, comme les Ig G, passent la **barrière materno-fœtale** conférant au fœtus une protection immunitaire **passive**.

La mémoire immunitaire

L'activation de l'immunité spécifique assure la formation de lymphocytes mémoires lors de la **réponse primaire**. Ces derniers réagiront plus rapidement à une nouvelle réintroduction du même antigène lors de la **réponse secondaire** dite **anamnestique**.

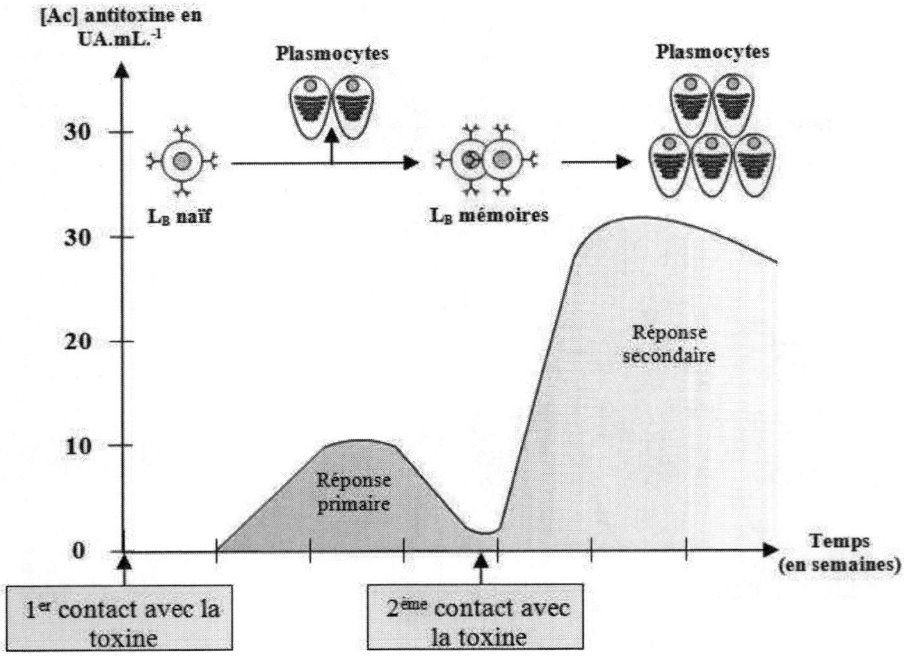

Le tableau 2 ci-après résume les principales caractéristiques de ces deux réponses.

Tableau 2

Caractéristiques	Réponse primaire	Réponse secondaire
Classe d'Ig produite	Ig M	Ig G
Temps de latence	1-2 semaines	2-3 jours
Quantité d'Ac produits	+	+++
Affinité vis à vis de l'Ag	+	+++

La R.I.M.C : une réponse assurée par les lymphocytes T

Les cellules de la R.I.M.C sont les **lymphocytes T** (LT). Il existe deux grands types de LT :

- les **lymphocytes T_4**, véritables « chefs d'orchestre » de l'immunité qui contrôlant à la fois la R.I.M.H et la R.I.M.C,
- les **lymphocytes T_8**, dont la stimulation aboutit à la formation de lymphocytes T cytotoxiques (LT_C) détruisant les cellules infectées.

Modalités de reconnaissance de l'antigène

A la différence des LB qui reconnaissent **directement** l'antigène par leurs immunoglobulines membranaires, les LT sont incapables de le reconnaître sous sa forme native.

Pour qu'il puisse être reconnu par les LT, l'antigène doit être préalablement dégradé par une **CPA** (Cellule Présentant l'Antigène) comme le macrophage. Des fragments d'antigène sont présentés aux LT qui les reconnaissent par des récepteurs spécifiques.

Déroulement de la R.I.M.C (figure 10)

L'antigène est dégradé par la CPA. Certains LT_4 et LT_8 reconnaissent les fragments antigéniques présentés par la CPA. La reconnaissance est suivie de l'activation du LT_4 et du LT_8 qui subissent une **expansion clonale**. Des médiateurs chimiques, appelés **interleukines**, sont libérés, notamment par la CPA (Il-1●) et le LT_4 (Il-2●). Les interleukines 1 et 2 amplifient plus encore l'activation des lymphocytes T.

Le LT_8 activé se différencie en LT_C. Ce dernier reconnaît puis détruit, à bout portant, les cellules infectées par le **même antigène** ayant initié leur formation.

La destruction de la cellule cible infectée se fait grâce à la formation de **canaux transmembranaires**, constitués d'un assemblage de protéines, la **perforine**, libérées par le LT_C. La cellule subit une lyse et meure par **apoptose**, mécanisme d'autodestruction programmée de la cellule.

La RIMC permet l'élimination des **antigènes intracellulaires** comme les virus. La RIMC est efficace là où la RIMH ne l'est pas. RIMC et RIMH sont donc des réponses spécifiques **complémentaires**.

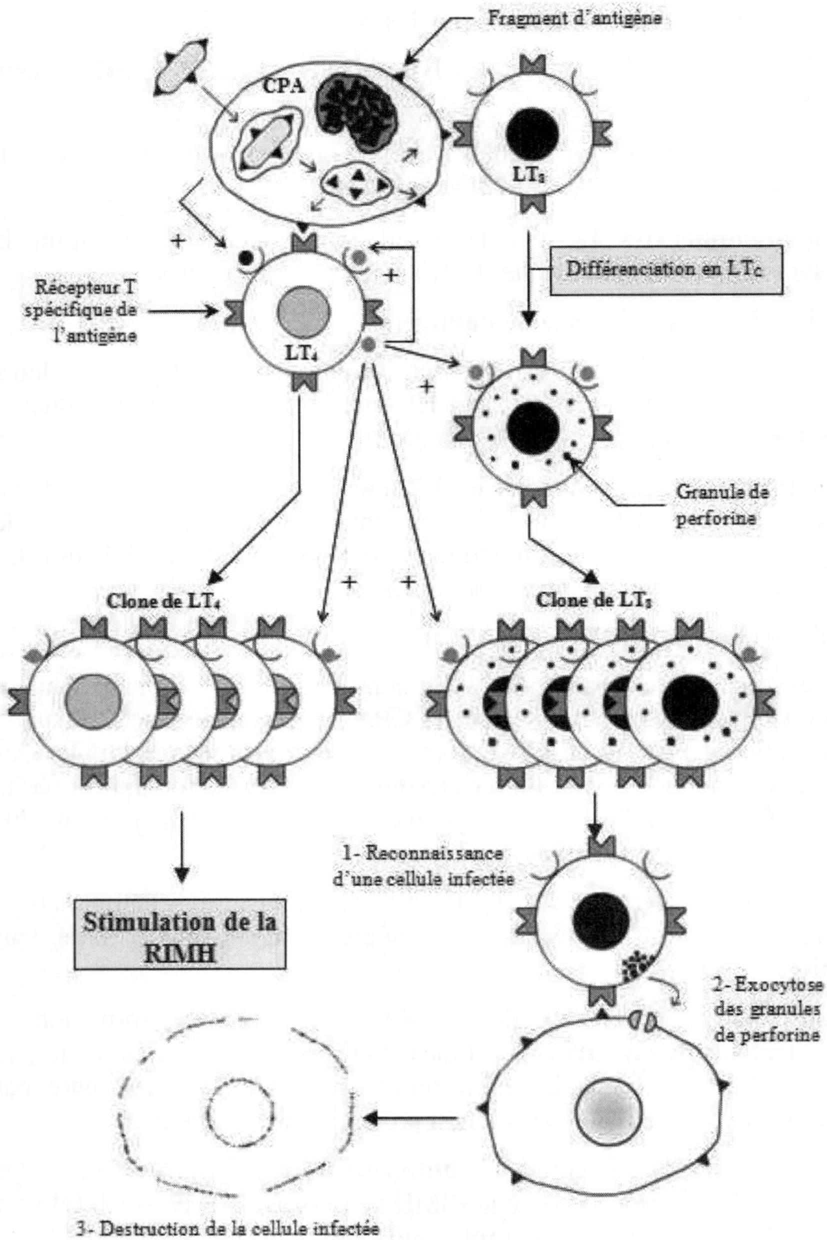

Figure 10

Rôle des LT_4 (figure 11)

L'interleukine 2 libérée par les LT_4 activés stimule à la fois les LT mais stimule aussi la prolifération et la différenciation des LB. Les LT_4 coordonnent donc la RIMC et la RIMH.

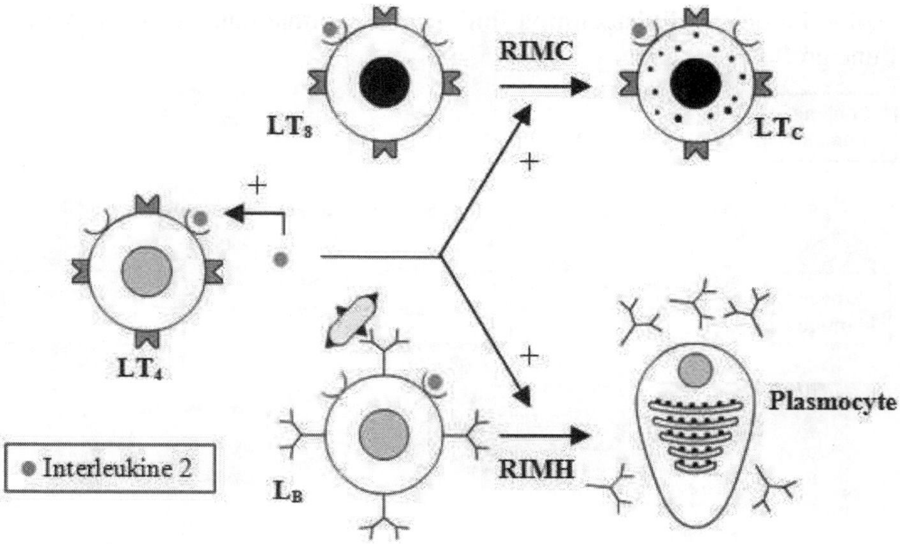

Figure 11

LES GREFFES ET REJET DE GREFFE

Les cellules du système immunitaire patrouillent constamment l'organisme à la recherche d'éléments étrangers ou « non soi ». Si cette aptitude revêt une importance cruciale lorsque le « non soi » est un agent infectieux, une cellule cancéreuse, il en est autrement lorsque le « non soi » est une **greffe** pour laquelle une réaction immunitaire n'est évidemment pas désirée.

Une greffe, encore appelée **transplantation**, est le transfert d'un organe, d'un tissu, de cellules provenant d'un donneur chez un receveur. Selon les différences ou similitudes existant entre le donneur et le receveur, on distingue différents types de greffe.

Les différents types de greffe (figure 12)

- Les greffes **syngéniques** ou greffes **isologues** : Il s'agit de greffes entre jumeaux homozygotes. Elles n'induisent jamais de rejet.
- Les **autogreffes** ou greffes **autologues** : la greffe de peau d'un sujet sur lui-même n'induit pas de phénomène de rejet.
- Les **allogreffes** ou greffes **hétérologues** : la greffe de peau d'un sujet A sur un sujet B de la **même espèce** induit un rejet en quelques semaines. C'est le cas le plus fréquent des greffes.
- Les **xénogreffes** : la greffe de valve cardiaque provenant du porc chez un être humain induit un rejet en quelques jours.

D'une manière générale, le délai de rejet est d'autant plus court que le donneur et le receveur présentent une grande différence des marqueurs du

« soi ». La notion d'**histocompatibilité** est donc importante dans la réussite d'une greffe.

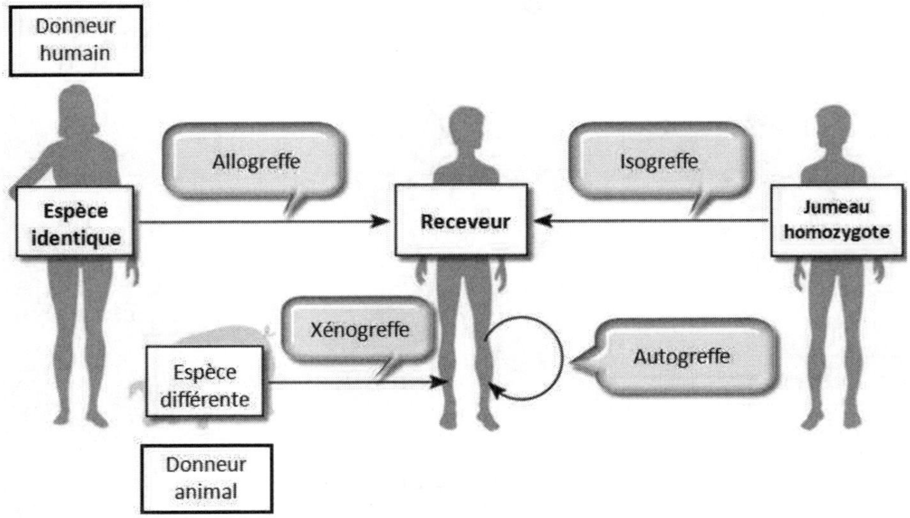

Figure 12

Le mécanisme de rejet de la greffe

Le rejet de la greffe fait essentiellement intervenir la **réponse immunitaire à médiation cellulaire**. Les LT 8 différenciés en LT cytotoxiques détruisent les cellules du greffon par exocytose des granulations de perforine. Les cellules cibles du greffon sont donc détruites de la même façon qu'une cellule infectée par un virus.

Le traitement des patients greffés

La réussite d'une transplantation est conditionnée par sa bonne vascularisation et l'absence d'une réaction immunitaire. Des traitements immunosuppresseurs (ciclosporine, FK 506…) à vie sont administrés au patient de telle sorte à induire un degré de tolérance immunitaire vis-à-vis e la greffe. Les immunosuppresseurs induisent généralement une diminution de la synthèse d'interleukine 2 libérée par le LT_4.

L'ALLERGIE

Le système immunitaire assure la neutralisation et l'élimination des antigènes. Dans certains cas, il élabore une réponse **inappropriée** face à certains antigènes appelés **allergènes**. Ces derniers, bien souvent inoffensifs induisent une allergie (asthme, urticaire, rhinite, eczéma…).

L'allergie : une réaction d'hypersensibilité

La mise en place d'une réponse allergique s'effectue en deux étapes

- la phase de sensibilisation
- la phase de dégranulation.

La phase de sensibilisation : la première rencontre avec un allergène donné induit une augmentation de la quantité d'**Ig E** dans le plasma. Cette phase de sécrétion Ig E anti-allergène constitue la **phase de sensibilisation**. Les Ig E ainsi formées se fixent sur des cellules présentes dans les muqueuses et les tissus conjonctifs appelées **mastocytes** (figures 13 et 14). Ces cellules comportent de larges granulations cytoplasmiques riches en **médiateurs chimiques** dont l'**histamine**.

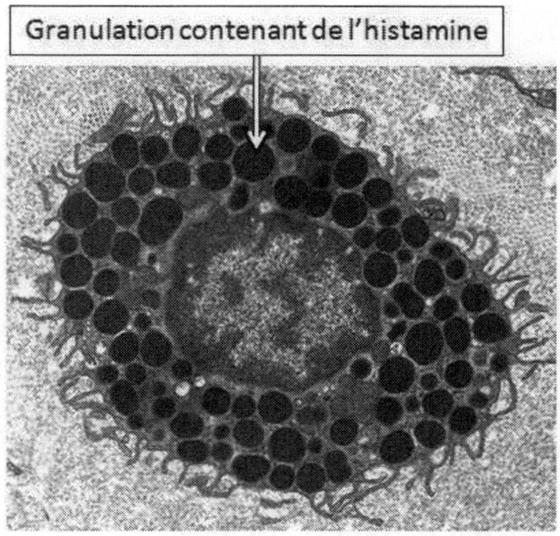

Figure 13

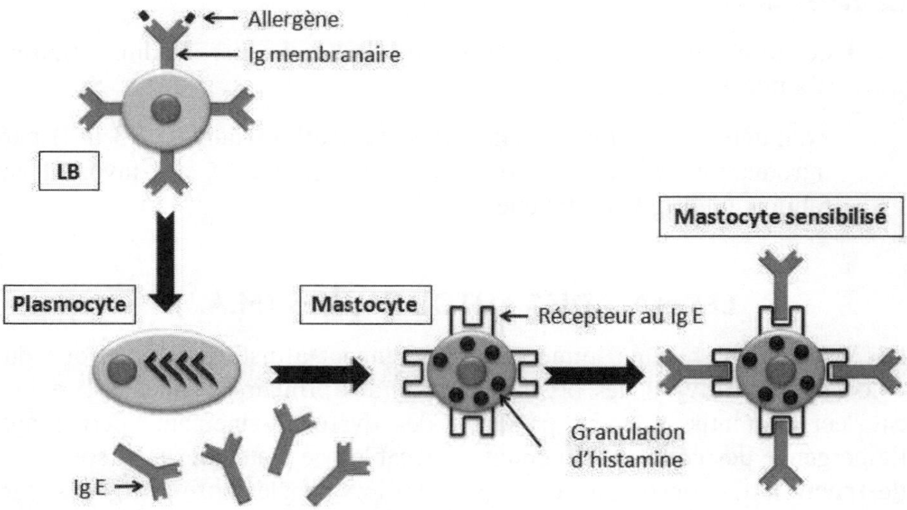

Figure 14

La phase de dégranulation (figure 15) **:** lors de la deuxième rencontre avec l'allergène, ce dernier se fixe sur les Ig E présentes à la surface membranaire des mastocytes. Cette fixation induit la **dégranulation** d'histamine, induisant :

- une vasodilatation,
- une bronchoconstriction,
- augmentation de la perméabilité des capillaires sanguins,
- un œdème,

- une hypotension,
- une hypersécrétion de mucus...

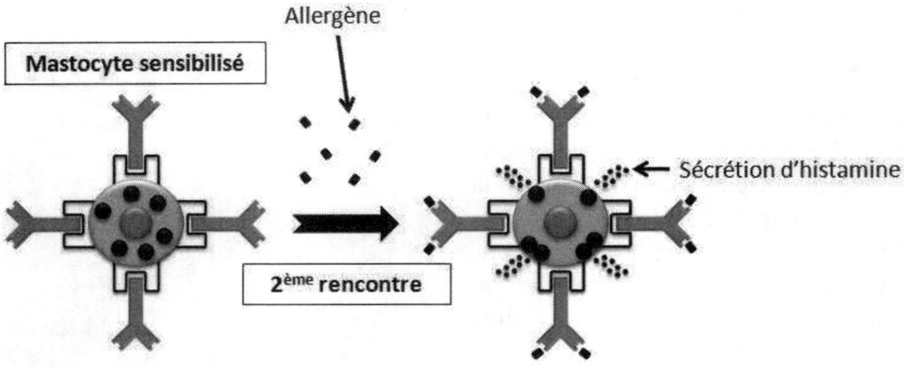

Figure 15

La libération de ces médiateurs est responsable de l'**anaphylaxie** et de l'**inflammation**.

Le traitement de l'allergie

Le traitement permettra :

- de diminuer les conséquences de l'allergie par l'administration d'antihistaminique,
- éventuellement d'induire une **désensibilisation** (durée : 2-3 ans) par introduction de doses croissantes d'allergène. Cela favorise la fabrication d'Ig G plutôt que d'Ig E.

LES MALADIES AUTOIMMUNES (M.A.I)

Les cellules du système immunitaire apprennent à distinguer le « soi » du « non soi » au niveau des organes lymphoïdes primaires. Or dans certains cas, cet apprentissage peut présenter des dysfonctionnements permettant l'émergence des cellules immunitaires capables de s'attaquer au « soi ». La **destruction** des constituants du « soi », dès lors appelés **auto-antigènes**, par le système immunitaire définit la notion de maladie auto-immune (M.A.I).

Cependant, une autre explication des M.A.I réside dans le fait que certains antigènes du « non soi » peuvent présenter des similarités structurales avec certains antigènes du « soi ». Ce **mimétisme moléculaire** peut expliquer la destruction des constituants du « soi » : le système immunitaire pensant s'attaquer au « non soi » s'attaque également au « soi ».

Le diagnostic des M.A.I repose sur la mise en évidence d'**auto-anticorps**. Le diabète de type I, la sclérose en plaques, la maladie cœliaque sont autant d'exemples de M.A.I.

Enoncés des exercices

■ Exercice 1 .... (10 min)

Choisir parmi les structures suivantes celles qui sont considérées comme appartenant au " non-soi " :

1- Bactérie
2- Cellules cancéreuses
3- Champignon microscopique
4- Cellules d'un tissu greffé
5- Virus
6- Toxine bactérienne

■ Exercice 2 .... (10 min)

Dans chacune des listes suivantes chasser l'intrus et justifier la réponse.

1- Phagocytose – Anticorps – Lysozyme – Mucus,
2- Lymphocyte B – Lymphocyte T_C – Plasmocyte – Immunoglobulines– Sérum
3- Lymphocyte B – Lymphocyte T_C – Perforine
4- Moelle osseuse – Rate – Ganglions lymphatiques – Amygdales

■ Exercice 3 .... (10 min)

Le processus par lequel les polymorphonucléaires (ou granulocytes) neutrophiles traversent la paroi des capillaires en réponse aux signaux inflammatoires est appelé :

1- Diapédèse 2- Chimiotactisme 3- Margination 4- Opsonisation

■ Exercice 4 .... (15 min)

Choisir la réponse exacte puis justifier la réponse :

1. La réaction entre un antigène et un anticorps forme un complexe

a. immunisant
b. immun
c. immunitaire
d. immunogène

2. Une molécule d'immunoglobuline de classe G (IgG) peut, grâce à ses deux sites de reconnaissance, se lier à :

a. deux déterminants antigéniques différents,
b. deux déterminants antigéniques identiques appartenant au même antigène,
c. deux déterminants antigéniques identiques appartenant à deux antigènes différents.

■ Exercice 5 .... (15 min)

Donner le nom des éléments ainsi définis :

1. Cellule produisant et libérant des immunoglobulines dans les liquides de l'organisme.

2. Cellule phagocytaire et présentatrice d'antigène.

3. Cellule capable de détruire une cellule cible par contact direct.

4. Lieu de rencontre entre les antigènes et les cellules immunitaires.

5. Lieu de maturation des LT.

6. Lieu de maturation des LB.

7. « Chef d'orchestre » de la réponse immunitaire.

8. Protéines sériques douées de propriétés immunitaires non spécifiques.

9. Précurseur des macrophages.

10. Protéines sériques douées de propriétés immunitaires spécifiques.

11. Précurseur des plasmocytes.

■ Exercice 6 .... (15 min)

Choisir les propositions justes.

Corriger les affirmations fausses de la question 1.

1. Un lymphocyte B donné :

a. est capable de reconnaître n'importe quel antigène libre.

b. ne peut reconnaître un antigène que par l'intermédiaire d'une cellule présentatrice d'antigène.

c. se transforme, après activation et multiplication, en plasmocytes.

d. produit des plasmocytes sécrétant tous des anticorps de même spécificité.

e. produit des plasmocytes pouvant sécréter des anticorps de spécificités différentes.

2. Les immunoglobulines sont présentes dans les liquides suivants

a. Le plasma c. Le suc gastrique e. La bile

b. La salive d. La lymphe f. Les larmes

3. Le complément :

a. est un ensemble de protéines sériques.

b. a une activité spécifique.

c. a une activité non spécifique.

d. intervient au cours de la réponse immunitaire acquise.

■ Exercice 7 .... (10 min)

1. Compléter la légende du document ci-contre représentant la répartition des organes lymphoïdes.

2. Ces organes sont classés en deux grandes catégories : lesquelles et pourquoi ?

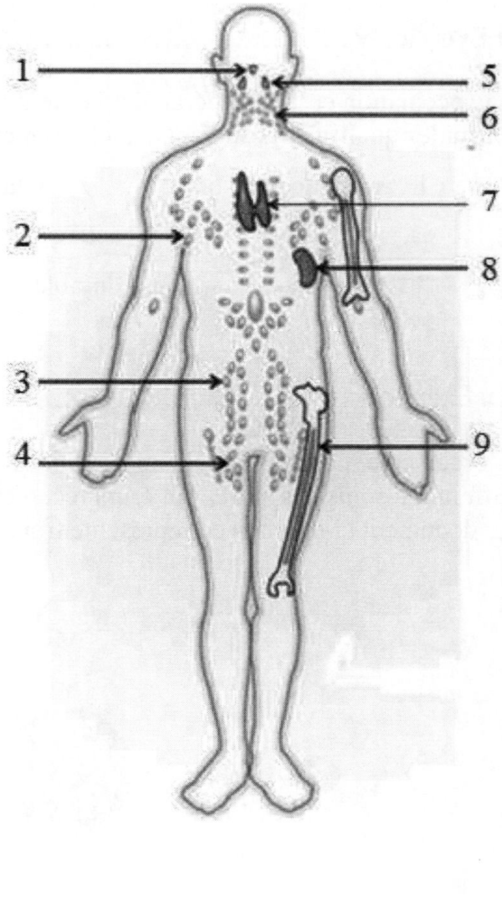

■ Exercice 8 .... (10 min)

L'immunité dite **acquise** peut l'être de plusieurs façons.
Compléter le tableau en y classant les événements suivants *(il peut y avoir deux événements dans une même case).*

A → : Contact avec un agent pathogène

B → : Injection de sérum antidiphtérique

C → : Injection d'anatoxine tétanique

D → : Injection d'un virus tué

E → : Passage d'IgG à travers le placenta.

Immunité acquise	▸ Naturellement	▸ Artificiellement
▸ De façon passive		
▸ De façon active		

■ Exercice 9 .... (10 min)

La vaccination et la sérothérapie procurent une protection immunitaire.
Parmi les qualificatifs suivants, quels sont ceux qui s'appliquent :

1. A la vaccination **2. A la sérothérapie**

a. immédiate b. active c. spécifique d. passive

e. tardive f. durable g. limitée dans le temps

■■ Exercice 10 .... (10 min)

L'organisme possède plusieurs centaines de millions de **lymphocytes B** différant les uns des autres par leurs récepteurs membranaires.
Le document ci-dessous en représente trois.

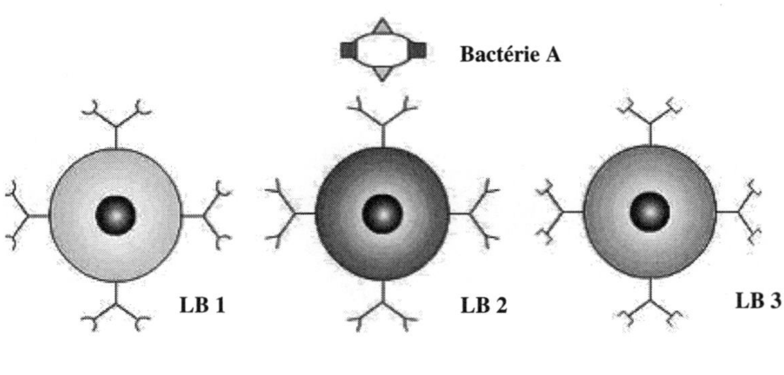

1. Que va-t-il se passer si la bactérie « A » pénètre dans le milieu intérieur et rencontre ces trois lymphocytes au niveau des ganglions lymphatiques ? Détailler la réponse.

2. Quelles sont la nature et la propriété de la réponse immunitaire mise en jeu ici ?

■■ Exercice 11 .... (15 min)

Afin de déterminer le **groupe sanguin** (A, B ou O d'un sujet), on dépose sur trois lames de verre une goutte de sang auquel on ajoute une goutte de sérum puis on mélange. Les résultats du typage sont présentés dans le **document A**.

Document A

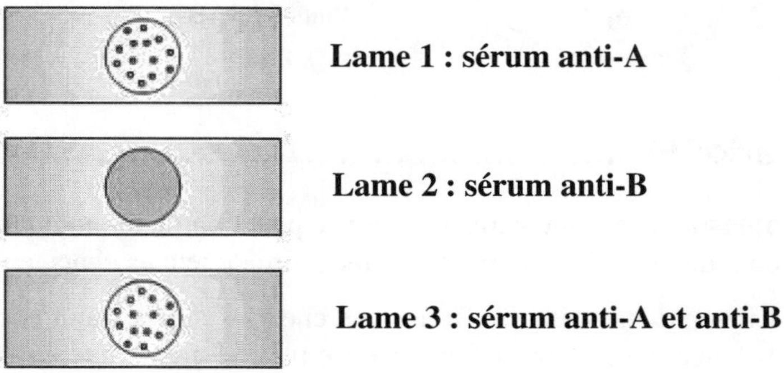

1. Quel est le groupe sanguin de ce sujet ? Justifier la réponse.

2. Expliquer la réaction qui a eu lieu ici entre l'un des sérums et le sang.

■■ Exercice 12 .... (10 min)

Un des traitements contre certains cancers consiste à prélever des lymphocytes au sein de la tumeur, de les cultiver en présence de facteurs de croissance puis de les réinjecter dans l'organisme par la voie sanguine. Ces lymphocytes migrent vers la tumeur et participent à sa régression.

1. Quels sont les lymphocytes impliqués dans ce mécanisme ?

2. Quel est leur mode d'action ? Préciser la réponse.

■■ Exercice 13 .... (10 min)

On injecte à un lapin de la sérumalbumine de bœuf purifiée (SAB). Quelques jours plus tard, on lui prélève son sérum. Sur une boîte de Pétri contenant de la gélose, on creuse 6 puits dans lesquels on verse différents produits. Au bout de plusieurs heures, on note l'apparition de deux arcs de précipitation comme indiqué sur le schéma ci-dessous.

1. A quoi est due la formation d'un arc de précipitation ?
2. Sachant que toutes les protéines diffusent très bien dans la gélose, que peut-on déduire du résultat de ce test ?

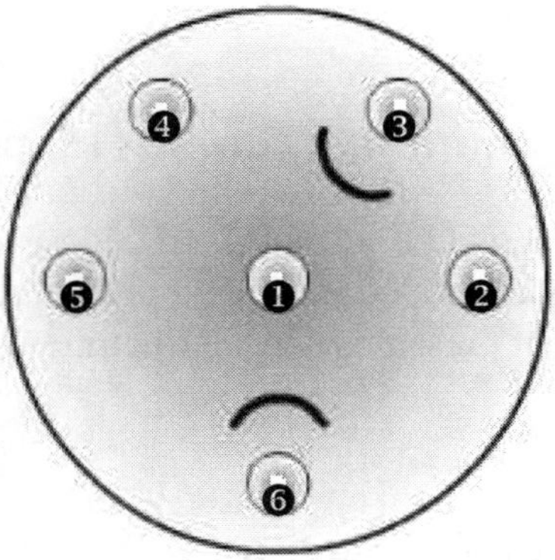

Test d'Ouchterlony

Puits 1 : immun sérum de lapin anti-SAB

Puits 2 : sérum de porc

Puits 3 : sérum de bœuf

Puits 4 : sérum de chèvre

Puits 5 : sérum de lapin

Puits 6 : SAB

■■ Exercice 14 .... (20 min)

La **toxoplasmose** est une parasitose qui se peut contracter en consommant de la viande crue ou mal cuite, par l'intermédiaire de jeunes chats, en jardinant.

Elle est inapparente dans 80 % des cas chez les sujets immunocompétents. Elle est dangereuse chez la femme enceinte : le fœtus encourt des risques importants pouvant mettre en jeu le pronostic vital. C'est pourquoi un **sérodiagnostic** prénatal a été rendu obligatoire.

Une future maman a été déclarée séropositive pour le toxoplasme. Une recherche plus précise a permis de conclure à une contamination récente.

D'autre part, une ponction guidée par échographie a été effectuée afin de prélever un échantillon de sang fœtal au niveau de la veine ombilicale.

Le document A ci-dessous présente l'évolution des Ig G et des Ig M au cours du temps, suite à une contamination avec le toxoplasme.

Document A

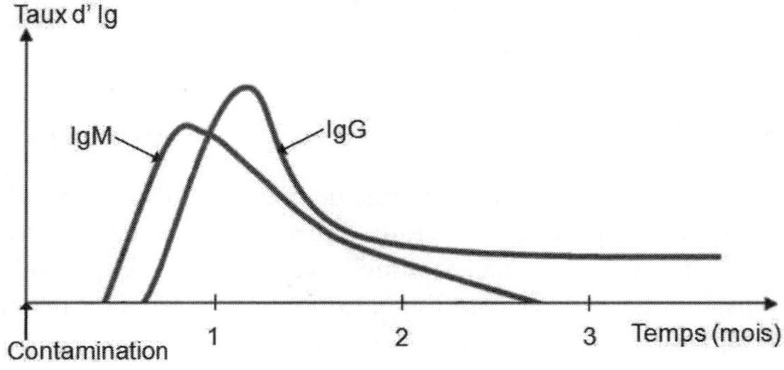

Par ailleurs deux tests sont effectués sur le sang du fœtus :

- Le test de lyse consiste à incuber des parasites vivants dans des milieux différents. Le résultat, observé en microscopie est donné dans le document B.
- Un autre test a révélé l'absence d'Ig M.

Document B

Milieu d'incubation	Nombre de parasites lysés
Sérum* sang complément	0
Sérum* + solution de complément	+++
Solution de complément	0
Sérum du fœtus	+++

*Sérum d'un sujet immunisé contre le toxoplasme.

1. Qu'est-ce qu'un sérodiagnostic ?
2. Que signifie l'expression « *séropositive pour le toxoplasme* » ?
3. Analyser le document A. En déduire quel a été le résultat de la recherche plus précise ayant conduit au diagnostic de contamination **récente**.
4. Analyser et interpréter les résultats du document B.
5. L'enfant a-t-il été contaminé pendant sa vie intra-utérine ? Justifier la réponse.

.... ■ CONTROLE (80 min ; 20 pts) ■ ....

Exercice 1 *(2 pts)*

Les **barrières naturelles** sont nombreuses et très différentes les unes des autres. A quel type de barrière correspond chacun des éléments suivants ?

1. Lysozyme
2. Jonctions des kératinocytes
3. pH acide de la sueur
4. Mucus
5. Cils vibratiles (trachée)
6. Bactéries du côlon

A. Barrière biochimique
B. Barrière mécanique
C. Barrière biologique
D. Barrière chimique

Exercice 2 *(8 pts)*

Le schéma du **document A** représente la réponse immunitaire déclenchée par une lésion cutanée. Le **document B** en représente une des étapes. Le **document C** représente un détail de cette étape.

1ère question :

1. Nommer cette réponse. Quel type d'immunité est mis en jeu ici ? préciser la réponse.
2. Indiquer la légende* du document A.

Remarque : X et Y représentent des mécanismes.

3. Résumer les principales phases de cette réponse.
4. Nommer et donner une définition du mécanisme illustré par le **document B**. Placer les figures selon un ordre chronologique. Justifier la réponse.
5. Quel est l'intérêt du mécanisme illustré par le document C ?

2ème question :

Cette réponse immunitaire s'accompagne d'un ensemble de signes cliniques.

1. Quel nom désigne un ensemble de signes toujours associés ?
2. Citer et indiquer l'origine les signes qui accompagnent cette réponse.

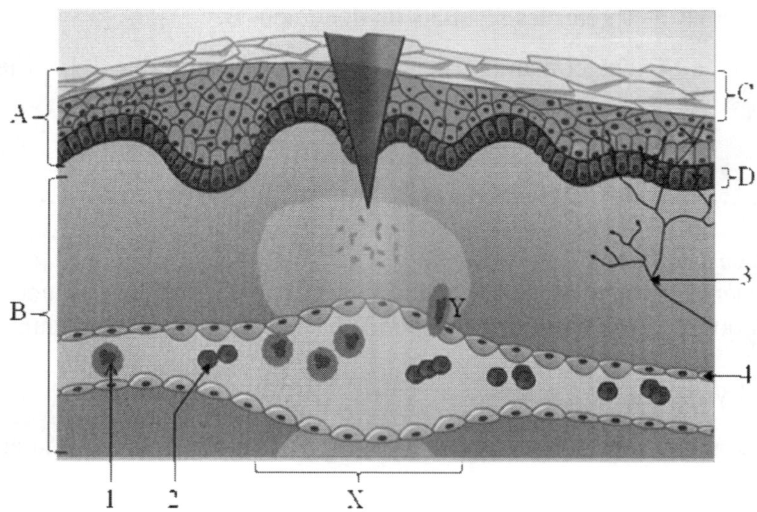

Document A

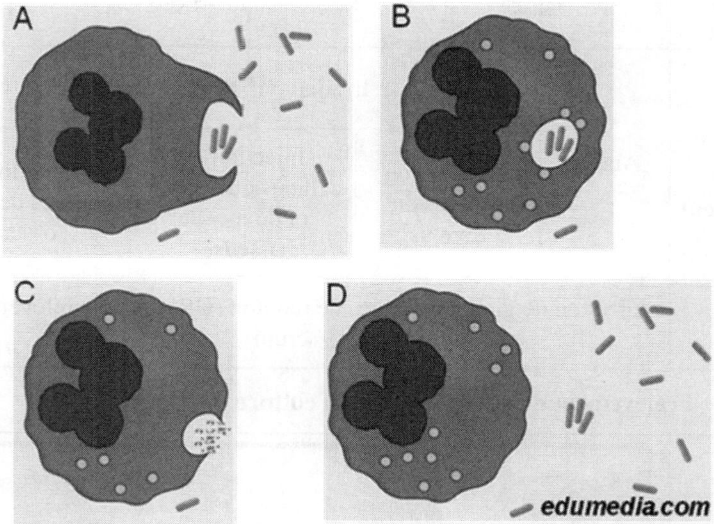

Document B

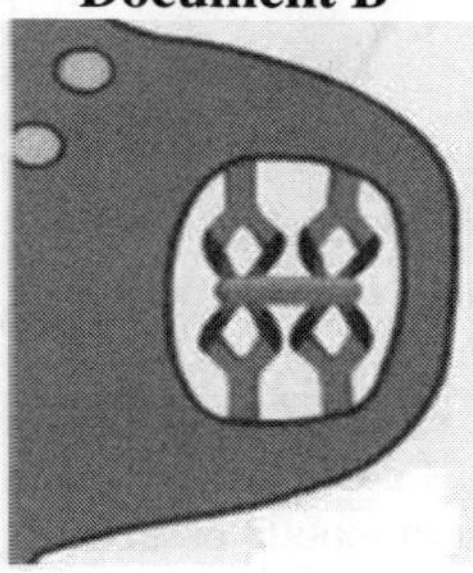

Document C

Exercice 3 *(10 pts)*

Afin d'étudier les conditions de la production d'anticorps, on réalise sur des souris les expériences présentées dans les documents A et B.

1. Document A

a. Que contient le sérum des souris des lots A et C ? Justifier la réponse.

b. Analyser les résultats de cette expérience.

2. Document B.

Analyser les résultats de cette expérience.

3. A l'aide de ces deux documents conclure quant aux conditions et aux modalités de la production d'anticorps.

Lot de souris	**A**	**B**	**C**	**D**
Traitement	Aucun	Irradiation* et thymectomie		
		Injection de cellules du thymus	Injection de cellules du thymus et de moelle osseuse	Injection de cellules de moelle osseuse
	Injection de globules rouges de mouton (GRM) puis prélèvement de sérum			
Prélèvement de sérum et mise en culture en présence GRM				
Résultats	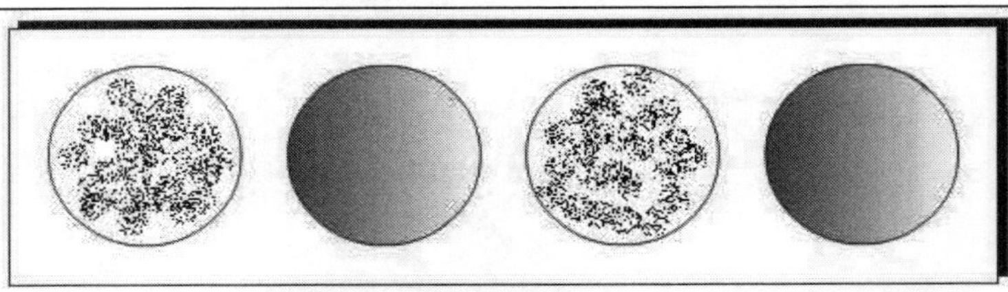			
	GRM agglutinés	**GRM libres**	**GRM agglutinés**	**GRM libres**

Document A

* l'irradiation détruit notamment la moelle osseuse

On injecte à une souris un antigène soluble **M**. Quelques jours plus tard on extrait des cellules de la rate dont on en isole les lymphocytes. Ces derniers sont mis en culture dans une **chambre de Marbrook** dans différentes conditions. On dose la quantité d'**anticorps anti-M** dans chaque cas. Les résultats sont donnés ci-dessous.

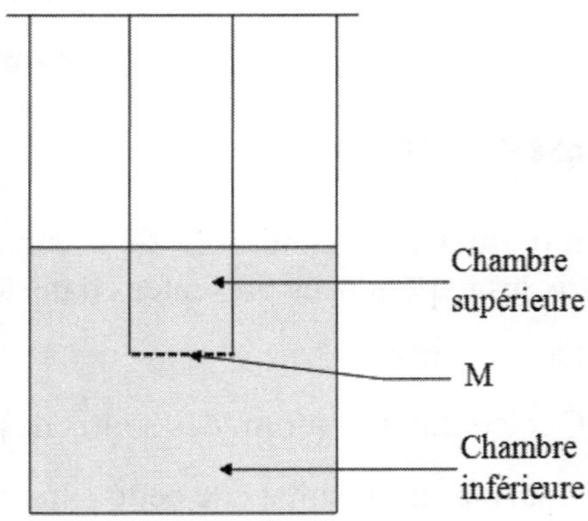

M: membrane perméable aux molécules imperméable aux cellules

CHAMBRE DE MARBROOK

	Nature des lymphocytes placés dans les chambres		Quantité d'anticorps anti-M
	Chambre supérieure	**Chambre inférieure**	
1	-	LB	+
2	-	LB+LT	+++
3	LT	LB	+++

Document B

◤ Corrigé des exercices ◥

Corrigé 1 ....

Toutes ces structures sont susceptibles d'être reconnues comme étrangères par le système immunitaire.

Remarque : Les cellules cancéreuses sont bien des cellules appartenant au sujet mais elles ont été modifiées de telle sorte qu'elles sont reconnues comme étrangères par le système immunitaire.
Elles sont qualifiées de « **soi modifié** ».

Corrigé 2 ....

Les intrus sont :

A) Anticorps → Tous les autres ont une action non spécifique. Les anticorps ont une action spécifique

B) Lymphocyte T_C → Tous les autres concernent la réaction à médiation humorale. Les LT_c sont impliqués dans la réaction à médiation cellulaire

C) Lymphocyte B → Tous les autres concernent la réaction à médiation cellulaire. Les LB interviennent dans la réponse à médiation humorale

D) Moelle osseuse → Tous les autres sont des organes lymphoïdes secondaires. La moelle osseuse est un organe lymphoïde primaire

Corrigé 3

Les leucocytes traversent la paroi des capillaires par **diapédèse.**

Corrigé 4

1→ b   2 → b, c

Remarque : Les deux sites de reconnaissance d'une IgG sont **identiques**.

Un antigène donné peut comporter plusieurs déterminants antigéniques (ou épitopes) différents.

Corrigé 5

1. Plasmocyte	2. Macrophage	3. LT_c	4. Organe lymphoïde secondaire
5. Thymus	6. Moelle osseuse	7. LT_4	8. Complément
9. Monocyte	10. Immunoglobulines	11. LB	

Corrigé 6

1.	**Affirmations justes**	**a, c, d**
	Affirmations fausses	**b** : Cette caractéristique ne concerne que le LT **e** : Tous les récepteurs du LB précurseur sont identiques
2.	**Affirmations justes**	**a , b, d, f**
	Affirmations fausses	**c** : Le suc gastrique intervient bien dans l'immunité mais en tant que barrière naturelle (pH acide).
3.	**Affirmations justes**	**a, c, d, e**
	Affirmation fausse	**b**

Corrigé 7

1. 1: Végétations 2: Ganglions axillaires 3: Plaques de Peyer
4: Ganglions inguinaux 5: Amygdales 6 : Ganglions cervicaux
7 : Thymus 8 : Rate 9 : Moelle osseuse.

2. Le thymus et la moelle osseuse sont les **organes lymphoïdes primaires** : lieu de naissance et de maturation des lymphocytes.

Tous les autres sont des **organes lymphoïdes secondaires** : lieux de rencontre entre les antigènes et les cellules immunitaires, sites d'initiation de la réaction immunitaire spécifique.

Corrigé 8

Méthode

Le vaccin contient un antigène privé de son pouvoir pathogène.
Le sérum contient des anticorps spécifiques d'un antigène donné.

Réponses

Immunité acquise	Naturellement	Artificiellement
De façon passive *(1)*	Passage d'Ig G à travers le placenta	Injection de sérum antidiphtérique
De façon active *(2)*	Contact avec un agent pathogène	Injection d'un virus tué Injection d'anatoxine tétanique

(1) Dans les deux cas le sujet reçoit des immunoglobulines prêtes à agir.
(2) Dans les deux cas le sujet va fabriquer lui-même des anticorps spécifiques.

Corrigé 9

1. b, c, e, f.

2. a, c, d, g

Corrigé 10

Méthode

La reconnaissance du **déterminant antigénique** par les **récepteurs** membranaires du LB est conditionnée par la **complémentarité** entre ces deux structures.

Réponses

La bactérie A possède deux déterminants antigéniques différents capables d'être reconnus par LB_2 pour l'un et LB_3 pour l'autre.

Cette bactérie va donc **sélectionner** ces deux lymphocytes.

L'**activation** de ces derniers va entraîner leur **multiplication** et la formation de deux clones de lymphocytes : LB_2 et LB_3.
Ces lymphocytes vont ensuite, pour la plupart, se différencier **plasmocytes**.

Les immunoglobulines sécrétées par ces plasmocytes seront de deux types :

- des Ig de même spécificité que les récepteurs de LB_2
- des Ig de même spécificité que les récepteurs de LB_3.

Par ailleurs quelques lymphocytes LB_2 et LB_3 vont se différencier en **cellules-mémoires** (LB mémoires).

Corrigé 11...

Méthode

Un sérum anti-A contient des agglutinines anti-A c'est à dire des anticorps dirigés contre les antigènes A.

Réponses

1. Analyse :

Observation : le sang de ce sujet est agglutiné par un sérum anti-A et non par un sérum anti- B.
Déduction : les hématies de ce sujet sont porteuses de l'antigène A mais pas de l'antigène B.

Conclusion : ce sujet appartient donc au **groupe A**.

2. Chaque molécule d'Ig G comporte deux sites identiques de liaison à l'antigène. Une même molécule peut donc reconnaître deux déterminants antigéniques identiques mais situés sur deux hématies différentes.
Ainsi les hématies se rapprochent-elles les unes des autres, on parle d'agglutination. (cf. schéma ci-dessous).

Remarques : au cours de l'agglutination des hématies, les agglutinines anti-A et anti-B sont des Ig M.

Dans le schéma ci-dessous, on a, par souci de simplification, représenté des Ig G.

Ne pas confondre **agglutination** et **coagulation**

- **Agglutination :** les hématies sont unies entre elles grâce aux immunoglobulines.
- **Coagulation :** les hématies sont piégées dans un réseau de filaments de fibrine. La coagulation est une des étapes de l'**hémostase**.

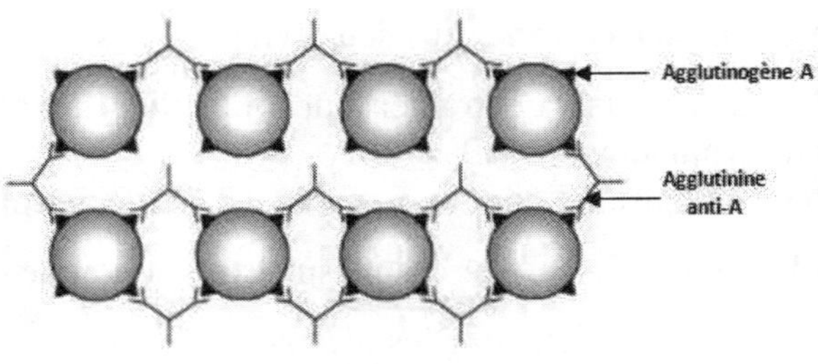

La réaction d'agglutination des hématies par des agglutinines régulières

Corrigé 12

Méthode

Les cellules cancéreuses constituent ce que l'on appelle le **soi modifié**.

Réponses

1. Les cellules cancéreuses expriment à leur surface des antigènes reconnus comme étrangers par le système immunitaire.

Ce sont les **lymphocytes T cytotoxiques** qui sont chargés de leur élimination.

2. Les lymphocytes T cytotoxiques détruisent les cellules cancéreuses par contact direct.
Ils sécrètent une protéine, la **perforine**, qui va permettre de former des canaux dans la membrane de la cellule cible, aboutissant à sa destruction.

Corrigé 13

Méthode

Comme son nom l'indique la sérumalbumine de bœuf est présente dans le sérum de bœuf.

La sérumalbumine de bœuf constitue pour le lapin un **antigène**.
Le mot **sérum** évoque la présence d'**anticorps**.

Réponses

1. L'apparition d'un arc de précipitation est due à la présence d'un **complexe immun** issu de la rencontre entre l'antigène et l'anticorps spécifique de cet antigène.

2. Le sérum de lapin injecté a formé un arc de précipitation avec:

- la SAB
- le sérum de bœuf

On en déduit que le sérum de ce lapin contient des anticorps anti-SAB.

Ces anticorps anti-SAB ont diffusé dans la gélose et ont formé, en deux endroits, des complexes immuns :

- d'une part avec la sérumalbumine bovine contenue dans le sérum de bœuf (puits 3),
- d'autre part avec la sérumalbumine purifiée (puits 6).

Conclusion : l'injection de SAB a induit chez le lapin la formation d'anticorps anti-SAB.

L'absence d'arc de précipitation entre le sérum du lapin injecté et les autres produits indique que ce sérum ne contient pas d'anticorps contre les protéines sériques de lapin, de porc ou de chèvre.

Corrigé 14..

Méthode

- Dans les mots **sérodiagnostic** et **séropositive** : « *séro* » signifie sérum.
- Le mot **sérum** évoque la **réponse à médiation humorale**.
- Les IgG traversent le placenta.

Réponses

1. Sérodiagnostic = recherche d'anticorps spécifiques dans le sang (sérum).

2. Séropositive pour le toxoplasme = qualifie une personne dont le sang (sérum) contient des anticorps spécifiques du toxoplasme.

3. Ig G et Ig M désignent deux classes (G et M) d'immunoglobulines (Ig) c'est-à-dire des anticorps.

- Les Ig M apparaissent environ 10 jours après la contamination. Leur taux augmente rapidement puis décroit après le 1er mois. Elles ont disparu avant le 3ème mois.
- Les Ig G apparaissent 20 jours après la contamination. Leur taux augmente rapidement pendant une dizaine de jours, atteint un maximum plus élevé que celui des Ig M, puis décroit mais ne s'annule pas.

A partir du 2ème mois qui suit la contamination, le taux d'Ig G est stable (environ 4 fois moins que le taux maximum).

Les **Ig M apparaissent donc en 1er** mais disparaissent rapidement, alors que les IgG apparaissent un peu plus tardivement mais subsistent au cours du temps.

Le diagnostic de **contamination récente** a donc été posé suite à la mise en évidence d'**Ig M** anti toxoplasme, parallèlement à la présence d'Ig G anti-toxoplasme.

4. Le sérum d'un sujet immunisé contre le toxoplasme contient des anticorps anti-toxoplasme.

On constate que les anticorps seuls, ou bien le Complément seul, ne provoque pas la lyse des parasites.

La présence des deux éléments entraîne la lyse des parasites.

Interprétation : la formation du complexe immun par les anticorps active le Complément qui a alors une activité cytolytique.
Les parasites sont lysés en présence du sérum du fœtus.

On en déduit la présence d'anticorps dirigés contre le toxoplasme.

Le sérum du fœtus contient également les protéines du Complément dont l'action n'est pas spécifique.

5. Si l'enfant avait été contaminé pendant sa vie intra-utérine, on aurait trouvé également des Ig M anti-toxoplasme dans le sang du cordon.

Ce n'est pas le cas, donc les Ig G présentes sont celles de sa mère, qui ont traversé le placenta.

■ CORRIGE DU CONTROLE ■

Exercice 1

1A ; 2B ; 3D ; 4B ; 5B ; 6C.

Exercice 2

1ère question :

1. Ce schéma représente la réaction inflammatoire. Il s'agit d'une immunité innée, non spécifique, c'est-à-dire qui se déroule toujours de la même façon quelque soit l'antigène.

2. Document A

A. : Epiderme	B : Derme	C : couche cornée	D : couche germinative
1 : Leucocyte	2 : Hématie	3 : Fibre nerveuse	4 : Endothélium capillaire

X : Vasodilatation **Y : Diapédèse**

3. Cf. cours

4. Il s'agit de la **phagocytose**. C'est la capacité de certaines cellules appelées phagocytes, d'absorber et de digérer des cellules ou des particules.

Les granulocytes neutrophiles et les macrophages sont des phagocytes. La chronologie est la suivante :

- **Fig. E** : un granulocyte est en présence de bactéries.
- **Fig. A** : la cellule émet des pseudopodes et englobe les bactéries.

- **Fig. B** : une vésicule d'endocytose contenant les bactéries s'est formée et fusionne avec les lysosomes pour assurer la digestion intracellulaire des bactéries.
- **Fig. C** : la cellule expulse par exocytose les déchets de la digestion.

5. Le document C représente une bactérie neutralisée par des anticorps.

Il s'agit du phénomène d'**opsonisation** qui facilite la phagocytose.

2ème question :

1. Un ensemble de signes toujours associés est un syndrome.

2. Les signes de la réaction inflammatoire sont au nombre de 4 :

- **Rougeur** et **chaleur** sont dues à la vasodilatation locale.
- L'**œdème** est dû à une infiltration liquidienne liée à l'augmentation de la perméabilité capillaire.
- La **douleur** est due à l'œdème qui comprime les terminaisons nerveuses.

Exercice 3

Méthode

- Rôle de la moelle osseuse et du thymus
- Différentes populations de LT
- Les globules rouges de mouton constituent un antigène pour les souris.
- Il faut se demander quels sont les organes présents dans chaque lot au moment du prélèvement de sérum.

Réponses

1. La réaction d'**agglutination** témoigne de la **reconnaissance d'un antigène par un anticorps spécifique.**

a. Les sérums des souris A et C agglutinent les globules rouges de mouton (GRM). Ces sérums contiennent donc des **anticorps anti-GRM**.
Les sérums des souris B et D n'agglutinent pas les globules rouges de mouton donc ne contiennent pas d'anticorps anti-GRM.

b. Présence de cellules et sécrétion d'anticorps chez les souris.

Lots de souris	A	B	C	D
Cellules de moelle osseuse	Oui	Non	Oui	Oui
Cellules de thymus	Oui	Oui	Oui	Non
Anticorps	Oui	Non	Oui	Non

L'analyse de ce tableau montre que la présence **simultanée** de la moelle osseuse et du thymus est **indispensable** à la production des anticorps anti-GRM.

2. La production d'anticorps anti-**M** est importante lorsque sont présents à la fois les LB et les LT, y compris si ceux-ci sont séparés par une membrane perméable aux molécules mais imperméable aux cellules.
Sachant que ce sont les LB qui se différencient en plasmocytes, cellules sécrétrices d'anticorps, on en déduit que les LB reçoivent des signaux des la part de LT capables de traverser la membrane.

3. Cette expérience illustre la **coopération** entre les lymphocytes B et les lymphocytes T auxiliaires.

En effet les LT_4 stimulent la multiplication, et la différenciation des lymphocytes B en plasmocytes, cellules sécrétrices d'anticorps.

■7■

Le VIH, le SIDA, la tuberculose et vaccination

INTRODUCTION GENERALE

L'infection par le VIH est devenue la **2ème cause de mortalité** (figure 1) à l'échelle mondiale et la 1ère cause de décès en Afrique sub-saharienne. On estime à 40 millions le nombre de **séropositifs** dans le monde. Chaque année, 5 millions de personnes sont nouvellement infectées. Le sida tue en moyenne 3 millions de personnes par an ! La compréhension de l'infection a permis l'amélioration des connaissances des mécanismes immunitaires mais aussi l'élaboration d'une thérapeutique qui a montré son efficacité

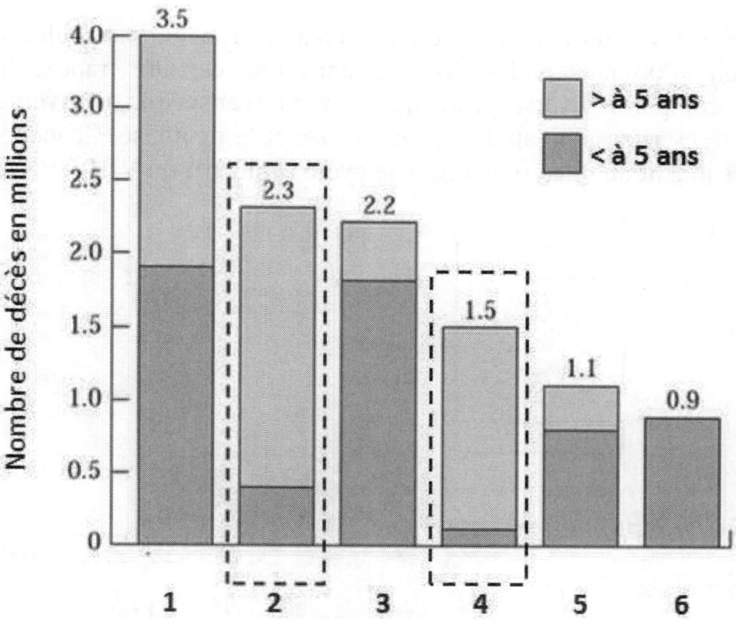

Figure 1

1- Maladies respiratoires aigues (grippe, pneumonie…)

2- Sida

3- Maladies diarrhéiques

4- Tuberculose pulmonaire

5- Paludisme

6- Rougeole

Le rapport mondial de l'OMS sur la tuberculose établit qu'un décès par tuberculose sur quatre est lié au VIH. En 2007, 1,37 million de nouveaux cas de tuberculose ont été enregistrés chez les personnes infectées par le VIH ainsi. Il est donc crucial de repérer, de prévenir et de traiter la tuberculose chez les personnes vivant avec le VIH et de soumettre à un test de **dépistage** du VIH tous les malades de la tuberculose afin d'assurer la **prévention**, le traitement et les soins. La tuberculose est donc une **affection opportuniste**. La **vaccination** demeure à ce jour, quoique controversée, le moyen de prévention le plus efficace.

L'INFECTION PAR LE VIH ET SIDA

Définition du VIH

Le **VIH** ou **v**irus de l'**i**mmunodéficience **h**umaine est un virus à **ARN** appartenant à la famille des **rétrovirus** découvert en 1983 par le **Pr Montagnier** et son équipe de l'Institut Pasteur. Le VIH est responsable du SIDA ou **s**yndrome d'**i**mmuno**d**éficience **a**cquise.

Structure du VIH (figure 2)

Le VIH est un rétrovirus enveloppé contenant deux molécules d'**ARN** d'environ 9000 nucléotides, localisé dans une **capside** trapézoïdale. La capside comporte diverses enzymes dont la **transcriptase inverse** (RT : reverse transcriptase en anglais), l'**intégrase** et la **protéase**. Chacune de ces enzymes jouent un rôle crucial dans le **cycle réplicatif** du VIH.

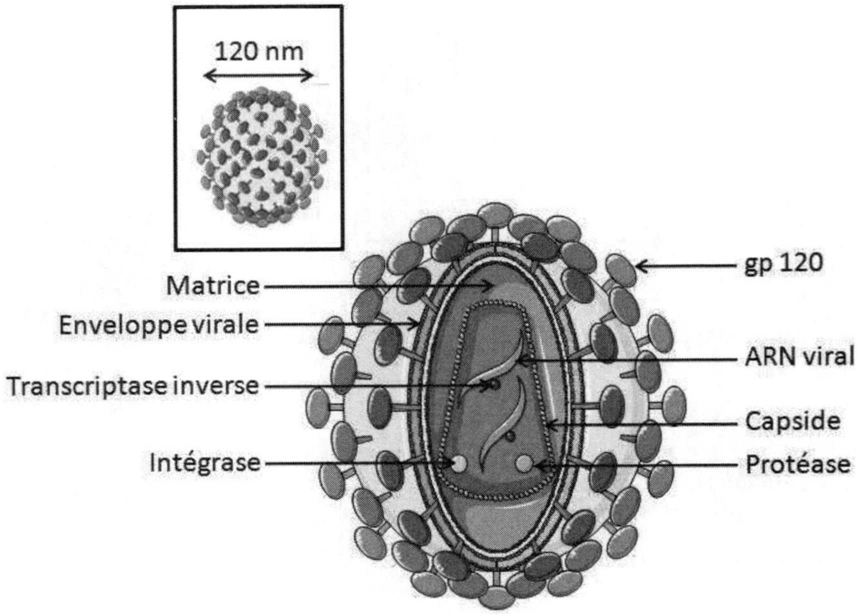

Figure 2

Le cycle réplicatif du VIH (figure 3)

Le VIH est un virus **lymphotrope** infectant les **lymphocytes T_4** (LT_4) ❶ où il y assure sa **réplication.** Cette reconnaissance fait intervenir un récepteur au VIH appelé le CD 4. La **décapsidation** de l'ARN viral ❷ permet sa **rétrotranscription** en ADN viral ❸ grâce à la RT. Le VIH présente une grande **variabilité génétique** en raison d'erreurs de lecture du génome viral par la RT (une erreur pour 1000 nucléotides copiés). L'ADN viral s'intègre, grâce à l'intégrase, ensuite dans le **génome** ❹ de la cellule hôte.

L'expression du génome viral assure la formation de nouvelles particules virales ❺ qui bourgeonnent du LT_4 infecté❻. Ces dernières infecteront d'autres $LT_4$❼.

Remarque : la phase ❶ nécessite également des corécepteurs CCR-5 et CXCR4

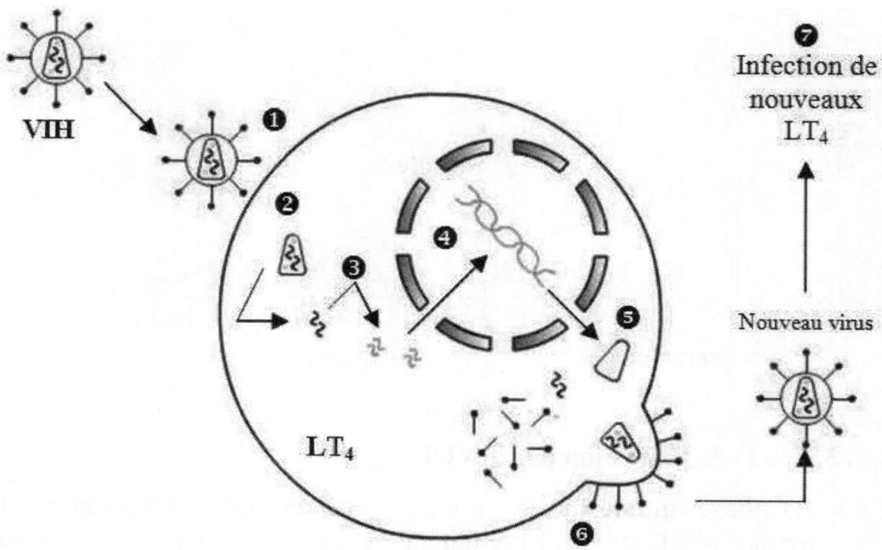

Figure 3

Pathogénie de l'infection par le VIH

Le VIH provoque la mort cellulaire programmée ou **apoptose** des LT_4 sur une période de plusieurs années. L'évaluation de l'état du système immunitaire est déterminée :

- par le nombre de LT_4 (valeurs normales comprises entre 500 et 1200 par mm^3 de sang),
- par la concentration en anticorps anti-VIH,
- par la détermination de la **virémie** ou **charge virale.**

Un nombre de LT_4 inférieur à 200 par mL combiné à une diminution de la concentration des anticorps anti-VIH et à une augmentation de la virémie

(> 30000 copies par mL) témoignent de l'effondrement général du système immunitaire.

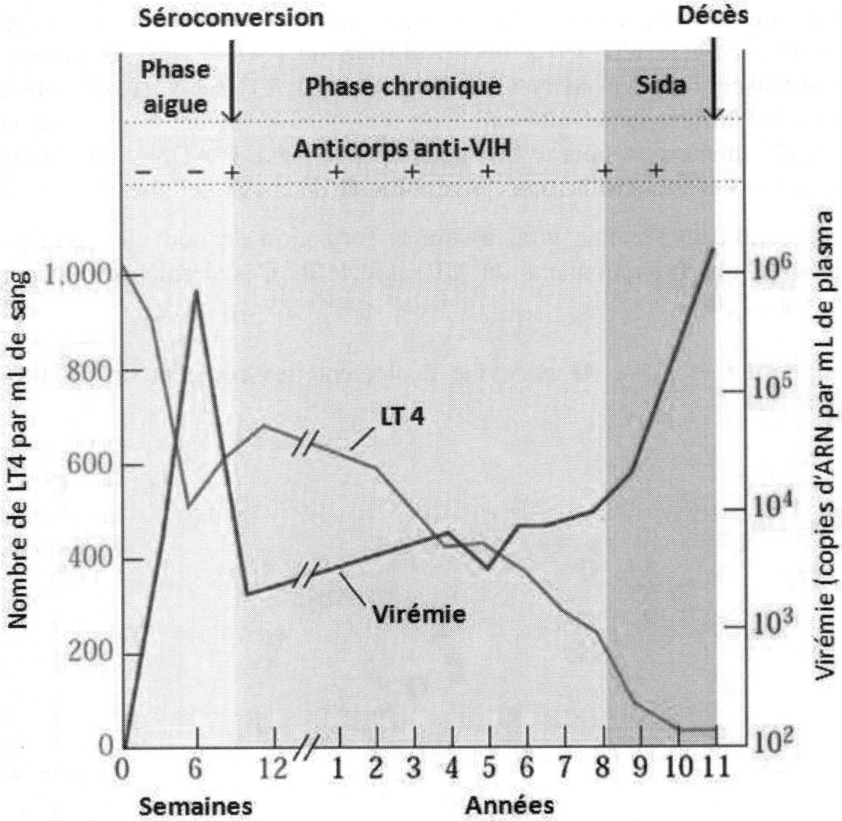

Figure 4

Les 3 phases de l'infection par le VIH

- **La phase initiale** (durée : 1 mois) : encore appelée **phase aiguë de primo-infection**, la phase initiale se caractérise par un **syndrome paragrippal** (fièvre, adénopathies, diarrhée aiguë) et par une séroconversion sûre 3 mois après la contamination,
- **La phase secondaire** (durée : 10-12 ans) : encore appelée **phase d'infection chronique asymptomatique**, la phase secondaire peut se traduire par des **symptômes mineurs** comme des infections mycosiques, virales (zona),
- **La phase terminale** : encore appelée **sida déclaré**, la phase terminale correspond à l'apparition des **symptômes majeurs** de l'infection. L'effondrement du système immunitaire se manifeste par l'apparition d'**affections opportunistes** (tableau 1). Le **sida** est une forme tardive et compliquée de l'infection par le VIH

Les affections opportunistes du sida

Atteintes pulmonaires	• Pneumonie à Pneumocystis carinii • Tuberculose • Infections à pyogènes • Mycoses pulmonaires
Atteintes neurologiques	• Toxoplasmose • Méningites • Neuropathies périphériques
Atteintes musculaires	• Polymyosite
Atteintes digestives	• Mycose buccale, œsophagienne et gastrique • Diarrhée virale, bactérienne et parasitaires
Atteintes cutanées	• Herpès • Zona • Sarcome de Kaposi
Tumeurs malignes	• Sarcome de Kaposi • Lymphomes

Tableau 1

Les modes de contamination du VIH

Le VIH étant présent dans le sang, les sécrétions sexuelles et le lait maternel, la contamination peut se faire de 3 manières différentes :

- la **transmission sexuelle** : c'est le type de transmission le plus fréquent. L'infection par le VIH est donc une infection sexuellement transmissible (IST),
- la **transmission par voie sanguine**, essentiellement chez les toxicomanes (lors de la pratique toxicomane : partage de seringues),
- la **transmission materno-fœtale**, contamination in-utero mais aussi lors de l'allaitement et surtout lors de l'accouchement.

Le traitement de l'infection par le VIH

Le traitement s'attaque soit au virus par le biais d'**antirétroviraux**, soit aux conséquences de l'immunosuppression c'est-à dire le traitement des affections opportunistes.

Les antirétroviraux agissent :

- en inhibant la **transcriptase inverse** comme l'AZT, le ddI, ddC, d4T, 3TC, la névirapine,
- en inhibant la **protéase virale** assurant la maturation des nouveaux virus comme l'indinavir, le ritonavir, l'amprénavir et nelfinavir.

Le traitement de l'infection par le VIH est passé de la **monothérapie** (utilisation d'un inhibiteur de la RT) à la **trithérapie** (combinaison de deux inhibiteurs de la RT avec un inhibiteur de la protéase virale). A l'heure actuelle, on parle même de **pentathérapie**.

Ces traitements ont de nombreux **effets iatrogènes** (atteintes hépatiques, pancréatiques, rénales, musculaires, troubles de la glycorégulation, hyperlipidémies, lipodystrophies…).

La **variabilité génétique** du VIH rend difficile l'élaboration d'un **vaccin**. Cette même variabilité génétique explique l'apparition de **phénomènes de résistance** aux antirétroviraux.

Le traitement des affections opportunistes

Il repose sur l'administration d'antibiotiques, d'antifongiques, d'antiparasitaires et d'antimitotiques en fonction des pathologies opportunistes touchant le malade.

La prévention de l'infection par le VIH

La **prévention primaire** est primordiale. Elle passe par l'information des pratiques à risques, sur le mode de transmission, sur l'utilisation du **préservatif** et la désinfection du matériel médical, d'acupuncture, de tatouage, de piercing…

La prévention secondaire repose sur le dépistage des **séropositifs** selon le protocole suivant :

- deux tests de dépistage par la méthode **Elisa** (Enzyme Linked ImmunoSorbent Assay) : cette méthode permet la détection des anticorps anti-VIH (figures 5, 6 et 7). Ces deux tests doivent être réalisés à un mois d'intervalle de telle sorte à se situer de part et d'autre de la séroconversion,

Le dépistage est **obligatoire** pour les donneurs de sang, d'organes et conseillé pour les femmes enceintes et les personnes exposées (toxicomanes, prostituées…). Elle consiste également au dépistage des maladies opportunistes.

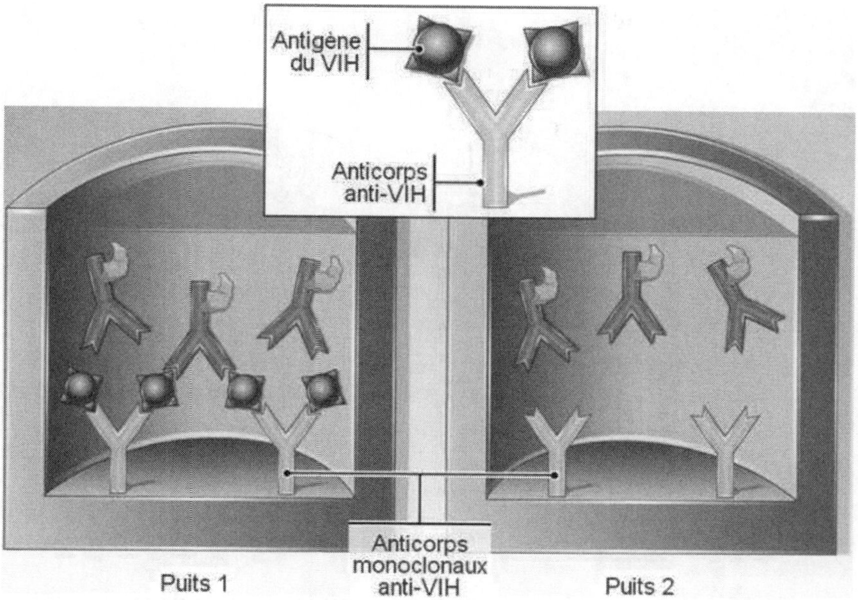

Figure 5 : formation des complexes immuns puis reconnaissance par un conjugué (anticorps couplé à une enzyme) dans le puits 1

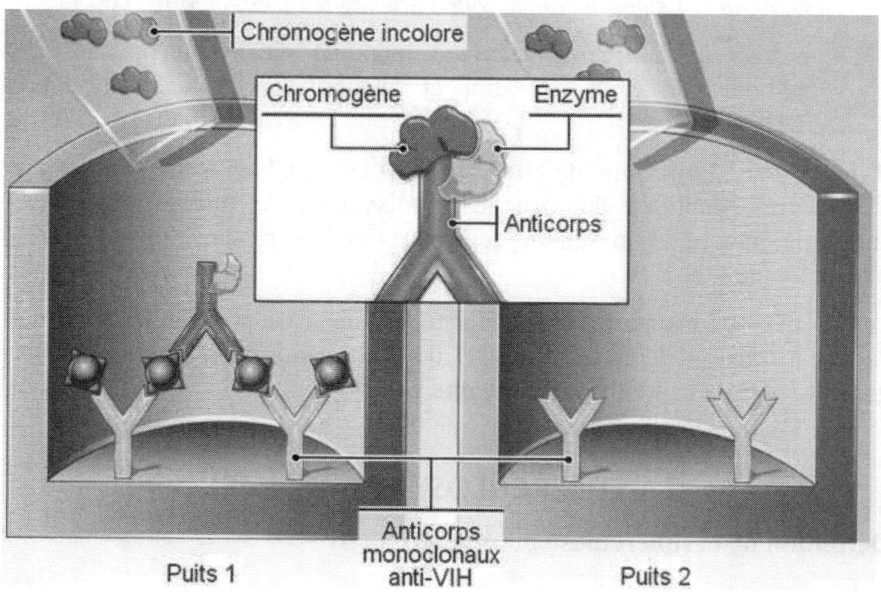

Figure 6 : introduction d'un chromogène, substrat incolore spécifique de l'enzyme du conjugué

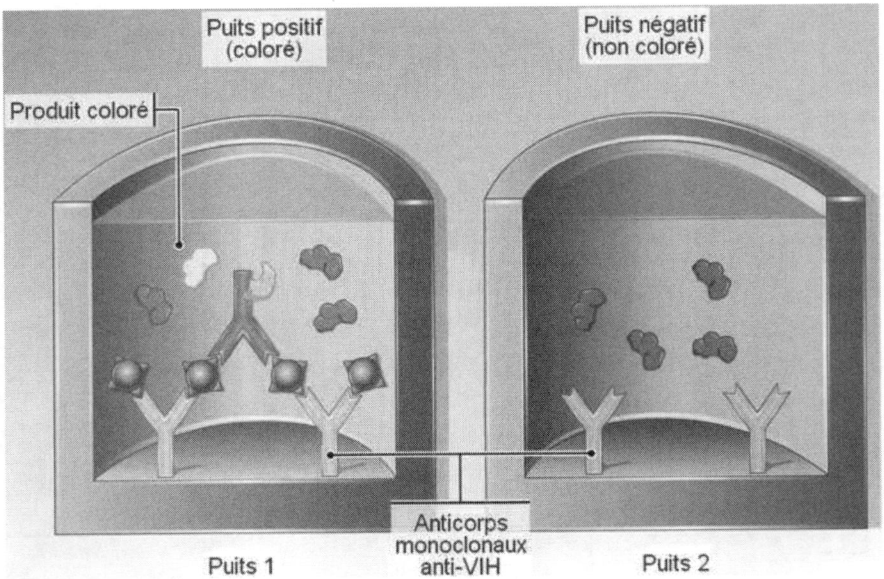

Figure 7 : coloration du puits 1 permettant la détermination de la séropositivité du patient. Le puits 2 est un puits témoin d'un sujet séronégatif

Infographie : Edumédia – Réalisation graphique : Laurent MARTORELL

- un test de confirmation par la méthode du **Western Blot**: cette méthode permet la séparation et détection des protéines virales par électrophorèse.

Remarque : L'utilisation de la **PCR** (Polymerase Chain Reaction) détectant le matériel génétique du virus est utilisé chez le **nouveau-né** car les anticorps maternels masquent ceux de l'enfant rendant inapplicable la réalisation de l'ELISA.

Les **CDAG** (Consultations de Dépistage Anonyme et Gratuit) permettent l'accès à tous au dépistage du VIH de façon **anonyme**, **confidentielle** et **gratuite** dans le cadre d'une **démarche volontaire**.

LA TUBERCULOSE PULMONAIRE

Définition de la tuberculose pulmonaire (TBP)

La TBP est une maladie infectieuse **contagieuse** due à la pénétration d'une **bactérie**, le **bacille de Koch** (BK) *ou mycobacterium tuberculosis*, induisant des lésions pulmonaires et pleurales. La TBP est une maladie à **déclaration obligatoire**.

Structure de la bactérie

Le BK appartient au genre des **mycobactéries**. Le BK a une forme de bâtonnet droit immobile (figure 8) C'est un bacille aérobie au développement très lent (temps de génération : 20 h). Sa paroi est formée, de l'intérieur vers l'extérieur :

- d'une membrane plasmique,
- d'une couche formée de polymères et d'acides mycoliques,
- d'une seconde bicouche lipidique.

La paroi exerce un rôle crucial dans la **pathogénicité** de la bactérie.

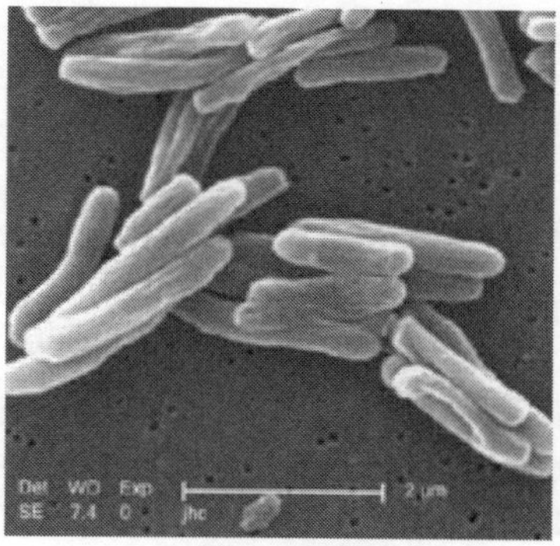

Figure 8

Les voies de contamination

La contamination de la tuberculose est **interhumaine**. Elle se fait par **voie aérienne** à la faveur d'un éternuement (figure 9) grâce aux gouttelettes de **salive** (gouttelettes de Pflügge) contenant les BK.

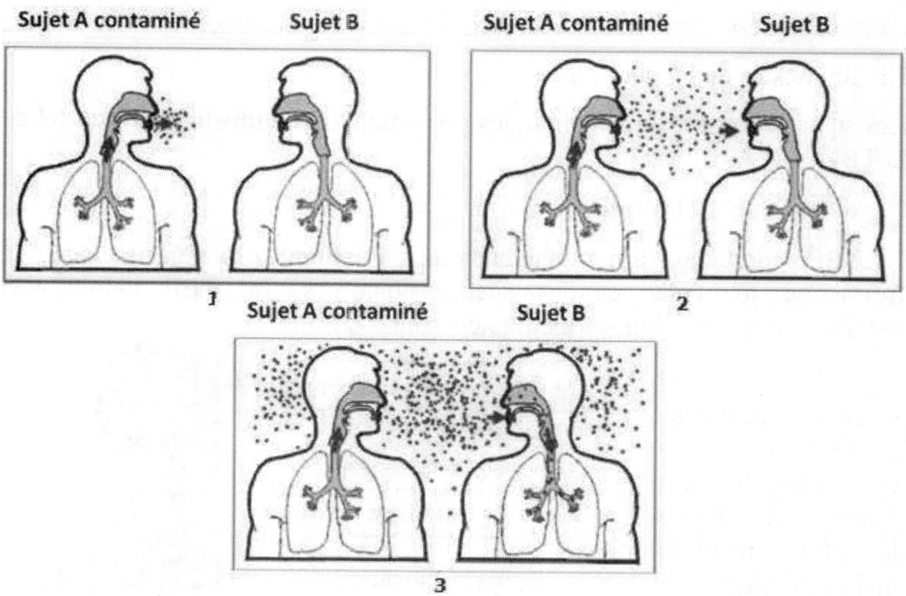

Figure 9

Le risque de contagion est d'autant plus important que le contact est **étroit** (promiscuité), car il est lié à la densité des bacilles dans l'air respiré. Un autre facteur essentiel dans la transmission de la maladie est la durée pendant laquelle le sujet respire cet air contaminé.

La réponse immunitaire contre le BK

Le premier contact avec le bacille induit une **primo-infection**. Généralement, la primo-infection demeure **asymptomatique**.

L'inhalation des BK induit, au niveau des alvéoles pulmonaires, la mise en place d'une **réaction inflammatoire** à l'origine de la constitution de **granulomes**. Il se produit la **phagocytose** des BK par les macrophages alvéolaires. Certains BK parviennent à **résister** à la phagocytose en inhibant la fusion des lysosomes avec les phagosomes. Cet échappement à la phagocytose permet la multiplication du BK à l'intérieur même du macrophage. Les BK détruisent alors le macrophage permettant ainsi le développement de l'infection. Le BK est une **bactérie intracellulaire** expliquant le rôle marginal des anticorps dans la protection contre la TBP.

L'activation des macrophages induit celle des lymphocytes T (LT). Il se met en place une réponse immunitaire à **médiation cellulaire**. La diminution des LT, notamment celle des LT_4 chez les sujets infectés par le VIH, explique l'augmentation du risque de développement de la tuberculose et de son évolution.

Il est à noter que dans 90% des cas, la primo-infection guérit spontanément. Dans 5% des cas, le BK se dissémine par voie sanguine (septicémie). A la faveur d'une immunodéficience, le BK se réactive.

Dans les autres cas, le BK demeure localisé dans les poumons et sa réactivation est responsable de la forme grave de la maladie.

Le diagnostic de l'infection

Les signes cliniques et paracliniques permettent le **diagnostic différentiel** de la TBP.

- **Les signes cliniques**

La TBP induit des **signes généraux** tels l'**asthénie**, l'amaigrissement, la **fièvre** ou fébricules et des sueurs nocturnes. La TBP induit plus spécifiquement des signes fonctionnels sont :

- une **toux** prolongée souvent productive constituant le signe fonctionnel d'appel le plus important mais aspécifique,

- l'**hémoptysie** qui amène le patient à consulter,

- la **dyspnée**.

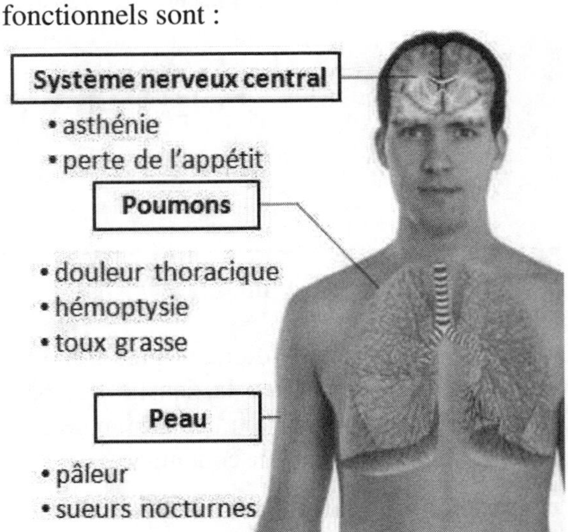

- **Les signes paracliniques**

Une mise en évidence directe des BK : l'analyse **cytobactériologique** du frottis d'**expectoration** des **crachats**, prélevés par aspiration bronchique lors d'une **fibrobronchoscopie** ou par aspiration des sécrétions trachéobronchiques inconsciemment dégluties lors d'un **tubage gastrique**, révèlent l'existence des BK directement ou après une mise en culture des crachats sur un milieu adéquat. La coloration de **Ziehl-Neelsen** permet une meilleure observation des BK.

Un examen de l'imagerie médicale : les signes radiologiques du diagnostic

La **radiographie pulmonaire** (figure 10) permet de constater une **pleurésie** et des **lésions tuberculeuses** nodulaires (opacités micronodulaires) uni ou bilatérales au niveau des différents lobes pulmonaires ainsi que des **cavernes tuberculeuses** remplies d'air (figure 11).

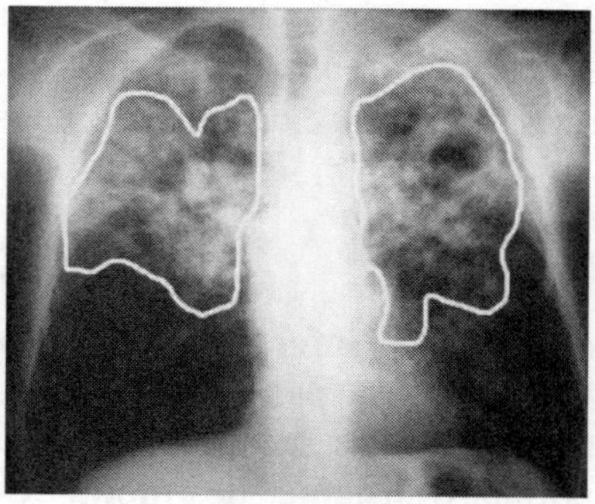

Figure 10

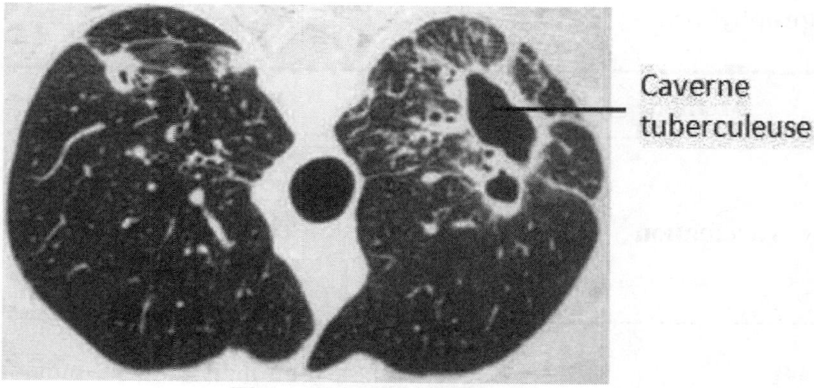

Figure 11 : TDM thoracique

Le test cutané : l'IDR ou test de Mantoux (figure 12) consiste en l'injection intradermique de tuberculine, extrait à la glycérine du BK.

Il permet le diagnostic de la tuberculose ou d'une vaccination efficace contre la TBP.

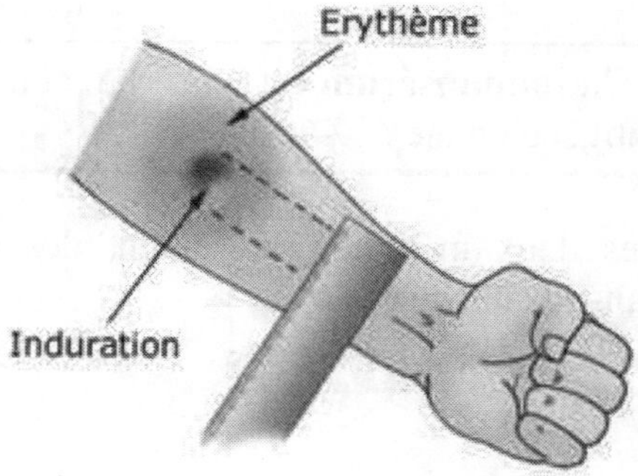

Figure 12

La prévention de la TBP

Elle repose notamment sur la vaccination par le BCG. L'efficacité de ce vaccin est partielle mais il permet de réduire la fréquence des formes graves.

Depuis peu, la vaccination par le BCG n'est plus systématique mais demeure indiquée, notamment, pour les enfants d'Ile de France et de Guyane.

La chimiothérapie actuelle

Le traitement est à base d'une antibiothérapie à l'aide de plusieurs antibiotiques différents (isoniazide, rifampicine, éthambutol, pyrazinamide) pendant une durée de 6 mois.

Remarque : une multi-résistance aux AB est souvent constatée notamment chez les patients atteints du sida. La résistance aux antibiotiques explique, en partie, l'émergence des maladies nosocomiales.

LA VACCINATION

Les **maladies infectieuses** sont parfois mortelles parce que le système immunitaire n'a pas pu réagir efficacement ou parce qu'il n'a pas eu le temps nécessaire de mettre en place une réponse protectrice. Il est donc important d'instaurer des **méthodes préventives** voire **curatives** contre ces maladies infectieuses. Ces méthodes sont la **vaccination** et la **séroprophylaxie**.

Méthode	Principe
• **Vaccination**	Stimulation du système immunitaire par injection, le plus souvent, d'un antigène dépourvu de pouvoir pathogène afin d'induire la formation d'anticorps et de lymphocytes T spécifiques.
• **Séroprophylaxie**	Utilisation d'un **immunsérum** * par injection issu d'un individu déjà immunisé. Le système immunitaire du patient n'est pas activé.

* Un **immunsérum** est un sérum contenant des anticorps dirigés contre un antigène donné

Ces deux méthodes présentent des différences fondamentales présentées dans le tableau ci-après.

	Vaccination	Séroprophylaxie
Type de protection	Active	Passive
Rapidité de la protection	Quelques jours	Immédiate
Durée de la protection	Plusieurs mois à plusieurs années	Jusqu'à 30 jours

L'association simultanée de ces deux méthodes appelée la **sérovaccination** permet d'obtenir une protection immédiate et de longue durée.

La mémoire du système immunitaire

L'activation de l'immunité spécifique, par un antigène inactivé dans le cadre d'une vaccination ou par un antigène pathogène (une toxine – figure 13), assure la formation de lymphocytes mémoires lors de la **réponse primaire**.

Ces derniers réagiront plus rapidement à une nouvelle réintroduction du même antigène lors de la **réponse secondaire**.

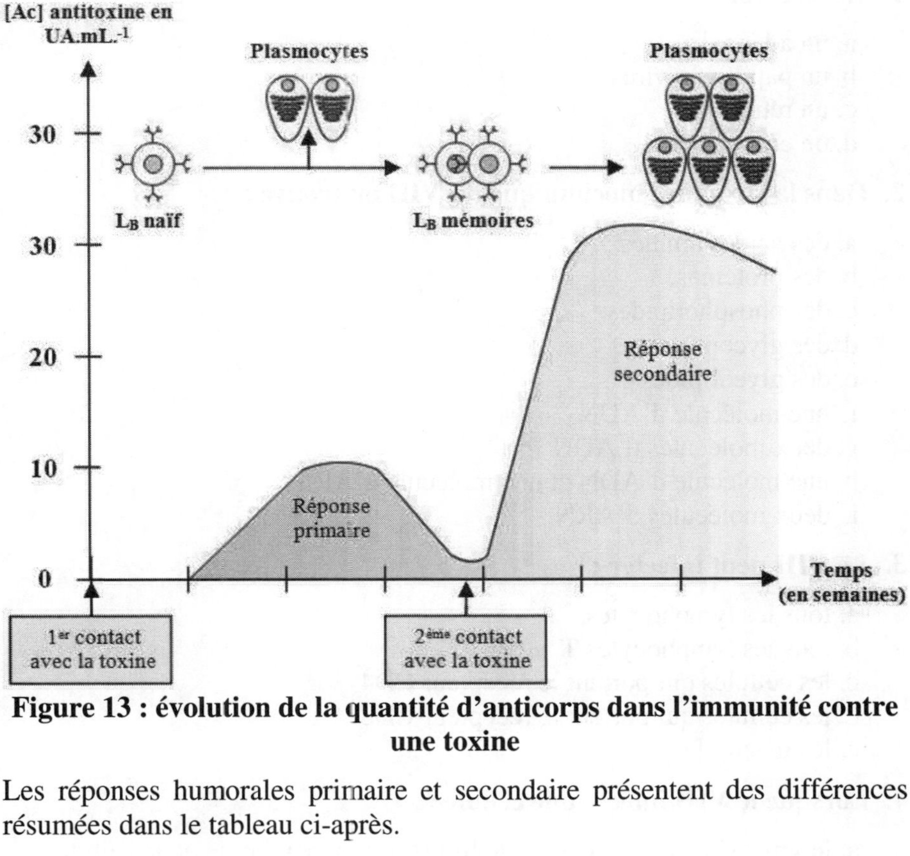

Figure 13 : évolution de la quantité d'anticorps dans l'immunité contre une toxine

Les réponses humorales primaire et secondaire présentent des différences résumées dans le tableau ci-après.

Caractéristiques	Réponse primaire	Réponse secondaire
Classe d'Ig produite	Ig M	Ig G
Temps de latence	1-2 semaines	2-3 jours
Quantité d'Ig produite	+	+++
Affinité vis à vis de l'Ag	+	+++

◣ Enoncé des exercices ◢

■ Exercice 1 .... (15 min)

1. Le VIH est :

a. un adénoviru
b. un papilloma virus
c. un rétrovirus
d. un coronavirus.

2. Dans la structure biochimique du VIH on trouve :

a. des acides aminés
b. des protéines.
c. des phospholipides
d. des glycoprotéines
e. des glycolipides
f. une molécule d'ADN
g. deux molécules d'ADN
h. une molécule d'ADN et une molécule d'ARN
i. deux molécules d'ARN.

3. Le VIH peut infecter :

a. tous les lymphocytes
b. tous les lymphocytes T
c. les cellules qui portent le récepteur CD4
d. les cellules qui portent le récepteur CD8
e. les macrophages.

4. Lorsque le VIH infecte une cellule :

a. le virus s'attache aux phospholipides de la membrane de la cellule
b. le virus s'attache à un récepteur CD4

c. le virus pénètre par endocytose
d. l'enveloppe virale fusionne avec la membrane plasmique de la cellule.

5. Lorsque le VIH infecte une cellule :

a. la capside est détruite dans le cytoplasme
b. L'ARN viral est directement traduit dans le cytoplasme
c. l'ARN viral est rétrotranscrit en ADN proviral
d. l'ADN proviral s'intègre dans l'ADN cellulaire
e. la cellule exprime les gènes viraux.

6. Le sérum d'un sujet séropositif pour le VIH contient :

a. des antigènes viraux
b. des anticorps dirigés contre le VIH et peut-être d'autres anticorps
c. uniquement des anticorps anti VIH.

7. Le sang d'un nouveau-né né de mère séropositive pour le VIH :

a. contient obligatoirement des virus VIH
b. contient obligatoirement des anticorps anti-VIH
c. contient obligatoirement des anticorps.

8. L'infection par le VIH provoque une déficience immunitaire due à :

a. la diminution des LB à l'origine des anticorps
b. la diminution des LT4
c. la diminution des LT8.

9. Parmi les traitements de l'infection par le VIH on trouve :

a. des antirétroviraux
b. des antibiotiques
c. des antifongiques
d. des antiparasitaires.

10. Les traitements de l'infection par le VIH sont :

a. des traitements étiologiques
b. des traitements curatifs
c. des traitements symptomatiques.

11. La tuberculose est une maladie :

a. virale
b. contagieuse
c. bactérienne
d. parasitaire
e. opportuniste.

12. Un sujet qui présente une primo-infection tuberculeuse :

a. développera nécessairement la maladie
b. peut développer la maladie 20 ans plus tard

c. est immunisé contre la tuberculose.

13. Chez un sujet atteint de tuberculose pulmonaire, le bacille est présent dans :

a. la salive
b. les expectorations
c. le sang
d. les macrophages alvéolaires
e. le liquide gastrique.

14. Un sujet atteint de tuberculose :

a. est très contagieux
b. développe essentiellement une immunité à médiation cellulaire
c. développe essentiellement une immunité à médiation humorale
d. est souvent co-infecté par le VIH.

15. La tuberculose se traite par :

a. chimiothérapie antituberculeuse
b. antibiothérapie
c. bithérapie
d. quadrithérapie.

16. Le vaccin antituberculeux est :

a. le BK
b. le BCG
c. l'IDR.

■ Exercice 2 .... (5 min)

Indiquer la légende du schéma ci-dessous.

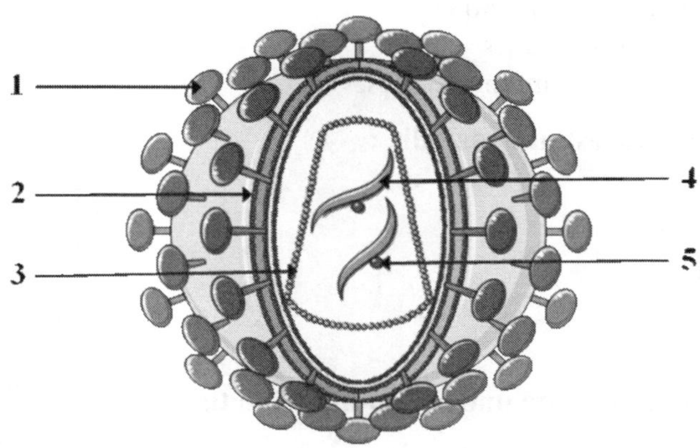

■■ Exercice 3 .... (10 min)

Le schéma ci-dessous représente, de façon simplifiée, le cycle du VIH.

1. Identifier les principales étapes de ce cycle.
2. Les antiviraux actuellement utilisés ciblent certaines étapes de ce cycle. Quels sont les modes d'action de ces traitements?

Remarque *:*
On tiendra compte d'une étape qui n'est pas représentée ici: l'expression de certains gènes viraux aboutit à la formation d'une polyprotéine qui devra subir un clivage.

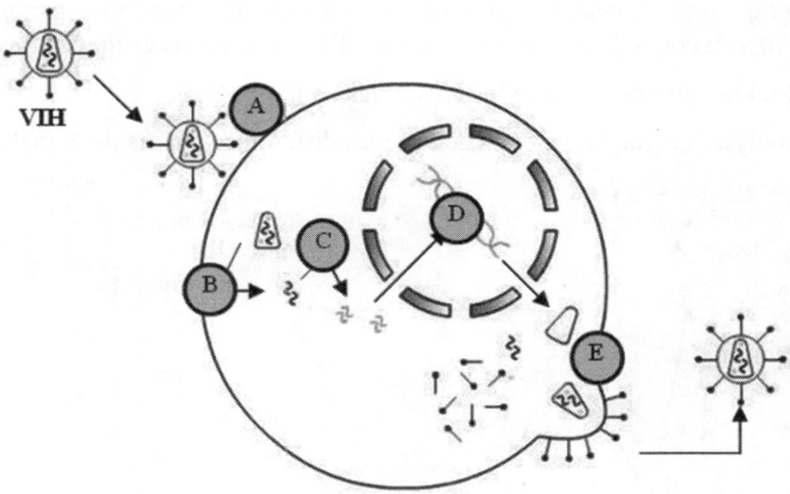

■ Exercice 4 .... (5 min)

Les termes suivants sont utilisés dans le cadre de l'infection par le VIH :

Primo-infection - séroconversion - séropositif.

Asymptomatique - adénomégalies - trithérapie.

1. Définir ces termes.
2. Quels sont ceux qui sont également utilisés pour d'autres maladies ?

■ Exercice 5 .... (5 min)

Lequel des éléments cliniques suivants n'est pas présent lors de la primo-infection à VIH ? Justifier la réponse.

Adénopathie, pharyngite, toxoplasmose, fièvre, amaigrissement

■■ Exercice 6 .... (10 min)

Une femme séropositive vient d'accoucher. Des anticorps anti-VIH sont présents dans le sang du nouveau-né.

1. Ce nouveau-né a-t-il été contaminé in utero ?
2. Un autre examen de laboratoire sera effectué immédiatement et plusieurs fois au cours des mois suivants.
   Quel est cet examen? Quel est son intérêt ?

■■ Exercice 7 .... (15 min)

Le graphique ci-dessous présente l'évolution de plusieurs paramètres sanguins au cours d'une infection par le VIH, jusqu'au décès du patient.

1. Quel lien existe-t-il entre les LT4 et les anticorps ?
2. Analyser ce graphique et en déduire les différentes phases de la maladie.

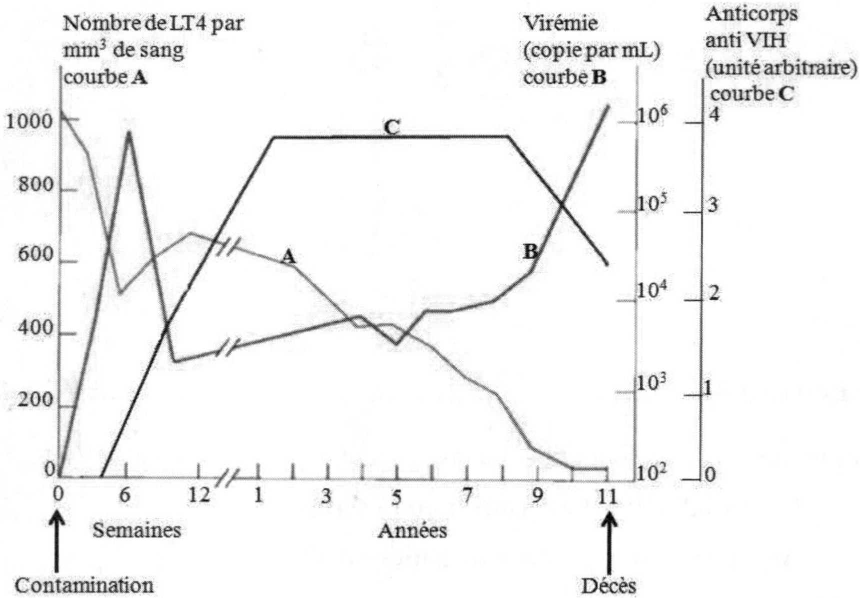

■■ Exercice 8 .... (5 min)

Cliniquement silencieuse chez le **sujet immunocompétent**, la **toxoplasmose** est une maladie fréquente chez les sujets au stade SIDA.
Elle est souvent due à une réactivation de kystes* cérébraux consécutifs à une toxoplasmose acquise antérieurement.

** il s'agit, ici, d'une structure contenant une forme de vie ralentie du parasite*

1. Expliquer les expressions en gras.

2. Laquelle des deux expressions suivantes s'applique-t-elle ici à ce parasite ?

a. Germe saprophyte.
b. Germe quiescent.

■■ Exercice 9 .... (15 min)

Mme. X, 30 ans, est hospitalisée pour une fièvre qui dure depuis 10 jours avec une altération de l'état général : elle a perdu 5 kg en quelques semaines. Elle se plaint de **dysphagie** douloureuse.

Le médecin découvre une **candidose** buccale. Une **fibroscopie** révèlera également une candidose œsophagienne.

Des examens paracliniques sont effectués dont voici quelques résultats :

Sérologie VIH positive, **anémie**, **lymphopénie** (LT4 : 400 par mm^3 de sang), **thrombopénie**.

Une prise en charge thérapeutique est immédiatement mise en place.

1. Définir les termes en gras.

2. Rappeler les modes de contamination par le VIH ainsi que les moyens de prévention correspondants.

3. Mme X présente une candidose. Comment qualifie-t-on cette maladie dans ce cas précis ? Justifier la réponse.

4. Citer d'autres maladies que risque de contracter cette patiente.

■■ Exercice 10 .... (15 min)

Un patient se présente aux urgences. Il est asthénique, amaigri. Il tousse de puis plusieurs semaines. La nuit il dort mal, il a un peu de fièvre et des sueurs.
Le diagnostic de tuberculose est envisagé.

Des examens paracliniques seront effectués.

- Des opacités nodulaires sont repérées au niveau du poumon gauche.
- L'examen bactériologique confirme le diagnostic.
- Un autre examen est effectué, dont le résultat est donné dans le document ci-dessous.

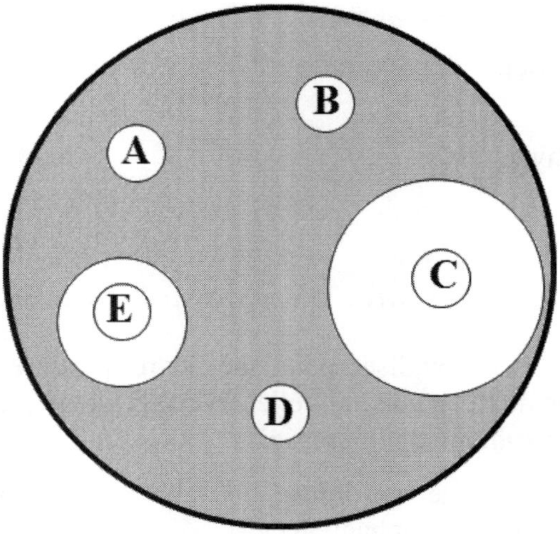

Ce patient devra suivre un traitement d'une durée de six mois, associant quatre antituberculeux pendant deux mois, puis deux pendant les quatre mois suivants.

1. Quel examen a permis de mettre en évidence des opacités nodulaires ?

2. Quel est l'agent responsable de la tuberculose ?

3.

a. Sur quel prélèvement biologique l'examen bactériologique a-t-il été effectué ?

b. Quel est le test qui permet d'identifier l'agent pathogène ?

4.

a. Quel est le nom et le principe de l'examen dont le résultat est schématisé ci-dessus ?

b. Que peut-on déduire de ce résultat ?

■ CONTROLE (80 min ; 20 pts) ■

Exercice 1 *(12 pts)*

Le document A présente l'évolution de 3 paramètres de l'infection par le VIH dosés dans le sang d'un patient contaminé.

Le document B présente le résultat d'un test permettant de diagnostiquer l'infection par le VIH.

1. Quel type d'examen permet de diagnostiquer l'infection par le VIH ?

2. Quel est le nom du test couramment utilisé ?
Donner le principe de ce test. La réponse sera illustrée par un schéma réalisé à l'aide des éléments du document B.

3. Que signifie « Ag p24 » ? Peut-on utiliser le même test pour doser ce paramètre ? Expliquer.

4. A partir de l'analyse de ce graphique :

a. Indiquer à quel moment a eu lieu la séroconversion.
Que faut-il en déduire quant aux modalités de dépistage ?

b. Quel nom donne-t-on à la phase qui suit la contamination ?

c. Comment peut-on interpréter le taux d'ARN viral au-delà du 1er mois ?

d. Quel est sur le plan clinique la situation du patient au-delà du 1er mois ?

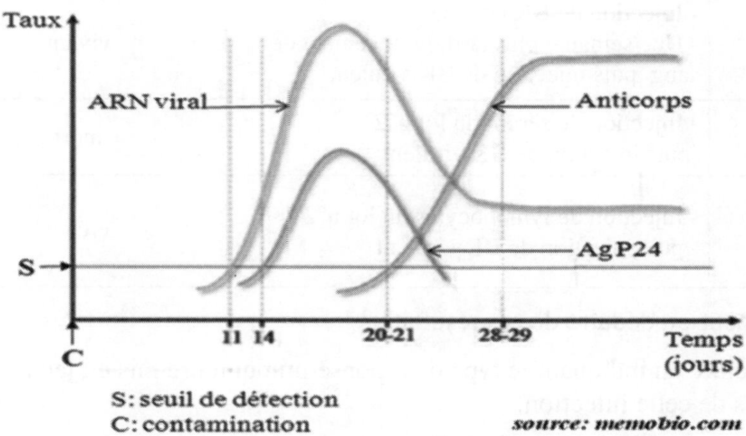

Document A

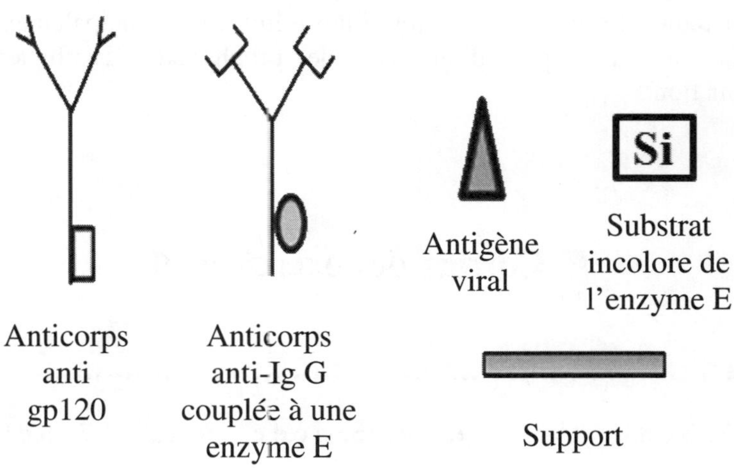

Document B

Exercice 2 *(8 pts)*

Afin d'élucider le mécanisme de défense déclenché au cours d'une infection par le bacille de Koch (BK), agent de la tuberculose, les expériences suivantes ont été réalisées il y a plusieurs dizaines d'années sur différents lots de cobayes.

Lot de cobayes	Nature de l'intervention	Etat de l'animal après l'intervention
n°1	- Injection de BK	mort
n°2	- Injection de BK atténué - Une semaine plus tard prélèvement de sang puis injection de BK virulent	vivant
n°3	- Injection de sérum du lot n°2 -puis injection de BK virulent	mort
n°4	- Injection de lymphocytes du lot n°2 - puis injection de BK virulent	vivant

1. Que peut-on déduire de ces résultats ?

Conclure en indiquant le type de réponse immunitaire mis en jeu au cours de cette infection.

2. Sachant que le BK se comporte comme un parasite intracellulaire, préciser le mécanisme de défense mis en jeu ici.

3. Ces expériences illustrent deux propriétés de la réponse immunitaire permettant l'utilisation, aujourd'hui limitée principalement aux populations à risque, d'un type de prophylaxie. Expliquer cette affirmation.

Corrigé des exercices

Corrigé 1 ....

1. c **2.** b,c,d,i **3.** c,e **4.** b,d **5.** a,c,d,e **6.** a,b **7.** **b,c*** **8.** b

9. a,b,c,d **10.**a,c **11.**b,c,e **12.**c **13.**b,d,e **14.**a,b,d **15.**a,b,d **16.**b

Remarques.

7. Les Ig G traversent la barrière placentaire.

10. Il n'y a pas actuellement de traitement curatif de l'infection par le VIH.

11. La tuberculose est une maladie opportuniste dans le sens où elle affecte très souvent des sujets immunodéprimés.

13. Le liquide gastrique contient des bactéries car une partie des sécrétions bronchiques a été déglutie.

15. Le terme chimiothérapie englobe tout traitement basé sur l'utilisation de médicaments.

Corrigé 2 ....

1. Glycoprotéine **2.** Enveloppe **3.** Capside

4. ARN **5.** Transcriptase inverse

Corrigé 3 ....

1. **A :** le virus fusionne avec un récepteur CD4.

B : la capside est dégradée et libère l'ARN et les enzymes dans le cytoplasme.

C : l'ARN est rétrotranscrit en ADN proviral par la transcriptase inverse du virus.

D : l'ADN proviral s'intègre dans l'ADN cellulaire.

E : un virus nouvellement formé sort par bourgeonnement.

2. Les traitements suivants sont actuellement utilisés:

- inhibiteurs de fusion
- inhibiteurs de la transcriptase inverse
- antiprotéases.

Corrigé 4 ....

1. **Primo-infection** : phase d'une maladie infectieuse correspondant au 1er contact avec l'agent pathogène.

Séroconversion : passage de la séronégativité à la séropositivité.

Séropositif : se dit d'un sujet dont le sang contient des anticorps spécifiques d'un agent donné.

Asymptomatique : qui ne présente pas de signes cliniques.

Adénomégalies : augmentation de volume des ganglions lymphatiques.

Trithérapie : traitement associant 3 médicaments.

2. Aucun de ces termes n'est spécifique de l'infection par le VIH.

Corrigé 5 ....

La toxoplasmose est une maladie opportuniste qui se contracte lorsque le taux des LT4 est très faible, ce qui n'est pas le cas lors de la primo-infection.

Corrigé 6 ....

1. Les Ig G traversent le placenta. Il est donc normal de trouver dans le sang du nouveau-né des anticorps anti-VIH.

Cela ne permet pas de savoir s'il a été contaminé.

2. Ce deuxième examen consiste à rechercher la présence du virus.
La PCR, qui permet d'amplifier la quantité d'ARN viral présent dans le prélèvement sanguin est l'une des techniques utilisées.

Une autre technique consiste à doser l'antigénémie P24.

Corrigé 7 ....

1. Les LT4 stimulent la multiplication des LB et leur différenciation en plasmocytes, cellules sécrétrices d'anticorps.

2. Au cours des premières semaines qui suivent la contamination, la virémie augmente très rapidement et de façon très importante tandis que le taux de LT4 diminue.

Les anticorps anti-VIH apparaissent après 3 semaines environ et leur taux augmentant, la virémie va se stabiliser.
Cette phase correspond à la **primo-infection**.

Ensuite, pendant plusieurs années le taux d'anticorps est élevé, ce qui permet un certain équilibre, bien que le taux de LT4 continue de diminuer.
Cette phase est la **phase asymptomatique**.

Lorsque le taux de LT4 diminue en deçà d'un certain seuil (environ 200 par mm^3 de sang) le taux d'anticorps chute considérablement parallèlement à une augmentation très rapide de la virémie.
Le patient est passé au **stade SIDA**.

Corrigé 8 ....

1. Cliniquement silencieuse : qui n'a pas de manifestations cliniques.

Sujet immunocompétent : sujet dont les défenses immunitaires sont efficaces.

2. Le germe est quiescent.

Corrigé 9 ....

1. Dysphagie : difficulté à avaler.
Candidose : maladie due à un champignon microscopique du genre Candida.
Fibroscopie : examen visuel d'un conduit de l'organisme à l'aide d'un fibroscope, tube souple muni de fibres optiques.
Anémie : diminution de la quantité d'hémoglobine dans le sang.
Lymphopénie : diminution du nombre de lymphocytes dans le sang.
Thrombopénie : diminution du nombre de plaquettes dans le sang.

2. Cf. cours.

3. Dans ce cas précis, la candidose est une maladie opportuniste qui s'est développée du fait de l'immunodéficience provoquée par le VIH.

4. Cf. cours.

Corrigé 10..

1. Les opacités nodulaires ont été observées sur un cliché radiographique.

2. L'agent de la tuberculose est le bacille de Koch.

3. a. L'examen bactériologique a été effectué sur des expectorations.

b. Le test utilisé est la coloration de Ziehl.

4. a. Il s'agit d'un antibiogramme. Cet examen permet de tester la sensibilité d'une souche bactérienne à une série d'antibiotiques.

Des disques imprégnés d'antibiotiques différents sont placés sur de la gélose préalablement ensemencée.

La souche est sensible à un antibiotique s'il n'y a pas de croissance bactérienne autour du disque correspondant (zone claire).
Dans le cas contraire elle est résistante.

b. Sur le document on constate que la croissance de cette bactérie est possible en présence des antibiotiques A, B, D.

On en déduit que cette souche est résistante à 3 antibiotiques. On dit qu'elle est **multirésistante**.

■ CORRIGE DU CONTROLE ■

Exercice 1

1. Il s'agit d'un sérodiagnostic.
Le test utilisé est le test ELISA.
Il s'agit d'un test immunologique qui consiste à mettre en évidence des anticorps anti VIH dans le sérum d'un patient, à l'aide d'un antigène viral.
Si ces anticorps sont présents, il se forme des complexes immuns qui sont révélés et dosés par une réaction enzymatique qui libère un produit coloré.

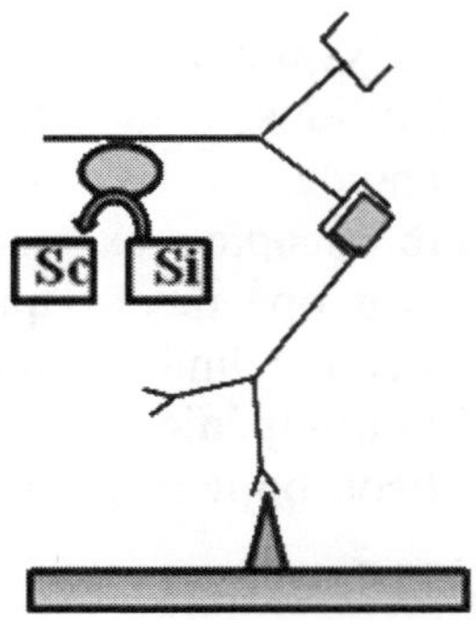

2. L'intensité de la coloration étant proportionnelle à la concentration d'anticorps anti-VIH

3. Ag P24 est un antigène viral qui correspond à la protéine P24.
Cet antigène peut également être mis en évidence par le test ELISA. Dans ce cas, le sérum du patient est mis en présence d'un anticorps anti P24.

4. a. Ce graphique montre que :

- l'ARN viral et la protéine P24 ne sont détectables après la contamination qu'à partir du 11ème jour pour le premier, du 14ème jour pour la seconde Les taux de ces paramètres augmentent rapidement avec un maximum à environ 18 jours puis diminuent jusqu'au 26ème jour environ. L'ARN viral reste détectable.
- Le taux d'anticorps n'est détectable qu'à partir de 3 semaines. C'est le moment de la séroconversion. Le sujet passe de la séronégativité à la séropositivité.
  Cette séroconversion étant relativement tardive, il est indispensable de pratiquer deux tests à deux mois d'intervalle.

  Le taux d'anticorps anti VIH augmente rapidement et se maintient à un niveau élevé au-delà du 1er mois.

b. La première phase correspond à la primo-infection.

c. Au-delà du 1er mois la protéine P24 est indétectable, le taux d'ARN viral est faible, le taux d'anticorps est élevé.
Pendant cette phase, le système immunitaire maîtrise l'infection.

d. Au-delà du 1er mois le patient entre dans la phase asymptomatique.

Exercice 2

Méthode

Il existe deux types de réponses spécifiques : la réponse immunitaire à médiation humorale (RIMH) et la réponse immunitaire à médiation cellulaire (RIMC).

Réponses

1. Déductions

- Les cobayes ne sont pas naturellement immunisés contre le BK.
- L'injection de BK atténué immunise ces animaux contre le BK.
- Le sérum d'un cobaye immunisé contre le BK n'est pas capable de protéger un autre cobaye contre le BK.
- Des lymphocytes prélevés chez un cobaye immunisé contre le BK sont capables d'immuniser un autre cobaye contre le BK.

Conclusion

C'est donc la **réponse à médiation cellulaire** qui est mise en jeu dans la lutte contre le BK.

2. Le mécanisme mis en jeu ici fait intervenir les lymphocytes T cytotoxiques qui vont détruire les cellules infectées.

3. La réponse immunitaire déclenchée ici est spécifique et douée de **mémoire**.
Ceci permet l'utilisation de la **vaccination**.
Le vaccin (le BCG) contient un bacille vivant atténué.

■ 8 ■

Génétique de l'hérédité

INTRODUCTION GENERALE

Le **génome** humain est constitué de 30.000 **gènes** répartis sur les 23 paires de **chromosomes**. Or, certains gènes peuvent être défectueux et être responsables de **maladies génétiques**. La **génétique humaine** étudie le mode de transmission de ces maladies génétiques ainsi que certains caractères **morphologiques**. Il existe plus de 5000 maladies, génétiques dont la mucoviscidose, la myopathie de Duchenne, l'hémophilie… La connaissance du ou des gènes responsables permet d'évaluer le **risque génétique** pour un enfant à naître ou pour un individu d'être atteint par la maladie.

L'ensemble des caractères morphologiques et biologiques d'un individu constitue le **phénotype**. Le phénotype est le résultat de l'expression du **génotype** c'est à dire de l'ensemble des gènes de l'individu.

Le caryotype

L'espèce humaine se caractérise par un stock **diploïde** de chromosomes. Ce stock comporte 23 paires de chromosomes homologues visibles après la réalisation d'un **caryotype**. Un caryotype (figure 1) présente un **classement** de ces mêmes chromosomes par paires d'homologues de taille décroissante.

L'analyse d'un caryotype révèle l'existence :

- de 22 paires d'**autosomes** communes aux deux sexes,
- d'une 23ème paire constituée par les **chromosomes sexuels** ou **gonosomes** encore appelés **hétérochromosomes** (XX chez la femme et XY l'homme).

Le caryotype est obtenu à partir de toutes cellules **nucléées** comme les globules blancs, des **cellules fœtales** comme les cellules du liquide amniotique prélevées lors d'une **amniocentèse** ou les cellules des villosités choriales après **choriocentèse**.

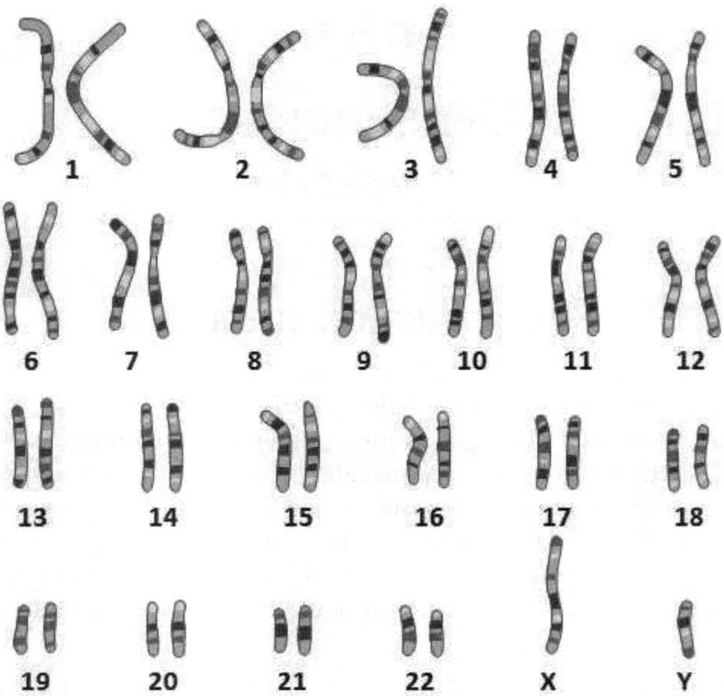

Figure 1

Les intérêts du caryotype

Le caryotype permet de déceler des **anomalies** ou **aberrations** affectant le **nombre** des chromosomes et/ou bien leur **structure**. De ces aberrations découlent diverses affections congénitales. Il est donc très utile dans les dépistages anténatal et prénatal.

Une formule chromosomique est dressée à l'issu du caryotype :

- caryotype masculin normal : 46, XY
- caryotype féminin normal : 46, XX

Les anomalies du nombre de chromosomes

Ces anomalies peuvent concerner :

- soit le **nombre** des **autosomes** Les trisomies 8, 13, 18, 21 demeurent les anomalies du nombre de chromosomes les plus fréquentes. La **trisomie 21** (figure 2), encore appelée **syndrome de Down**, peut être dépistée par l'existence de signes d'appels échographiques (augmentation de l'épaisseur de la clarté nucale, os nasal court…) suivie de la réalisation d'un triple test sanguin (concentration en βhCG, estriol et AFP). Le **diagnostic de certitude** repose sur la réalisation du caryotype fœtal. La formule chromosomique d'une trisomie 21 d'un sujet masculin est : 47, XY (+21).

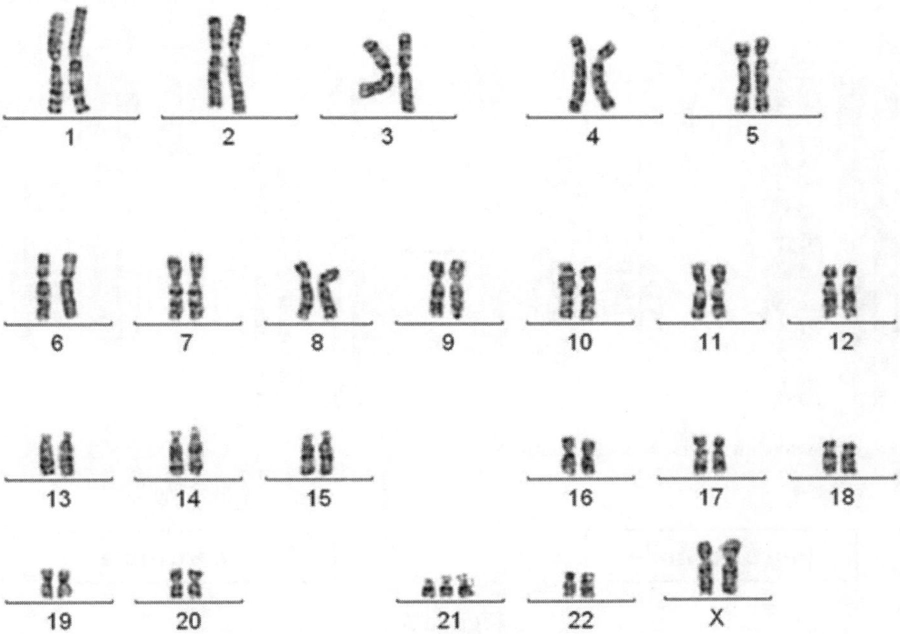

Figure 2 : 47, XY (+21)

- soit le nombre de **gonosomes** : la monosomie X ou syndrome de Turner (45, X) et le syndrome de Klinefelter (47, XXY) atteignant respectivement les sujets féminins et masculins.

D'une manière générale, l'origine de ces anomalies est une **non disjonction** de certains chromosomes homologues ou chromatides sœurs lors de la **méiose** des gamètes sexuels (cf. chapitre 11).

Les anomalies de structure des chromosomes

Il existe différentes modalités d'anomalies altérant la structure des chromosomes dont :

- la **translocation** (figure 3) : ce phénomène correspond à la **cassure** d'un fragment de chromosome qui vient se « **greffer** » sur un autre chromosome d'une autre paire d'homologues. La leucémie myéloïde chronique est la conséquence d'une translocation réciproque entre le chromosome 9 et le chromosome 22.

- la **délétion** (figure 4) : ce phénomène correspond à la **cassure** puis la **perte** d'un fragment de chromosome. La maladie du cri du chat est due à une délétion du chromosome 5.

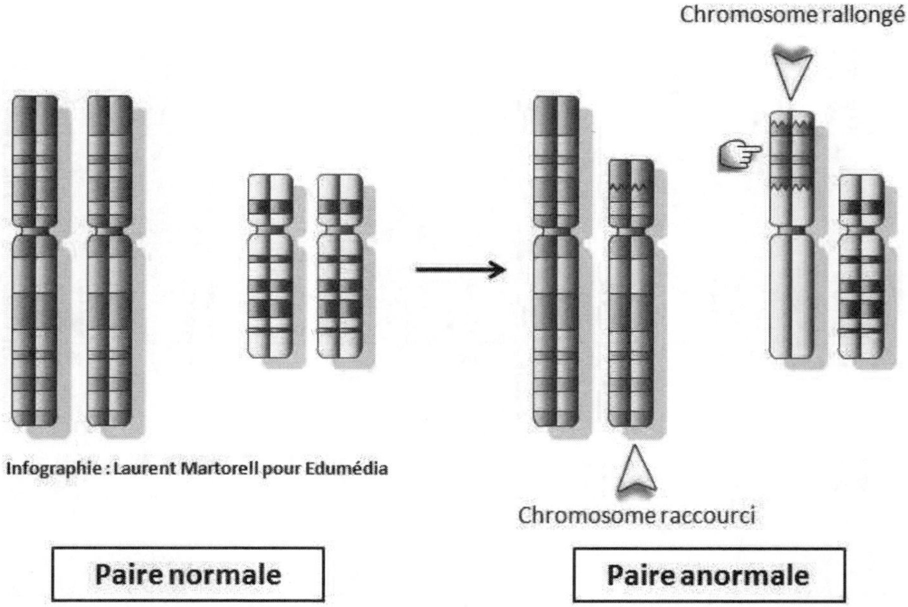

Figure 3

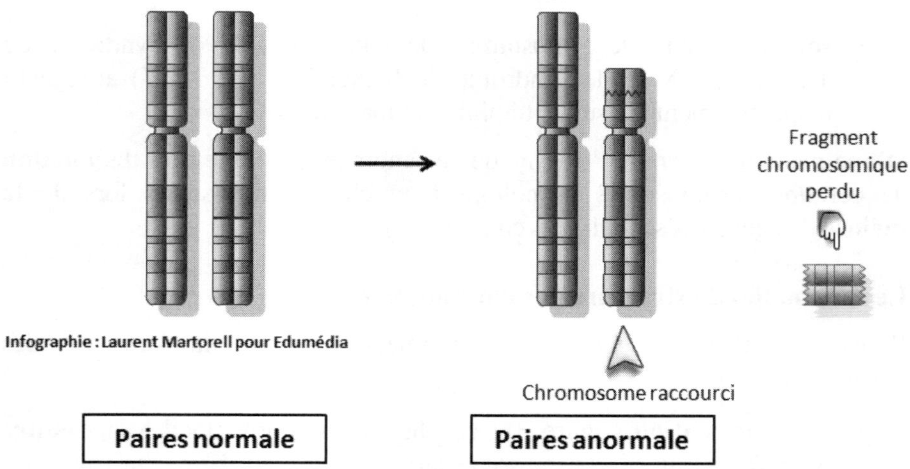

Figure 4

La transmission des gènes

Un **gène** est un segment d'ADN transcrit en ARN_m dirigeant la synthèse d'une protéine. L'espèce humaine comporte plus de **30.000 gènes** répartis sur 46 chromosomes.

▶ **Les allèles : différentes versions d'un même gène** (figure 5)

Les chromosomes étant assortis par paire (chromosome paternel - chromosome maternel), les gènes sont également appariés. Il existe donc pour chaque gène, deux versions plus ou moins identiques, appelées **allèles**, venant du père et de la mère. Si les 2 allèles reçus sont en tout point identique, l'individu est **homozygote** pour le gène considéré. Si les 2 allèles reçus sont en différents, l'individu est **hétérozygote** pour le gène considéré.

Chez le garçon, seuls les gènes présents sur le chromosome X sont à l'état **hémizygote** dans la mesure où il ne possède pas de chromosome X homologue.

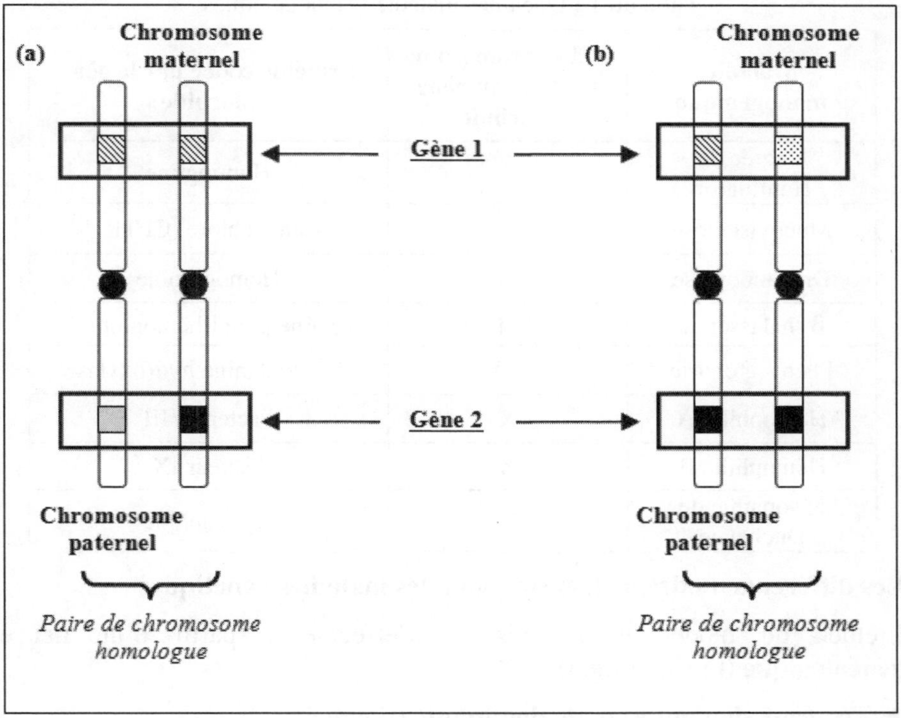

Figure 5 : les chromosomes homologues ne sont pas pour autant identiques. **(a)** Les deux allèles du gène 1 sont identiques. L'individu est donc **homozygote** pour le gène 1 mais hétérozygote pour le gène 2. **(b)** Cet autre individu est **hétérozygote** pour le gène 1 mais homozygote pour le gène 2.

Les allèles dominants, récessifs et codominants

Au sein d'un couple d'allèle **hétérozygote**, l'expression d'un allèle peut masquer l'expression de l'autre. L'allèle qui s'exprime est dit **dominant,** l'autre **récessif**. Parfois, les deux allèles s'expriment en même temps, ils sont alors qualifiés de **codominants**.

Les différents types de maladie génétique (tableau 1)

De nombreuses maladies génétiques sont dues à une ou plusieurs **mutations** au sein d'un seul et unique gène appelé **gène morbide**. De telles maladies sont qualifiées de **maladies monogéniques**.

Le gène morbide peut être porté par un **autosome** ou un **gonosome**. De plus, l'individu peut être homozygote ou hétérozygote pour le **gène morbide** en question.
A l'état homozygote, l'individu est porteur de deux allèles morbides alors qu'à l'état hétérozygote, l'individu est porteur d'un allèle morbide et d'un allèle normal.

Tableau 1 : Quelques maladies monogéniques

Maladie monogénique	n°du chromosome porteur du gène morbide	Protéine codée par le gène morbide
Chorée de Huntington	4	Huntingtine
Mucoviscidose	7	Canal chlore (CFTR)
Drépanocytose	11	Hémoglobine
β-thalassémie	11	Chaîne β de l'hémoglobine
Phénycétonurie	12	Phénylalanine hydroxylase
Hémophilie A	X	Facteur VIII
Hémophilie B	X	Facteur IX
Myopathie de Duchenne	X	Dystrophine

Les différents modes de transmission des maladies génétiques

L'étude du mode de transmission s'effectue à partir d'un **arbre généalogique** (Fig. 4 et fig.5).

▶ Transmission autosomale dominante (figure 6)

La maladie s'exprime **obligatoirement** à l'état homozygote et évidemment à l'état homozygote. Les enfants ayant un parent atteint ont systématiquement un risque sur deux d'hériter de l'allèle morbide.

La transmission autosomale dominante s'observe notamment pour la chorée de Huntington.

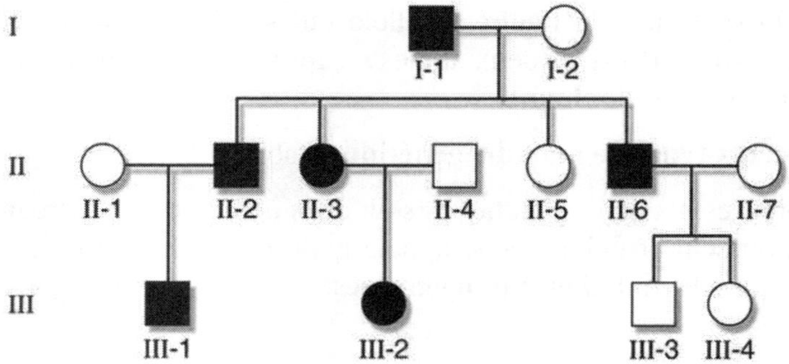

Figure 6

- Un enfant malade a généralement un des deux parents malade,
- Un individu hétérozygote est malade,
- Les hommes et les femmes ont autant de risque d'être malades.

Transmission autosomale récessive (figure 7)

La maladie s'exprime **seulement** à l'état homozygote chez l'homme et la femme (individus II_6 et II_8). Les individus hétérozygotes ne sont pas malades mais transmettent l'allèle morbide. Un individu malade peut donc avoir des parents non malades mais porteurs tous deux de l'allèle morbide (parents I_1 et I_2).

La transmission autosomale récessive s'observe pour la mucoviscidose, la drépanocytose, la β-thalassémie, la phénylcétonurie (PCU).

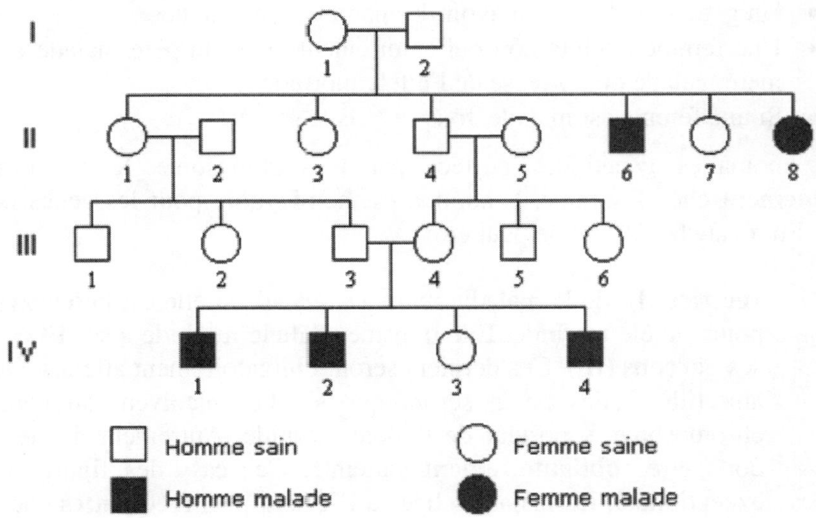

Figure 7

- Un enfant malade peut avoir des parents non malades,
- Un individu hétérozygote n'est pas malade
- Si les deux parents sont malades, ils auront des enfants obligatoirement malades,
- Les hommes et les femmes ont autant de risque d'être malades.

Transmission liée au sexe (figure 8)

Le gène morbide est porté par le **chromosome X** ou **Y**. Les anomalies génétiques portées par le chromosome Y engendre une **stérilité** et ne sont donc pas transmises.

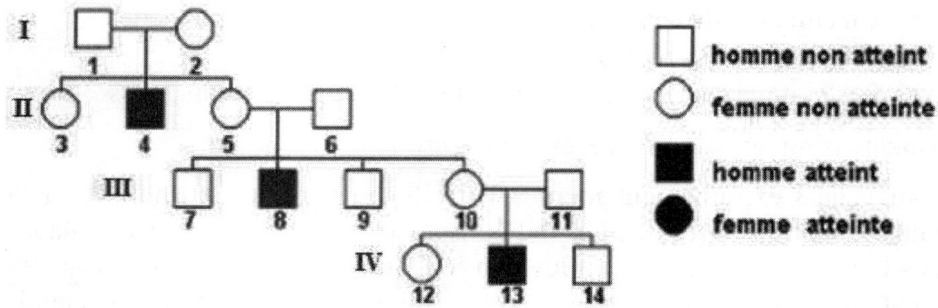

Figure 8

- Plus d'hommes que de femmes sont atteints.
- Un garçon malade peut avoir des parents non malades.
- Une femme atteinte doit obligatoirement avoir un père malade et une mère malade ou porteuse de l'allèle morbide.
- Si une femme est malade, tous ses fils le seront.

Les anomalies génétiques portées par le chromosome X s'expriment **pleinement** chez l'homme. L'homme est **hémizygote** pour les gènes liés à l'X. En revanche, la femme peut être :

1- **vectrice** (I_2) de la maladie mais pas malade si elle est **hétérozygote** pour l'allèle morbide. Elle transmet l'allèle morbide à ses **filles** et à ses **garçons** (II_4). Ces derniers seront obligatoirement atteints. Quant aux filles, elles ne le seront que si elles reçoivent du père un chromosome X porteur de l'allèle morbide. Autrement dit, le père doit être **obligatoirement** atteint. Ce cas de figure étant exceptionnel, les maladies liées à l'X sont plus **fréquentes** chez les garçons que chez les filles,

2- **malade** si elle est **homozygote** pour l'allèle morbide.

La transmission liée à l'X s'observe pour l'hémophilie A, l'hémophilie B, la myopathie de Duchenne.

Conventions d'écriture du phénotype et du génotype (figure 9)

Le **phénotype** s'écrit entre crochets. Le **génotype** s'écrit entre parenthèses en précisant la paire d'allèle reçue par deux traits. Chacun des traits représente le chromosome sur lequel se trouve l'allèle. L'allèle dominant s'écrit en majuscule et l'allèle récessif en minuscule.

a) Maladie génétique autosomale

- $\left(\frac{M}{M}\right)$ Individu malade [m] homozygote pour l'allèle morbide dominant
- $\left(\frac{M}{m}\right)$ Individu malade [m] hétérozygote pour l'allèle morbide dominant
- $\left(\frac{m}{m}\right)$ Individu malade [m] homozygote pour l'allèle morbide récessif

(b) Maladie génétique liée au sexe

- $\left(\frac{X^m}{X^s}\right)$ Femme hétérozygote pour l'allèle morbide
- $\left(\frac{X^m}{X^m}\right)$ Femme malade [m] homozygote pour l'allèle morbide
- $\left(\frac{X^s}{X^s}\right)$ Femme saine [S] homozygote pour l'allèle normal
- $\left(\frac{X^s}{Y}\right)$ Homme sain [s] hémizygote pour l'allèle normal
- $\left(\frac{X^m}{Y}\right)$ Homme malade [m] hémizygote pour l'allèle morbide

Figure 9

Détermination du risque de transmission d'une maladie génétique et réalisation d'un échiquier de croisement (figure 10)

La **probabilité** d'avoir un enfant atteint d'une maladie génétique donnée sévissant au sein de la famille peut être déterminé en réalisant un **échiquier de croisement**. L'analyse de l'arbre généalogique permet de déterminer le phénotype et le génotype des parents (caractère récessif ou dominant de l'allèle morbide localisé soit sur les autosomes soit sur les gonosomes).

L'échiquier permet de représenter les **combinaisons** d'allèles possibles lorsque les gamètes des deux parents, dont le génotype est connu, se rencontrent lors de la **fécondation**.

Gamète du père / Gamète de la mère	M	m
m	$\left(\frac{M}{m}\right)$	$\left(\frac{m}{m}\right)$
m	$\left(\frac{M}{m}\right)$	$\left(\frac{m}{m}\right)$

Figure 10

L'échiquier de la figure 10 permet de déterminer la probabilité d'avoir un enfant atteint d'une maladie génétique **dominante** donnée sachant que le père est hétérozygote pour l'allèle morbide M et que la mère est homozygote pour l'allèle normale m. Cette famille a un risque de 50 % d'avoir un enfant atteint de la même maladie génétique que le père.

◣ Enoncés des exercices ◢

Quelques aspects méthodologiques concernant l'étude de la transmission d'une maladie (ou d'un caractère) héréditaire à partir d'un arbre généalogique.

Mots-clés

Autosome, gonosome, locus, gène, allèle, dominant, récessif, codominant.

Génotype, phénotype, homozygote*, hétérozygote.

* Ce terme est parfois également utilisé pour désigner des jumeaux monozygotes (issus du même œuf).

Mode de transmission

Il concerne un caractère donné déterminé par un allèle donné.

Impression générale :

Peu de cas ⇨ récessivité

nombreux cas ⇨ dominance.

Démonstration :

Sujet malade ayant des parents sains :
⇨ récessivité

Sujet malade ayant au moins un parent atteint et la moitié des enfants atteints
⇨ dominance.

- Il faut citer les sujets pris en exemple.
- Lorsque que le mode de transmission est déterminé il faut préciser les conventions d'écriture.

Localisation du gène

Elle est la **même** chez **tous** les sujets.

Impression générale :

- Autant d'hommes malades que de femmes malades :

  ⇨ le gène est situé sur un autosome.

- Plus d'hommes malades que de femmes malades :

  ⇨ le gène est situé sur le chromosome X.

Démonstration :

Il faut envisager successivement 3 hypothèses puis les valider ou les éliminer : chromosome Y, chromosome X, autosome.

Remarque : le nombre d'individus étant relativement restreint, les « conclusions » sont plutôt des indications.

- A partir du mode de transmission et de la localisation du gène, on peut immédiatement écrire le **génotype** d'un sujet malade :
  - si le gène est autosomal, un génotype suffit.
  - si le gène est situé sur un hétérochromosome, il faut écrire le génotype d'un homme malade **et** celui d'une femme malade.

- La détermination des génotypes des autres sujets se fera grâce à un raisonnement basé sur la comparaison entre le sujet malade et ses parents et/ou ses enfants.

Etude du risque dans la descendance d'un couple

Construction d'un tableau de gamètes encore appelé échiquier de croisement ou carré de Punnett.

A partir du génotype des parents, on détermine le génotype des gamètes puis grâce au tableau, on indique les différentes possibilités de fécondation.

On calcule alors les probabilités.

■ Exercice 1 : QCM.. (5 min)

Les génotypes suivants sont-ils compatibles avec les affirmations proposées ?

1. **Génotype (N // m).** (N : allèle normal, m : allèle morbide) :

   a. ce sujet est malade
   b. ce sujet est hétérozygote pour le gène concerné
   c. ce gène est situé sur un autosome.
   d. l'allèle morbide est dominant
   e. ce sujet peut être un homme ou une femme
   f. ce sujet a un risque sur quatre d'avoir un enfant malade.

2. Génotype (X_m // Y). (m : allèle morbide) :

a. ce sujet est un homme malade
b. l'allèle morbide est dominant
c. les fils de cet homme seront atteints
d. il peut avoir une fille saine homozygote pour le gène concerné.

3. Génotype (N // M). (**N** : allèle normal, **M** : allèle morbide) :

a. l'allèle normal est dominant
b. le phénotype de ce sujet est [**NM**]
c. les deux allèles sont codominants
d. chez ce sujet les deux allèles s'expriment.

4. Génotype (M // n). (**M** : allèle morbide, **n** : allèle normal) :

a. ce sujet n'est pas malade
b. ce sujet est malade
c. ce sujet peut ne pas avoir d'enfant malade
d. l'un au moins des parents de ce sujet est malade.

5. Génotype (X // X_m). (m : allèle morbide) :

a. la maladie est liée au sexe
b. cette femme est malade
c. cette femme n'est pas malade
d. cette femme est vectrice de la maladie
e. cette femme est hétérozygote pour le gène concerné.

■ Exercice 2 : QCM.. (5 min)

Choisir la ou les propositions justes.

1. Un sujet atteint d'une maladie autosomale récessive :

a. est nécessairement homozygote pour le gène concerné
b. peut avoir des parents sains
c. peut avoir deux parents hétérozygotes pour le gène concerné
d. a au moins un parent atteint
e. a obligatoirement ses deux parents atteints.

2. Une maladie liée à l'X :

a. n'atteint que les filles
b. atteint plus de filles que de garçons
c. atteint plus de garçons que de filles
d. est souvent transmise par les femmes.

3. Un enfant de groupe sanguin O :

a. peut avoir un parent de groupe A et un parent de groupe B

b. peut avoir deux parents de groupe A
c. peut avoir un parent de groupe A et un parent de groupe AB.

■ Exercice 3.. (10 min)

1. Quel nom donne-t-on à la figure ci-dessous? Quel est son intérêt ?
2. Quelle est la formule chromosomique de ce sujet ?
   Commenter la réponse et proposer une explication.

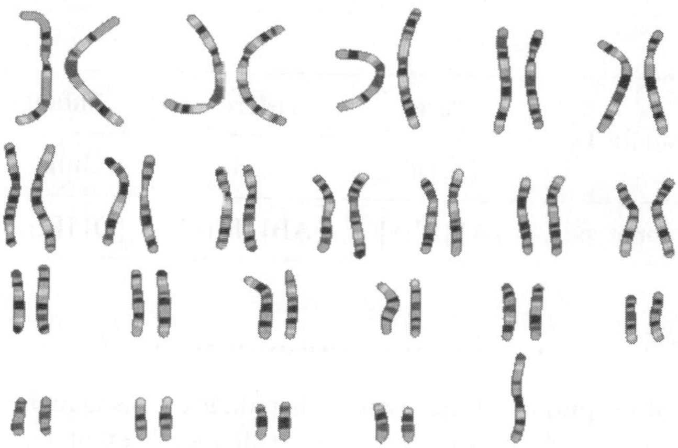

■ Exercice 4..(20 min)

Les groupes sanguins érythrocytaires correspondent à la présence ou à l'absence d'antigènes membranaires regroupés en plus de 20 systèmes.

Dans le système ABO les antigènes sont déterminés notamment par un gène situé sur le chromosome 9 et qui possède 3 allèles.

Dans le système Rhésus l'antigène D est déterminé par un gène qui est situé sur le chromosome 1 et comporte deux allèles : un sujet (D//d) a un phénotype [Rh+].

1. Compléter le tableau suivant et en déduire les rapports de hiérarchie éventuelle existant entre les caractères (donc les allèles) A, B et O.

Génotype	**(A//A)**	**(A//O)**	**(B//B)**	**(B//O)**	**(A//B)**	**(O//O)**
Phénotype		[A]		[B]	[AB]	

2. Deux femmes ont accouché le même jour.

En rentrant de la clinique une des familles se demande s'il n'y a pas eu un « échange » d'enfant.

A partir des données ci-dessous, indiquer si les soupçons sont fondés.

Famille P.	Père	Mère	Enfant
	Alain	Marie	Pierre
Phénotype	[O] [Rh+]	[B] [Rh+]	[B] [Rh⁻]

Famille D.	Père	Mère	Enfant
	Pascal	Aude	Julie
Phénotype	[A] [Rh+]	[AB] [Rh+]	[O] [Rh+]

■ Exercice 5 .... (15 min)

L'**amyotrophie spinale** est une maladie héréditaire dans laquelle on observe une dégénérescence des neurones moteurs de la moelle épinière.

Déduire de l'étude de l'arbre généalogique ci-dessous :

1. Le mode de transmission de la maladie: récessif ou dominant.

2. La localisation du gène en cause.

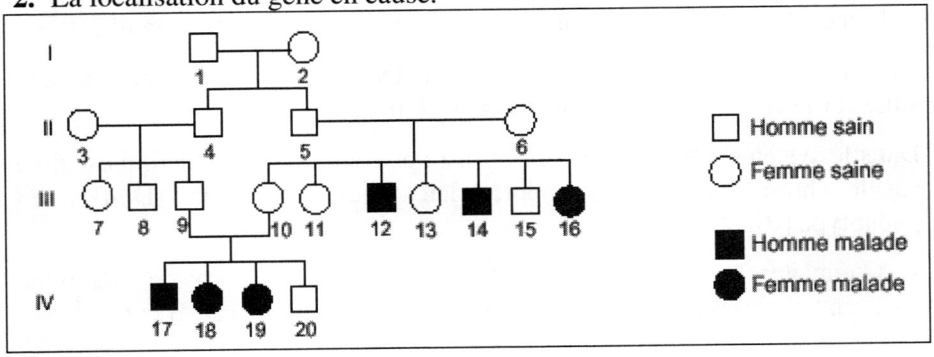

a. L'allèle muté est-il dominant ou récessif ?

b. Quelle est la localisation du gène en cause ?

■ Exercice 6 .... (30 min)

L'intolérance au fructose est une maladie héréditaire due à une déficience enzymatique qui ne permet pas au foie de convertir le fructose en glucose.

1. Déterminer, à partir de l'analyse de l'arbre généalogique donné ci-dessous, le mode de transmission de cette maladie.

   ***Convention d'écriture** :*
   - *l'allèle responsable du caractère pathologique sera noté F ou f*
   - *celui responsable du caractère sain sera noté S ou s.*

2. Cette maladie est-elle liée au sexe ? Justifier la réponse.

3. Donner, en les justifiant, les génotypes des individus IV2 et IV4 puis III3 et III4.

4. Donner la probabilité que le couple IV1 - IV2 ait un enfant atteint de l'intolérance au fructose.

5. Proposer une explication quant à la fréquence d'apparition de la maladie dans la génération IV. Emettre une hypothèse sur les individus II2 et II5.

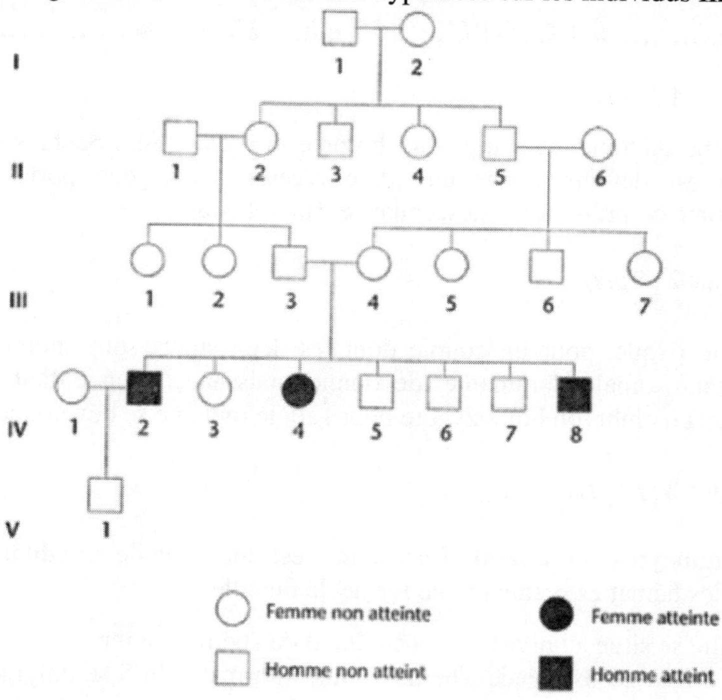

■■ Exercice 7 .... (10 min)

Les **ataxies cérébelleuses** sont des maladies héréditaires neurodégénératives qui se manifestent à l'âge adulte.

Déduire de l'arbre généalogique ci-dessous le mode de transmission de ces maladies et la localisation du gène en cause.

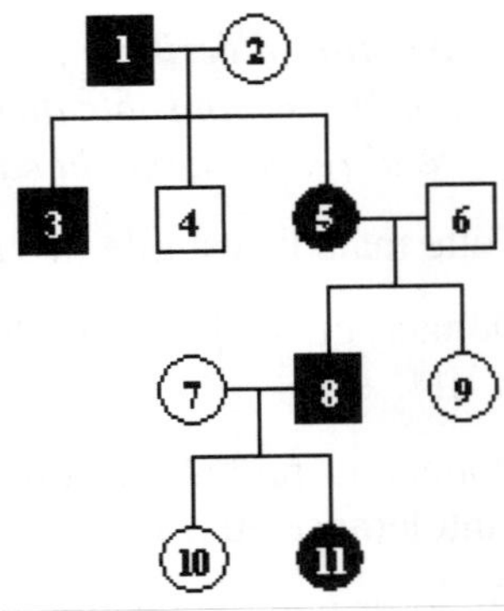

.... ■ CONTROLE (45 min ; 20 pts) ■ ....

Exercice 1 *(5 pts)*

Une femme daltonienne s'unit à un homme non daltonien. Sachant que ce caractère est déterminé par un allèle récessif d'un gène porté par le chromosome X, présenter la descendance d'un tel couple.

Exercice 2 *(5 pts)*

Evaluer le risque, pour un couple dont les deux sujets sont atteints d'une maladie autosomale dominante, de donner naissance à un enfant atteint, sachant qu'un embryon homozygote pour l'allèle muté ne se développe pas.

Exercice 3 *(10 pts)*

La **drépanocytose** ou **anémie falciforme**, est une maladie héréditaire dans laquelle les hématies prennent une forme de faucille.

L'anomalie se situe au niveau de la chaîne β de l'hémoglobine.
Dans sa forme désoxygénée, l'hémoglobine anormale Hb S se polymérise et entraîne la déformation des hématies.

Le diagnostic repose sur la mise en évidence de cette hémoglobine anormale par la technique de l'**électrophorèse**. A la suite de ce diagnostic, on dresse l'arbre généalogique de la famille présenté dans le **document A**.

Le couple (7-8) ne présente aucun des symptômes de la maladie, mais dans la famille de chacun d'eux, on trouve quelques sujets atteints de cette maladie.

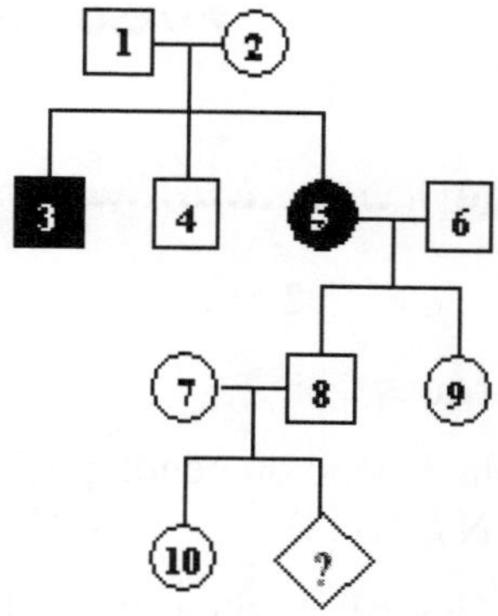

Document A

Ce couple a eu un premier enfant ne présentant pas de symptômes mais il s'inquiète à l'occasion d'une deuxième grossesse.

Des prélèvements sanguins sont réalisés chez tous les membres de la famille ainsi que dans le sang du cordon ombilical. Les résultats sont représentés dans le **document B**.

1. L'allèle muté est-il dominant ou récessif ? Justifier la réponse.

2. Analyser l'électrophorégramme.

a. Ces résultats sont-ils compatibles avec la réponse à la 1ère question ?

b. L'enfant à naître sera-t-il malade ?

c. Y avait-il un risque qu'il le soit ?

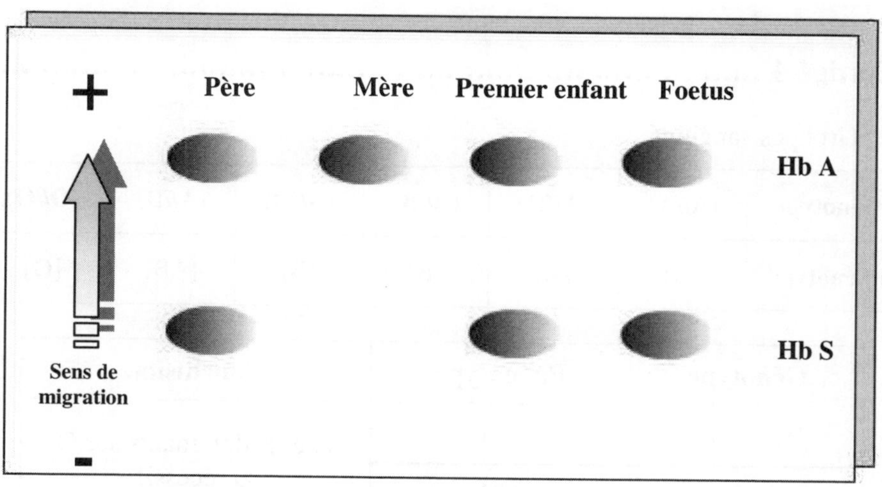

Document 2

Hb A = hémoglobine normale. **Hb S** = hémoglobine anormale.

Corrigé des exercices

Corrigé 1

1→ b, c, e **2** →a **3** → b, c, d **4** → b, c, ,d **5** → a, c, d

Remarques :

1f : cela dépend du génotype du conjoint :
si (N // N) : 0 si (N // m): 1/4 si (m // m) : 1/2

2 cd : les fils héritent Y de leur père, les filles héritent un des X de leur mère.

Corrigé 2

1. a, b, c **2.** c, d **3.** a, b

Corrigé 3

1. Il s'agit d'un caryotype. Il permet de mettre en évidence des aberrations chromosomiques.

2. La formule chromosomique de ce sujet est 45, XO. Il s'agit d'une monosomie. Elle provient de la non-disjonction d'une paire d'hétérochromosomes pendant la méiose.

Corrigé 4

1. Groupes sanguins.

Génotype	**(A//A)**	**(A//O)**	**(B//B)**	**(B//O)**	**(A//B)**	**(O//O)**
Phénotype	**[A]**	[A]	**[B]**	[B]	[AB]	**[O]**

Génotype	Phénotype	Conclusion
(A // O)	[A]	A et B dominants sur O O récessif
(B // O)	[B]	
A//B)	[AB]	A et B codominants.

2. Echange d'enfants

Famille P

- L'allèle O est récessif. Le génotype d'Alain ne peut être que (O//O).
  Celui de Pierre est donc (B//O).
  Le génotype de Marie est soit (B//B), soit (B//O).
- Le phénotype de Pierre est [Rh-] or ses deux parents sont [Rh+]. Par conséquent l'allèle Rh- est récessif.
  Le génotype de Pierre est donc (Rh-//Rh-).
  Ses parents sont donc hétérozygotes pour ce gène : (Rh+//Rh-).

Famille D

Le phénotype de Julie est [O]. Son génotype est donc (O//O).
Or le phénotype de sa mère est [AB] donc son génotype est (A//B).
Ce qui est incompatible.

En revanche le génotype de Julie est compatible avec celui d'Alain (O//O) et celui de Marie qui serait alors (B//O).

Il y a donc bien eu échange d'enfants.

Vérification :

Famille P.	**Père**	**Mère**	**Enfant**
	Alain	Marie	Julie
Phénotype	[O] [Rh+]	[B] [Rh+]	[O] [Rh^+]
Génotype	(O//O) (Rh^+//Rh^+) ou (Rh^+//Rh-)	(B//B) ou (B//O) (Rh^+//Rh^+) ou (Rh^+//Rh-)	(O//O) (Rh^+//Rh^+) ou (Rh^+//Rh-)

Famille P.	**Père**	**Mère**	**Enfant**
	Pascal	Aude	Pierre
Phénotype	[A] [Rh+]	[AB] [Rh+]	[B] [Rh^-]
Génotype	(A//O) (Rh^+ //Rh^-)	(A//B) (Rh^+ //Rh^-)	(B//O) (Rh- //Rh^-)

Corrigé 5

1. Mode de transmission de cette maladie

Dans cette famille, tous les sujets malades (12, 14, 16, et 17, 18, 19) ont des parents sains.
Cette maladie est donc transmise sur le **mode récessif**.

Chaque parent, porteur d'un seul allèle muté qui ne s'exprime pas, a fourni un allèle muté à certains des enfants.

La présence simultanée de deux allèles mutés provoque la maladie.

Si l'allèle muté était dominant, chaque sujet malade aurait au moins l'un de ses parents malades.

On désignera par N, l'allèle normal, et par m, l'allèle muté.

2. Localisation du gène en cause

Impression générale :

On remarque que cette maladie touche aussi bien les hommes que les femmes. Le gène est donc probablement situé sur un autosome.

Démonstration :

Hypothèse 1 : « Le gène est situé sur le chromosome Y »
Des femmes étant atteintes, cette hypothèse est rejetée.

Hypothèse 2 : « Le gène est situé sur le chromosome X »
Dans cette hypothèse, le génotype d'une femme malade est (X_m // X_m)

Son père, qui lui a transmis un X, doit avoir pour génotype (X_m // Y)
Il est donc nécessairement malade.

Ce qui n'est le cas pour aucune femme.

L'hypothèse est donc rejetée.

Conclusion: le gène doit donc être situé sur un autosome.

Vérification

Tout sujet malade doit avoir pour génotype (m // m).
Les parents de ce sujet étant sains, ils doivent être **hétérozygotes** pour ce gène : (N // m).

Il s'agit donc très probablement d'une **maladie autosomale récessive**.

Corrigé 6

1. Mode de transmission de l'intolérance au fructose.

Les sujets IV2, IV4, IV8 sont malades. Leurs parents sont sains.
L'allèle muté est donc récessif.
Les sujets malades ont reçu un allèle muté de leurs parents hétérozygotes.

L'allèle normal sera donc noté **S**, l'allèle muté **f**.

2. Localisation du gène en cause.

Le sujet IV4 est une femme malade.
Le gène n'est donc pas situé sur le chromosome Y.

Si le gène était situé sur X, le génotype du sujet IV4 devrait être (Xf//Xf)
Son père devrait donc être malade. Ce n'est pas le cas.
Le gène n'est donc pas situé sur le chromosome X.

Le gène est donc situé sur un autosome.

L'intolérance au fructose est donc une maladie autosomale récessive.

3. Génotype des individus

IV2, IV4, IV8 : malades donc homozygotes pour l'allèle muté.
Leur génotype est donc (f//f).

III3 et III4 sont sains mais leurs enfants sont malades. Ils sont donc hétérozygotes pour ce gène.
Leur génotype est donc (S//f).

4. Le sujet IV2 a pour génotype f//f. tous ses gamètes sont donc porteurs de l'allèle muté.

Le sujet IV1 est sain. Son génotype peut être S//S ou S//f.

Tableaux de gamètes

Sujet (S//S)

(S//S) \ (f//f)	f
S	(S//f) [S]

Sujet (S//f)

(S//f) \ (f//f)	f
S	(S//f) [S]
f	(f//f) [f]

P : génotype des parents

G : génotype des gamètes

Conclusion.

Le risque de donner naissance à un enfant atteint est :

- **nul si le conjoint est homozygote dominant**

- **½ s'il est hétérozygote.**

5. On peut remarquer que les sujets III3 et III4 sont cousins germains. Ce qui explique la fréquence élevée de la maladie dans la génération IV.
Les individus II2 et II5 sont sains mais très probablement hétérozygotes pour ce gène.

Corrigé 7 ....

Mode de transmission.

Cette maladie se manifeste à chaque génération.
Chaque sujet a un parent malade.
L'allèle muté est donc dominant.

Localisation du gène en cause.

Cette maladie atteint des femmes.
⇨Le gène ne peut être situé sur le chromosome Y.

Le sujet 3 est un homme malade.
Si le gène était situé sur le chromosome X, sa mère devrait l'être aussi.
Or ce n'est pas le cas.
⇨Le gène ne peut être situé sur le chromosome X.

Il s'agit d'un gène autosomal.

Cette maladie est donc une maladie autosomale dominante.

.... ■ CORRIGE DU CONTROLE ■ ....

Exercice 1

L'allèle muté est récessif. Le gène est porté par X.
Soit d l'allèle muté, et N l'allèle normal.

Une femme daltonienne est donc nécessairement **homozygote récessive** pour ce gène : (X_d // X_d).

Son conjoint n'étant pas daltonien, son génotype est donc (X_d // Y).

Cette femme étant homozygote, elle ne produit qu'un seul type de gamètes.

Génotype des gamètes	X_N	Y
Xd	$(X_N // X_d)$ **[N]**	$(X_d // Y)$ **[d]**

▸ Si c'est une fille, elle ne sera pas daltonienne mais **vectrice** c'est-à-dire qu'elle pourra transmettre l'allèle muté à sa descendance.

▸ Si c'est un garçon, il sera nécessairement daltonien. Ses enfants recevront nécessairement cet allèle muté.

Exercice 2

L'allèle muté étant dominant et la forme homozygote pour cet allèle ne permettant pas le développement d'un embryon, les sujets malades sont nécessairement **hétérozygotes** : (M // n).
M est l'allèle muté dominant et n, l'allèle normal récessif.

Ils produisent chacun deux types de gamètes: M et n

Génotype des gamètes	M	n
M	(M // M) **non viable**	(M // n) **[M]**
n	(M // n) **[M]**	(n // n) **[n]**

Parmi les enfants à naître, il y a deux risques sur trois (66%) pour qu'un enfant soit malade, et une chance sur trois (33%) que l'enfant soit sain.

Exercice 3

1. Les sujets 3 et 5 sont malades alors que leurs parents sont sains.
L'allèle muté est donc récessif.

Chaque parent hétérozygote pour ce gène a transmis un allèle muté à ces deux enfants.

2. L'électrophorégramme montre que le père, le 1er enfant et le fœtus possèdent tous les trois, les deux formes A et S de l'hémoglobine.

On en déduit qu'il y une relation de codominance entre l'allèle normal et l'allèle correspondant à l'hémoglobine S qui se manifeste au niveau moléculaire mais pas au plan clinique.

Le père et le 1er enfant n'ayant pas de symptômes, l'enfant à naître n'en aura pas non plus.

3. L'électrophorégramme montre que la mère ne synthétise que l'hémoglobine normale. Elle est donc homozygote pour l'allèle normal.

La maladie ne se manifestant qu'à l'état homozygote pour l'allèle muté, il n'y avait aucun risque pour l'enfant.

■ 9 ■

Génétique moléculaire

INTRODUCTION GENERALE

L'ensemble des caractères physiques et biologiques sont déterminés par un programme génétique dont le support moléculaire est l'acide désoxyribonucléique (ADN). Alors que la **génétique de l'hérédité** étudie le mode de transmission de certains caractères **morphologiques** (couleur des yeux, des cheveux...) mais aussi **pathologiques** (mucoviscidose, hémophilie...), la **génétique moléculaire** étudie la structure de l'ADN, l'expression de l'information génétique et son contrôle.

LA MOLECULE D'ADN ET CHROMOSOME

L'ADN est le support **universel** de l'information génétique localisé dans le noyau des cellules eucaryotes.

Structure et composition de l'ADN

L'ADN est un polymère constitué par deux chaînes d'acides nucléiques enroulées en **double hélice**. Un acide nucléique est un **polymère** de **nucléotides** unis entre eux par une **liaison phosphodiester**. Chaque nucléotide est un assemblage de trois constituants (figure 1) :

- une **base azotée** parmi quatre possibles, l'adénine (A), la thymine (T), la guanine (G), la cytosine (C),
- un groupement glucidique en C_5 : le **désoxyribose**,
- un groupement **phosphate**.

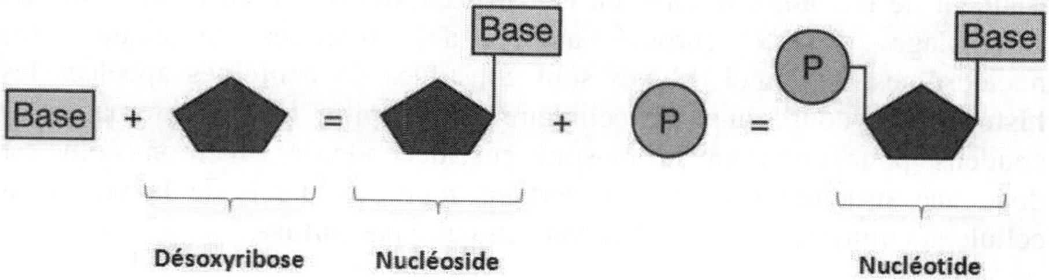

Figure 1

L'association des bases azotées de deux nucléotides placés face à face ne se fait pas de manière aléatoire mais obéit à la **règle de complémentarité** où A s'associe avec T et G avec C. Des **liaisons hydrogènes** transversales permettent de stabiliser cette association. Les groupements phosphate et glucidique forment le squelette extérieur alors que les bases azotées sont empilées dans le « cœur » de la molécule (figure 2).

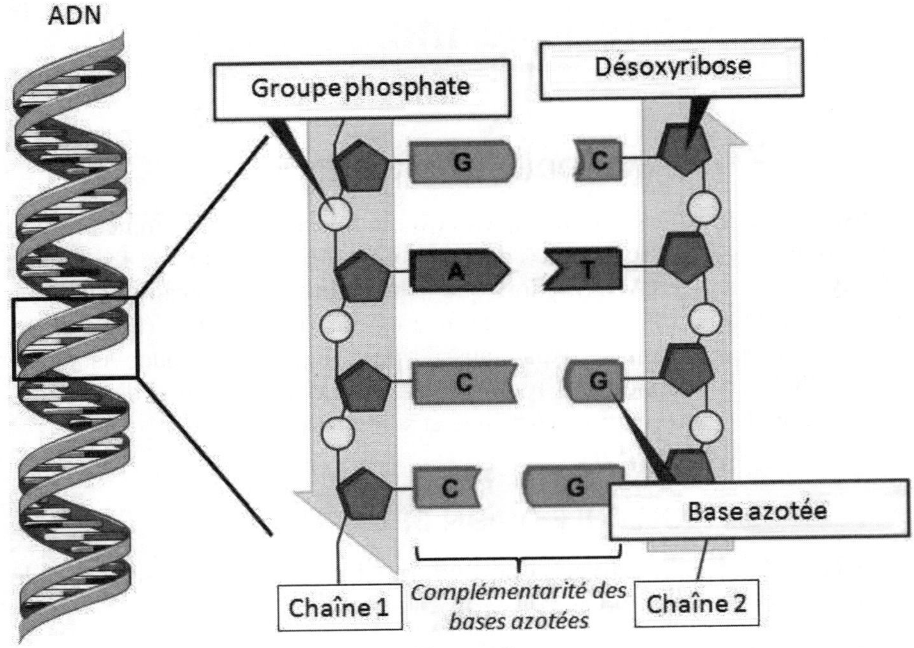

Figure 2

L'information génétique est codée en un « langage » à quatre lettres. L'ordre dans lequel se suivent les nucléotides constitue une **séquence** nucléotidique.

L'ADN humain comprend 3.10^9 nucléotides pour une longueur totale de 2 m et un diamètre de 2 nm !

Structure du chromosome (figure 3)

L'espèce humaine se caractérise par 23 paires de chromosomes mis en évidence lors d'un **caryotype**. Un chromosome est constitué d'un long filament de **chromatine** dans un état très **condensé**. La chromatine est un assemblage d'ADN enroulé autour de structures protéiques, les nucléosomes. Les nucléosomes sont constitués de **protéines** appelées les **histones**. Au cours du cycle cellulaire (cf. chapitre 10), la chromatine se condense pour former un chromosome et se décondense. Un chromosome est donc une structure visible qu'à certains moments précis de la vie de la cellule notamment lors de la division cellulaire par **mitose**.

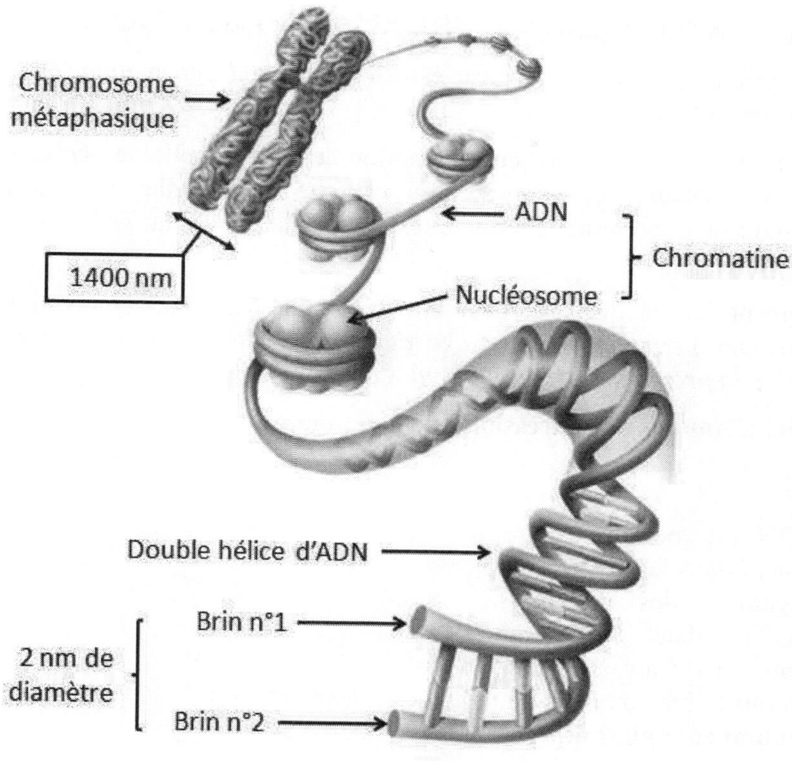

Figure 3

Un chromosome tel qu'il est observé lors d'un caryotype est un chromosome dit **métaphasique** (figure 4). La métaphase est une étape de la mitose au cours de laquelle la chromatine présente un état de **condensation maximale**.

Un chromosome métaphasique est constitué de deux **chromatides sœurs** unis au niveau d'un **centromère**.
Chaque chromatide sœur comporte des extrémités appelées les **télomères**.

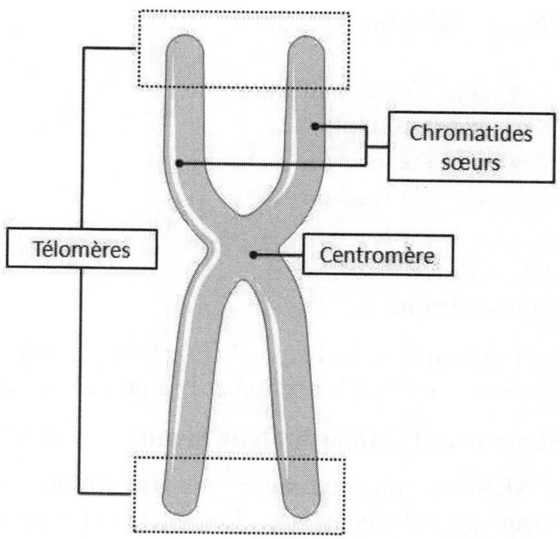

Figure 4

EXPRESSION DE L'INFORMATION GENETIQUE

La question centrale qui se pose est : « *Comment l'information génétique s'exprime-t-elle ?* ».

Il existe une relation étroite entre la notion de **gène** et celle de **protéine**. En effet, les maladies génétiques aussi diverses soient elles ont un point commun : une protéine anormale est responsable de la pathologie (cf. tableau 1 du chapitre 8).

Autrement dit, la question peut être reformulée ainsi : « *Quels sont les mécanismes permettant le passage du gène, séquence de nucléotides de l'ADN, à la protéine, séquence d'acides aminés ?* ».

Les deux étapes de l'expression du gène (figure 6)

L'ADN est localisé exclusivement dans le **noyau**. Or, la synthèse des protéines s'effectue dans le **cytoplasme** au niveau des **ribosomes** libres ou fixés au **réticulum endoplasmique**. Le passage du gène à la protéine s'effectue en deux étapes correspondant aux deux localisations cellulaires :

- une étape nucléaire : la **transcription**,
- une étape cytoplasmique : la **traduction**.

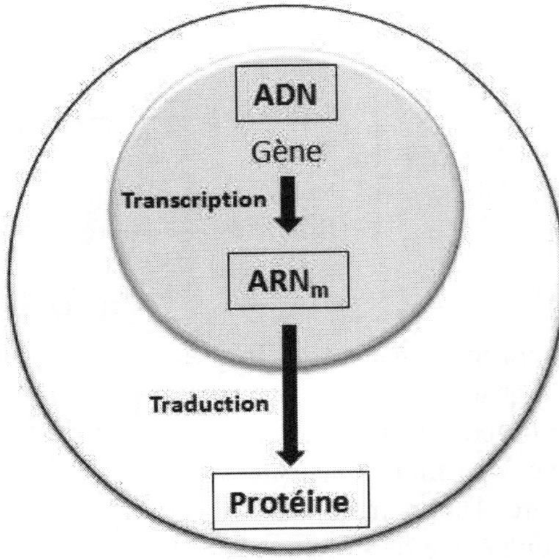

Figure 5

La transcription

La transcription correspond à la formation d'ARN (acide ribonucléique) à partir de l'ADN. Ce phénomène se déroule dans le noyau.

Structure et composition de la molécule d'ARN

L'ARN est un **polymère** constitué d'une seule chaîne de nucléotides (structure monocaténaire). Les nucléotides de l'ARN sont identiques à ceux de l'ADN à l'exception de la thymine qui est remplacée par l'uracile (U).

Le mécanisme de la transcription (figure 6)

La transcription permet la formation d'ARN et notamment d'ARN messager noté ARN_m à partir d'un fragment d'ADN appelé **gène**. Ce phénomène est catalysé par une enzyme, l'**ARN polymérase**. Cet enzyme incorpore les nucléotides par **complémentarité** des bases azotées avec ceux du brin d'ADN matrice à une exception près : quand l'ARN polymérase rencontre un A dans l'ADN, elle incorpore dans l'ARN messager un U au lieu d'un T.

Une fois produits, les ARN messagers quittent le noyau et rejoignent le cytoplasme en empruntant les pores nucléaires.

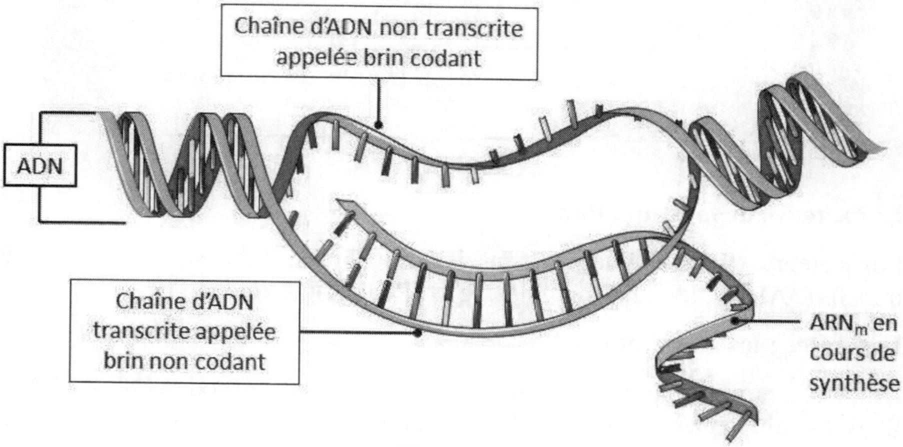

Figure 6

La traduction

La **traduction** permet le passage d'une séquence nucléotidique de l'ARNm en une séquence d'acides aminés d'un peptide ou d'une protéine.

La nécessité d'un code génétique : l'ordre dans lequel s'enchaînent les acides aminés est dicté par celui des nucléotides de l'ARN_m. Il existe vingt acides aminés différents. Or, il existe quatre nucléotides différents. On en déduit qu'il faut un enchaînement au minimum de **trois nucléotides** pour définir l'ensemble des acides aminés. Il y a donc $4^3 = 64$ triplets de nucléotides différents. Un triplet de nucléotides de l'ARN_m est appelé **codon**.

Parmi les 64 codons, 61 désignent un acide aminé donné et les trois autres ne codent pas pour des acides aminés mais permettent la terminaison de la traduction encore appelés **codons-stop**.

Le **code génétique** (figure 7) définit la correspondance entre un codon et un acide aminé. Comme il y a plus de codons que d'acides aminés, un même acide aminé peut être spécifié par plusieurs codons. Le code génétique est dit **dégénéré** (information génétique redondante). De plus, le code génétique est **universel** : il est le même de la bactérie à l'homme en passant par les végétaux.

		deuxième base				
		U	C	A	G	
Première base	U	UUU Phénylalanine UUC (Phé) UUA Leucine UUG (Leu)	UCU UCC Sérine UCA (Ser) UCG	UAU Tyrosine UAC (Tyr) UAA Arrêt UAG	UGU Cystéine UGC (Cys) UGA Arrêt UGG Tryptophane (Trp)	U C A G
	C	CUU CUC Leucine CUA (Leu) CUG	CCU CCC Proline CCA (Pro) CCG	CAU Histidine CAC (His) CAA Glutamine CAG (Gln)	CGU CGC Arginine CGA (Arg) CGG	U C A G
	A	AUU AUC Isoleucine (Ile) AUA AUG Méthionine (Met)	ACU ACC Thréonine ACA (Thr) ACG	AAU Asparagine AAC (Asn) AAA Lysine AAG (Lys)	AGU Sérine AGC (Sér) AGA Arginine AGG (Arg)	U C A G
	G	GUU GUC Valine GUA (Val) GUG	GCU GCC Alanine GCA (Ala) GCG	GAU Acide aspartique GAC (Asp) GAA Acide glutamique GAG (Glu)	GGU GGC Glycine GGA (Gly) GGG	U C A G
						troisième base

Figure 7

Les acteurs de la traduction

Les acteurs de la traduction sont les ribosomes, l'ARN$_m$, les ARN de transfert (ARN$_t$), les acides aminés, le GTP (analogue de l'ATP).

Les ARN$_t$: les adaptateurs

Les acides aminés ne reconnaissent pas directement les codons de l'ARN$_m$. Il existe un intermédiaire, l'**ARN$_t$**, assurant la fixation d'un acide aminé défini à un codon donné. L'ARN$_t$ reconnaît le codon de l'ARN$_m$ par une séquence complémentaire appelée **anti-codon**.

Chronologie de la synthèse des protéines

La synthèse d'une protéine se déroule en 3 étapes : l'**initiation**, l'**élongation** et la **terminaison**.

- **Etape 1** (figure 8)**:** La traduction débute lorsque se produit la reconnaissance du **codon initiateur** AUG de l'ARN$_m$ par l'ARN$_t$ porteur de l'anticodon ainsi que la réunion des deux sous-unités du **ribosome**. Celui-ci comporte trois sites aux fonctionnalités distinctes : les sites P, A et E.

- **Etape 2** (figure 9) **:** l'**élongation** de la chaîne polypeptidique nécessite la fixation subséquente d'autres ARN$_t$ porteurs d'acides aminés. Il se forme entre deux acides aminés contigus une **liaison peptidique** au niveau du site A. Ce processus nécessite de l'énergie apportée sous forme de GTP. L'élongation s'effectue à un rythme de vingt acides aminés par seconde !

- **Etape 3** (figure 10) **:** le processus s'arrête lorsque le ribosome rencontre l'un des trois **codons-stop** (UAA, UAG ou UGA). Les sous-unités du ribosome se dissocient, la protéine nouvellement fabriquée est libérée pour exercer sa fonction biologique.

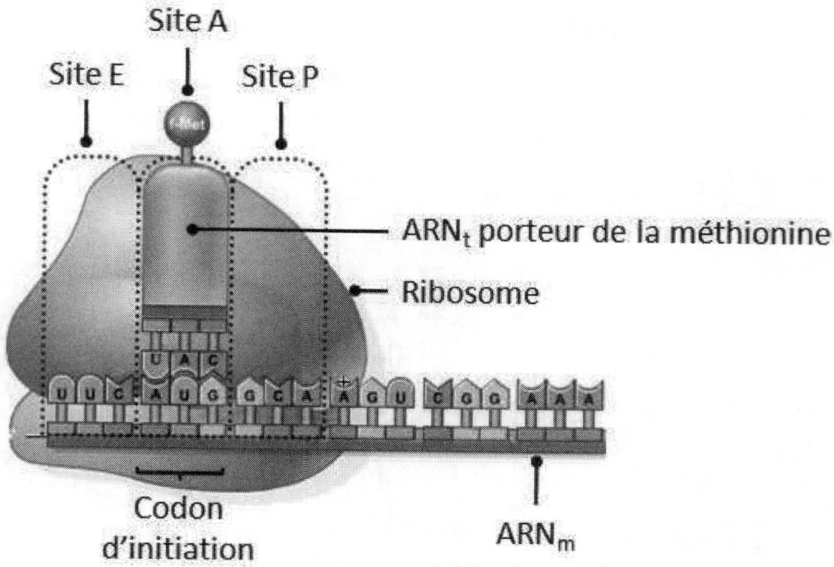

Figure 8 : l'initiation

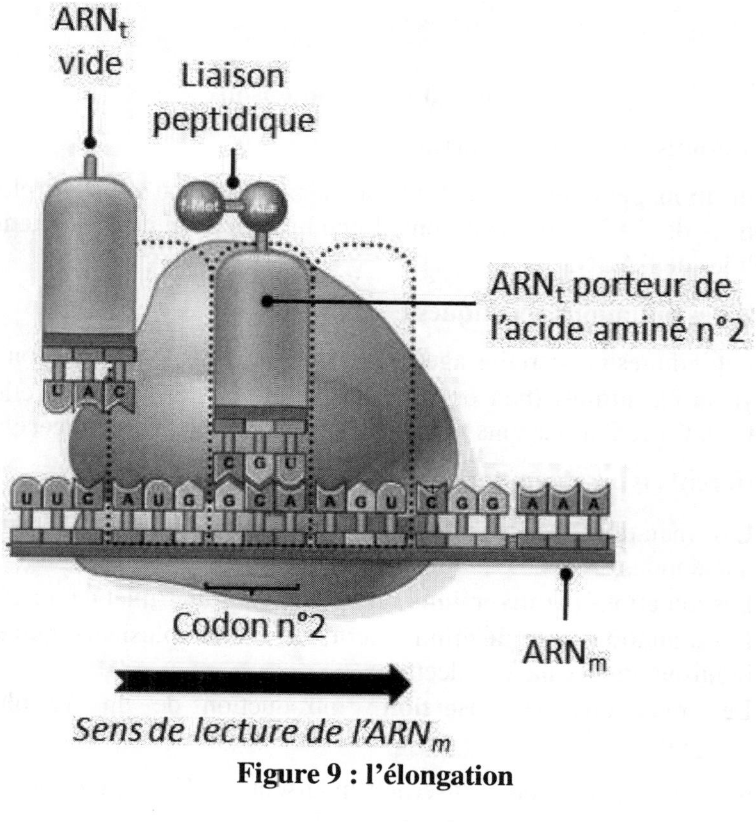

Figure 9 : l'élongation

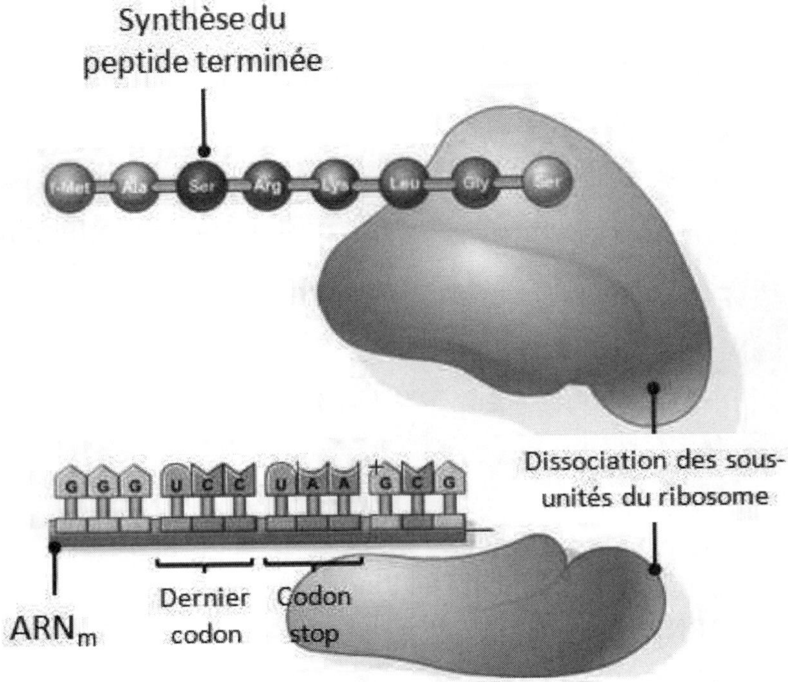

Figure 10 : la terminaison

Les mutations génétiques ponctuelles

Une **mutation génétique** se définit par la modification d'un ou plusieurs nucléotides de l'ADN. Il s'agit donc d'une modification de la **séquence** des nucléotides de l'ADN.

Origine des mutations génétiques

Elles sont induites par certains agents **physiques** (UVB, radiations ionisantes X ou γ) ou **chimiques** (benzopyrène, fumée de cigarette, trichloréthylène, solvant…). Ce sont des agents **mutagènes** et potentiellement **cancérigènes**.

Les différents types de mutations génétiques (figure 11)

- Les mutations par **substitution** : remplacement d'un ou plusieurs nucléotides.
- Les mutations par **inversion** : retournement d'un triplet de nucléotides
- Les mutations par **délétion** : perte de un ou plusieurs nucléotides induisant un décalage de lecture.
- Les mutations par **insertion** : introduction de un ou plusieurs nucléotides.

Les mutations par délétion et insertion induisent un **décalage de lecture** de l'ARNm et donc une séquence peptidique différente.

Cependant, certaines mutations dites **silencieuses** induisent la synthèse d'une protéine normale. Ces mutations silencieuses s'expliquent par la dégénérescence du code génétique.

Les mutations **faux sens** induisent une séquence polypeptidique différente (le codon muté spécifie un acide aminé différent du codon initial) alors qu'une **mutation non sens** induit une séquence polypeptidique tronquée (le codon muté spécifie l'arrêt de la synthèse polypeptidique).

	ARN$_m$ normal du gène + séquence en acides aminés correspondante	**ARN$_m$ du gène muté + séquence en acides aminés correspondante**
Substitution	CCA – GAG – ACU ↓ ↓ ↓ Pro – Glu – Thr	CCA – GUG – ACU ↓ ↓ ↓ Pro – Val – Thr
Inversion	UUC – UGG – GCU ↓ ↓ ↓ Phé – Try – Ala	UUC – GGU – GCU ↓ ↓ ↓ Phé – Gly – Ala
Délétion	↓perte UAC – ACC – ACG – A ↓ ↓ ↓ Tyr – Thr – Thr	UAC – CCA – CGA ↓ ↓ ↓ Tyr – Pro – Arg
Insertion	UAC – ACC – ACG ↓ ↓ ↓ Tyr – Thr – Thr	↓ajout UAC – GAC – CAC – G ↓ ↓ ↓ Tyr – Asp – His

Figure 11

◣ Enoncés des exercices ◢

Mots-clés :

ADN, ARN_m, ARN_t, ribosome.

Réplication, transcription, traduction.

Séquence, triplet, codon, code génétique.

Mutation, substitution, inversion, insertion, délétion.

Mutation faux-sens, mutation non-sens.

■ Exercice 1 .... (10 min)

Choisir la (ou les) bonne(s) réponses.

1. L'ADN :

a. est un nucléotide
b. est un polynucléotide
c. contient du ribose
d. contient du désoxyribose.

2. L'ADN renferme :

a. plus d'adénine que de thymine
b. autant de cytosine que de guanine
c. autant d'adénine que de guanine
d. autant d'adénine que de thymine, que de guanine, que de cytosine.

3. L'ADN :

a. ne quitte jamais le noyau
b. est formé de deux chaînes identiques
c. est formé de deux chaînes complémentaires
d. renferme un message codé.

4. L'ARN est synthétisé :

a. dans le cytoplasme
b. dans le noyau
c. à partir de ribonucléotides
d. par copie de l'ADN
e. sous forme double brin.

5. L'ARN est présent :

a. dans le noyau
b. dans le nucléole

c. dans le cytoplasme
d. dans la membrane plasmique.

6. La transcription :

a. consomme de l'énergie
b. succède à la traduction
c. précède la traduction.

7. La transcription donne naissance à :

a. l'ARN
b. l'ARNm
c. l'ARNt
d. l'ARNr.

8. Quels éléments participent à la traduction?

a. ADN
b. ARNm
c. acides aminés
d. ARN_t
e. ribosomes
f. glucose
g. enzymes.

9. Les ribosomes :

a. sont tous libres dans le cytoplasme
b. sont tous fixés sur le REG
c. possèdent un ARN.

10. Un gène :

a. a une taille déterminée
b. a une séquence déterminée
c. a une localisation précise.

11. Le gène de l'insuline

a. est présent dans les toutes les cellules
b. est présent dans les cellules β des îlots de Langerhans
c. ne s'exprime pas dans les adipocytes.

12. Une mutation :

a. est un changement dans la séquence d'une protéine
b. modifie la séquence d'un gène
c. est héréditaire
d. a toujours une conséquence néfaste
e. peut concerner plusieurs nucléotides
f. peut ne pas modifier la séquence en acides aminés.

■ Exercice 2 .... (10 min)

Afin de connaître le lieu de formation et le cheminement de la molécule d'ARN dans la cellule, on réalise l'expérience suivante :

1ère étape : on incube des cellules en présence de précurseurs de l'ARN et notamment de bases azotées dont l'une est radioactive.

2ème étape : les cellules sont transférées dans un milieu contenant des précurseurs non radioactifs.

Après chaque étape, des cellules sont prélevées afin de localiser la radioactivité.

Les résultats sont donnés dans le document ci-dessous.

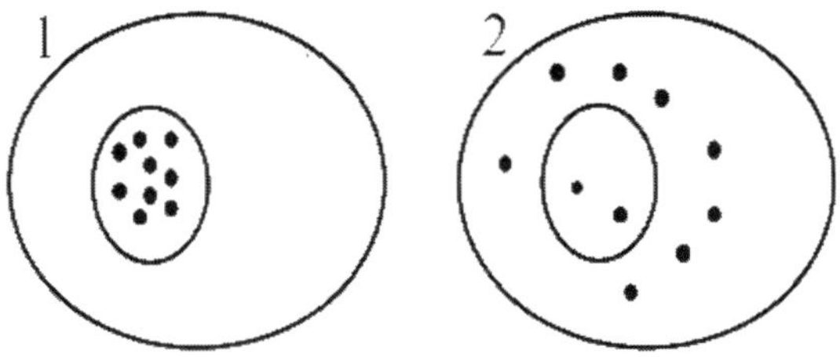

•: Radioactivité

1 : après la 1ère étape
2 : après la 2ème étape

1. **1.** Rappeler la structure biochimique de la molécule d'ARN.
2. **2.** Choisir parmi les bases suivantes celle qui doit être utilisée comme marqueur radioactif. Justifier la réponse.

   a. adénine   b. uracile   c. thymine   d. guanine   e. cytosine

3. **3.** Que peut-on déduire des résultats de cette expérience ?

■ Exercice 3 .... (10 min)

Afin de connaître les modalités de la transcription, on réalise la synthèse in vitro d'une molécule d'ARN à partir de ribonucléotides, en présence notamment d'une portion d'ADN, et d'une ARN polymérase.

On détermine les quantités respectives de bases azotées dans les deux molécules.

1. **1.** Schématiser une petite portion de ces deux molécules.
2. **2.** Compléter le tableau ci-dessous
3. **3.** Que peut-on déduire de ces résultats quant au mode de formation de l'ARN ?

ADN	A	T	G	C	A+T/G+C
	31,5	32	20,5	18,5	
ARN	**A**	**U**	**G**	**C**	**A+U/G+C**
	31,6	32,5	21	18,9	

▪ Exercice 4...(10 min)

La séquence suivante correspond à une portion du gène codant la chaîne β de l'hémoglobine (brin transcrit):

TACCACGTGGACTGACTACTCCT

Donner les étapes conduisant à la portion correspondante de la chaîne polypeptidique. A l'aide du tableau ci-dessous, représenter les principales molécules impliquées et expliquer leur rôle.

Nucléotide première position	Nucléotide deuxième position								Nucléotide troisième position
	U		C		A		G		
	UUU	Phénylalanine	UCU		UAU	Tyrosine	UGU	Cystéine	U
U	UUC	(Phe)	UCC	Sérine	UAC	(Tyr)	UGC	(Cys)	C
	UUA	Leucine	UCA	(Ser)	UAA	Non-sens/Stop	UGA	Non-sens/Stop	A
	UUG	(Leu)	UCG		UAG		UGG	Tryptophane (Trp)	G
	CUU		CCU		CAU	Histidine	CGU		U
C	CUC	Leucine	CCC	Proline	CAC	(His)	CGC	Arginine	C
	CUA	(Leu)	CCA	(Pro)	CAA	Glutamine	CGA	(Arg)	A
	CUG		CCG		CAG	(Gln)	CGG		G
	AUU	Isoleucine	ACU		AAU	Asparagine	AGU	Sérine	U
A	AUC	(Ile)	ACC	Thréonine	AAC	(Asn)	AGC	(Ser)	C
	AUA		ACA	(Thr)	AAA	Lysine	AGA	Arginine	A
	AUG	Méthionine (Met)	ACG		AAG	(Lys)	AGG	(Arg)	G
	GUU		GCU		GAU	Acide aspartique	GGU		U
G	GUC	Valine	GCC	Alanine	GAC	(Asp)	GGC	Glycine	C
	GUA	(Val)	GCA	(Ala)	GAA	Acide glutamique	GGA	(Gly)	A
	GUG		GCG		GAG	(Glu)	GGG		G

.... ▪ CONTROLE (45 min ; 20 pts) ▪ ....

Exercice 1 *(13 pts)*

Les séquences ci-dessous correspondent à la même portion d'un gène qui code une chaîne polypeptidique.
Seul le brin transcrit est représenté.

- **Sujet A : TGATTGTCACCAATACTA** ← **séquence normale**
- **Sujet B : TGATTGTCGCCAATACTA**
- **Sujet C : TGATTGTCACGAATACTA**

- **Sujet D : TGATTGTCACCAATTCTA**
- **Sujet E : TGATTGTCAC AATTCTA**

1. En expliquant la démarche, donner la séquence en acides aminés codée par cette portion d'ADN, chez le sujet A.
2. Indiquer les anomalies présentes chez les autres sujets et donner les conséquences prévisibles lors de l'expression de ce gène.

Exercice 2 *(7 pts)*

Dans le but de fabriquer un vaccin, on purifie à partir d'un virus, des peptides qui sont ensuite testés pour mesurer leur pouvoir immunogène.
Le peptide choisi pour le vaccin comporte la séquence d'acides aminés suivante :

Ala – His – Gln – Cys.

A l'aide du code génétique et, en justifiant de façon détaillée le raisonnement, indiquer parmi les différentes propositions, présentées ci-dessous, la séquence d'ADN à utiliser pour produire ce peptide.

- **Séquence numéro 1 : CGTATGCCCTAG**
- **Séquence numéro 2 : CGTGTGGTTACA**
- **Séquence numéro 3 : TAACCGATAGGA**

Corrigé des exercices

Corrigé 1

1. b,d	**2.** b	**3.** a, c, d	**4.** b,c,d	**5.** a,b,c	**6.** a,c
7. a,b,c,d	**8.** b,c,d,e,g	**9.** c,d	**10.** a, b, c	**11.** a,b,c	**12.** b,e,f

Question	Remarque
10.	On appelle allèles les séquences différentes d'un même gène.
12.	La mutation est transmise à la descendance de la cellule. S'il s'agit d'une cellule germinale, alors la mutation pourra être transmise à la descendance de l'individu.

Corrigé 2 ....

1. L'ARN est un polynucléotide. Il est formé d'une seule chaîne de ribonucléotides composés chacun d'un groupement phosphate uni à une molécule de ribose elle-même liée à une base azotée : adénine, uracile, guanine ou cytosine.

2. Afin de déceler spécifiquement l'ARN il faut choisir une base azotée qui lui soit propre, à savoir l'**uracile**.

3. Après la 1ère étape l'ARN se trouve dans le noyau. Après la 2ème étape on le retrouve essentiellement dans le cytoplasme.

On en déduit que l'ARN se forme dans le noyau puis passe dans le cytoplasme.

En effet l'ARN doit s'assembler aux ribosomes pour assurer la traduction.

Corrigé 3 ....

1.

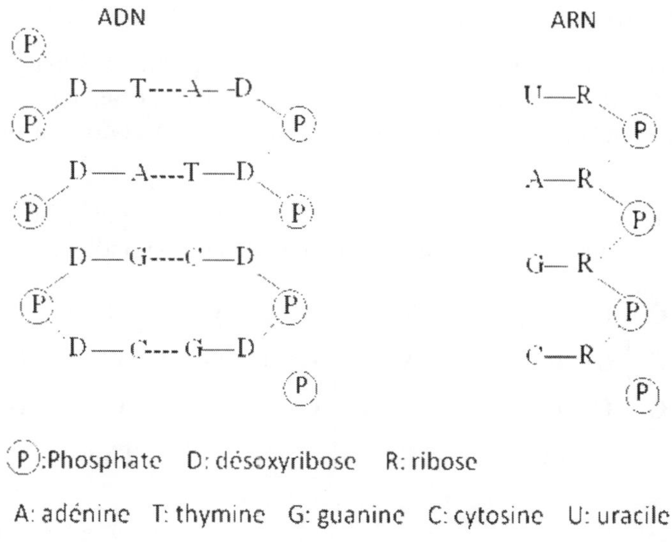

2. ADN : A + T / G + C = 1,6. **ARN** : A + U /G + C = 1,57.

Dans l'ARN, l'uracile remplace la thymine. On remarque que les deux rapports sont égaux. On en déduit que l'ARN s'est formé par copie de l'ADN.

Corrigé 4 ....

La séquence en acides aminés d'une protéine est dictée par la séquence en bases azotées du gène qui commande sa synthèse.

Etape	Lieu	Mécanisme	Résultat
Transcription	Noyau	Copie de l'information de l'ADN	ARN_m
Traduction	Cytoplasme	Assemblage des acides aminés	Protéine

L'ARN se forme selon le principe de la complémentarité des bases azotées (A avec T de l'ADN, U avec A de l'ADN et G avec C).

Les acides aminés sont assemblés selon un ordre dicté par la séquence de l'ARN messager (ARN_m), suivant le **code génétique**.

Cet assemblage nécessite l'intervention d'intermédiaires appelés **ARN de transfert** (ARN_t) mais aussi d'enzymes diverses et d'énergie (GTP).

A chaque codon correspond un ARNt. Celui-ci prend en charge l'acide aminé qui lui correspond et par l'intermédiaire de trois de ses bases, formant l'anti-codon, il positionne l'acide aminé en face de son codon au niveau de l'ARNm.

Ainsi la séquence en acides aminés est-elle conditionnée par la séquence de l'ARNm qui est une copie de la séquence du gène correspondant.

1	**T A C**	**C A C**	**G T G**	**G A C**	**T G A**	**C T A**
2	**A U G**	**G U G**	**C A C**	**C U G**	**A U U**	**G A U**
3	**U A C**	**C A C**	**G U G**	**G A C**	**U G A**	**G A U**
4	**Met**	**Val**	**His**	**Leu**	**Thr**	**Asp**

1. ADN brin transcrit **2**. ARNm **3**. ARNt **4**. Portion de la chaîne β

■ CORRIGE DU CONTROLE ■

Exercice 1

1.

- **Sujet A :** 1 = ADN brin transcrit 2 = ARN_m 3 = protéine

1	**T**	**G**	**A**	**T**	**T**	**G**	**T**	**C**	**A**	**C**	**C**	**A**	**A**	**T**	**A**	**C**	**T**	**A**
2	**A**	**C**	**U**	**A**	**A**	**C**	**A**	**G**	**U**	**G**	**G**	**U**	**U**	**A**	**U**	**G**	**A**	**U**
3		**Thr**			**Asn**			**Ser**			**Gly**			**Tyr**			**Asp**	

Pour répondre aux questions suivantes, il n'est pas nécessaire de recopier la séquence entière.

2.

- **Sujet B :**

	Sujet A	**Sujet B**
ADN 3ème triplet	TCA	TCG
ARNm 3ème codon	AGU	AGC
Acide aminé (3ème)	Ser	Ser

Les deux séquences d'ADN diffèrent par la **substitution** d'une seule base.

En effet, l'adénine (A) est remplacée par la guanine (G), mais les deux codons correspondent à la **sérine**. La protéine sera donc tout à fait normale.

Dans ce cas on parle de **mutation silencieuse**.

- **Sujet C :**

	Sujet A	**Sujet C**
ADN 4ème triplet	CCA	CGA
ARNm 4ème codon	GGU	GCU
Acide aminé (4ème)	Gly	Ala

Ici la mutation a entraîné le changement d'un acide aminé.

▸ Selon la position de cet acide aminé dans la séquence, la protéine peut, ou non, perdre ses propriétés.

- **Sujet D :**

	Sujet A	**Sujet C**
ADN 5ème triplet	ATA	ATT
ARNm 5ème codon	UAU	UAA = codon stop
Acide aminé (5ème)	Tyr	–

Ici la mutation a fait apparaître un **codon-stop** responsable d'un arrêt **prématuré** de la traduction.

La protéine sera donc plus **courte**. Elle est dite **tronquée**. Cette protéine aura certainement une fonction biologique anormale.

Exercice 2

Afin de choisir la bonne séquence d'ADN, il faut déterminer, à partir du code génétique, les différents codons* de l'ARNm codant chaque acide aminé et retrouver la séquence d'ADN compatible.

En effet, le code génétique est dit "dégénéré" en ce sens qu'un même acide aminé est codé par plusieurs codons.
Ce qui constitue une protection vis-à-vis des mutations.

L'alanine, 1er acide aminé du peptide, est codée par GCU, GCC, GCA, et GCG.

Un seul de ces codons peut correspondre au 1er triplet **CGT** des deux premières séquences. Il s'agit de **GCA**

Aucun ne peut correspondre au 1er triplet de la 3ème séquence.

L'histidine, 2ème acide aminé, est codée par CAU CAC. Aucun de ces deux codons ne peut correspondre au deuxième triplet de la 1ère séquence.

En revanche CAC correspond au deuxième triplet de la 2ème séquence: GTG.

La glutamine, 3ème acide aminé, est codée par CAA et CAG. CAA correspond au 3ème triplet GTT de la 2ème séquence.

La cystéine, 4ème acide aminé, est codée par UGU et UGC. UGU correspond à AGA 4ème triplet de la 2ème séquence.

C'est donc la **deuxième séquence** qui sera utilisée pour fabriquer ce vaccin.

■10■
Le cycle cellulaire et processus tumoral

INTRODUCTION GENERALE

Les cellules de l'organisme, appelées **cellules somatiques**, sont en perpétuel renouvellement notamment parce que ces cellules sont amenées tôt ou tard à mourir. Cette mort **naturelle** ou **accidentelle** (processus pathologique, inflammatoire, infection virale, traumatisme…) ne doit pas pour autant perturber le fonctionnement de l'organisme. C'est ainsi que toute cellule morte doit être impérativement remplacée tout en **conservant** le patrimoine génétique. Ce remplacement est rendu possible par la capacité des cellules environnantes à se diviser au cours d'un **cycle de vie** appelé le **cycle cellulaire**. La prolifération des cellules est un mécanisme **contrôlé**. Tout échappement à ce contrôle risque d'aboutir à la formation d'un **cancer** (prolifération anarchique des cellules d'un tissu).

LE CYCLE CELLULAIRE

Le cycle cellulaire est le cycle de vie d'une cellule somatique. Il comporte une succession de **deux grandes phases** qui se répètent un certain nombre de fois au cours de la vie de la cellule. Ces deux grandes phases sont :

- l'**interphase**,
- une **division cellulaire** appelée la **mitose**.

Ce cycle est bien mis en évidence si l'on étudie l'évolution de la quantité d'ADN en fonction du temps (figure 1).

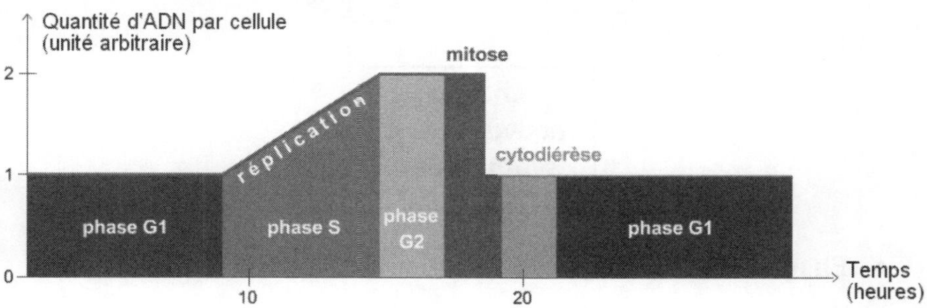

Figure 1

Un cycle cellulaire classique dure environ vingt heures.

L'interphase

L'interphase est la phase qui prépare la cellule à la mitose. C'est la période comprise entre deux mitoses. Elle représente 90% de la durée du cycle cellulaire.

Elle est classiquement divisée en 3 phases :

- **Phase 1 :** la **phase G_1** (G = Growth, croissance en anglais – G = Gap, intervalle en anglais) de durée très variable selon la cellule considérée. C'est la phase la plus longue du cycle cellulaire
- **Phase 2 :** la **phase S** (S = Synthèse) au cours de laquelle la quantité d'ADN de la cellule est doublé par un mécanisme de **réplication** grâce à une enzyme, l'**ADN polymérase**. La réplication de l'ADN est dite **semi-conservative** (figure 2) car un brin de la molécule mère est conservé dans chacune des deux molécules filles. La réplication du matériel génétique se doit d'être fidèle à l'original au risque d'engendrer des **mutations génétiques**.

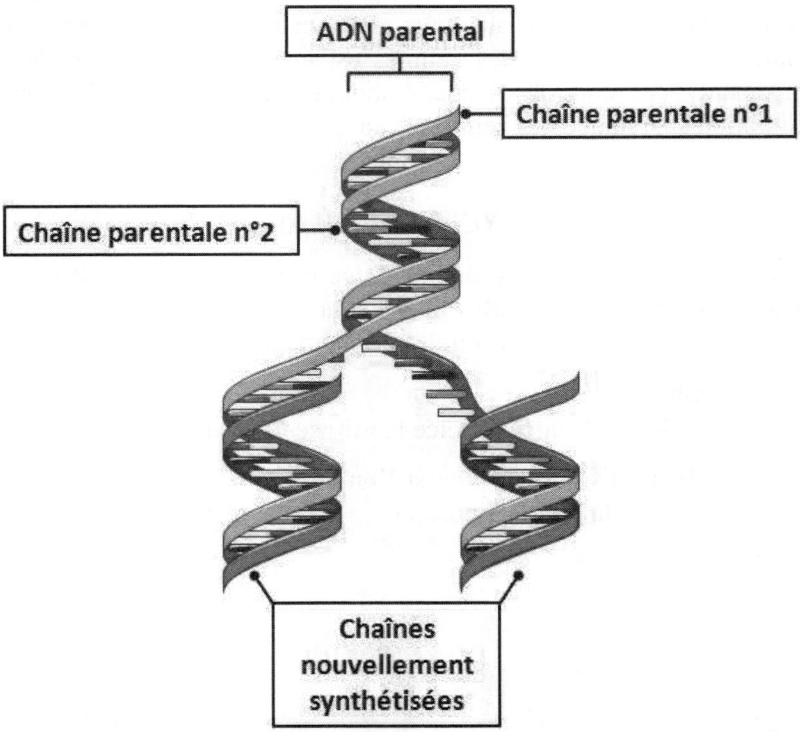

Figure 2

- **Phase 3 :** la **phase G_2** précède la mitose.

Remarque : les cellules qui ne se divisent plus, comme les neurones ou les cellules musculaire, entrent dans une **phase G_0** ou phase de repos (pause) et sont qualifiées de **cellules quiescentes**.

La division cellulaire par mitose (figure 3)

La **mitose** est un processus **continu** qui dure de 30 à 180 minutes selon les cellules. La mitose aboutit à la formation de **deux cellules filles** génétiquement identiques à la **cellule mère**. La mitose est divisée en **quatre phases** qui correspondent chacune à des événements cellulaires bien précis.

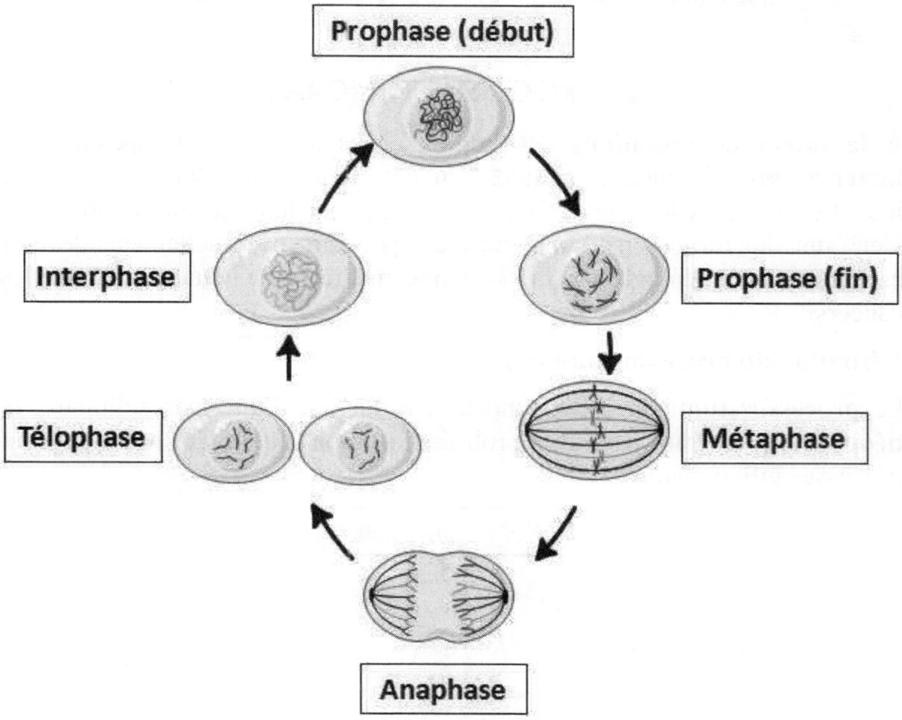

Figure 3

- **Phase 1 :** la **prophase** (durée : 45 min, « pro- » : premier) : c'est la phase la plus longue de la mitose Elle se caractérise par une **condensation** progressive et lente de la chromatine diffuse en chromosomes et par la rupture de l'enveloppe nucléaire.
- **Phase 2 :** la **métaphase** (durée : 5 min, « méta- » : transformer) : elle se caractérise une **condensation maximale** des chromosomes. Les chromosomes sont **alignés** au centre de la cellule au niveau de la **plaque équatoriale**. Ce regroupement est dû à des filaments appelés **microtubules** dont l'ensemble forme le **fuseau mitotique.** Les microtubules viennent s'ancrer au niveau des **kinétochores** centromériques des chromosomes.
- **Phase 3** (durée : 2-3 minutes, « ana- » : séparer) **:** l'**anaphase** se caractérise par la **séparation** des deux chromatides sœurs de chaque chromosome. Celles-ci s'éloignent l'une de l'autre pour se retrouver aux **pôles** de la cellule. Cette migration est rendue possible grâce au **raccourcissement** des microtubules.

- **Phase 4** (durée : 10 min, « télo- » = fin ; 10 min) **:** la **télophase** se caractérise par une **décondensation** des chromosomes à une chromatide en **chromatine** diffuse. L'enveloppe nucléaire se reforme. La cellule se scinde en son centre pour répartir dans chacune des deux cellules filles, un noyau ou **caryocinèse** (ciné = mouvement) et des organites du cytoplasme ou **cytocinèse** ou **cytodiérèse**.

LE PROCESSUS TUMORAL

A la faveur de **mutations** de certains gènes ainsi qu'à l'exposition de **facteurs cancérigènes**, les cellules peuvent perdre leur aptitude à contrôler leur division. Dès lors, les cellules se multiplient hors de tout contrôle : il s'en suit la formation d'une **tumeur** pouvant éventuellement devenir cancéreuse. L'**oncologie** est la discipline médicale qui étudie et traite les cancers.

Définition du processus tumoral

Le **processus tumoral** correspond à la formation d'un amas cellulaire, le **néoplasme**, en raison d'une prolifération non contrôlée hors de tout processus inflammatoire.

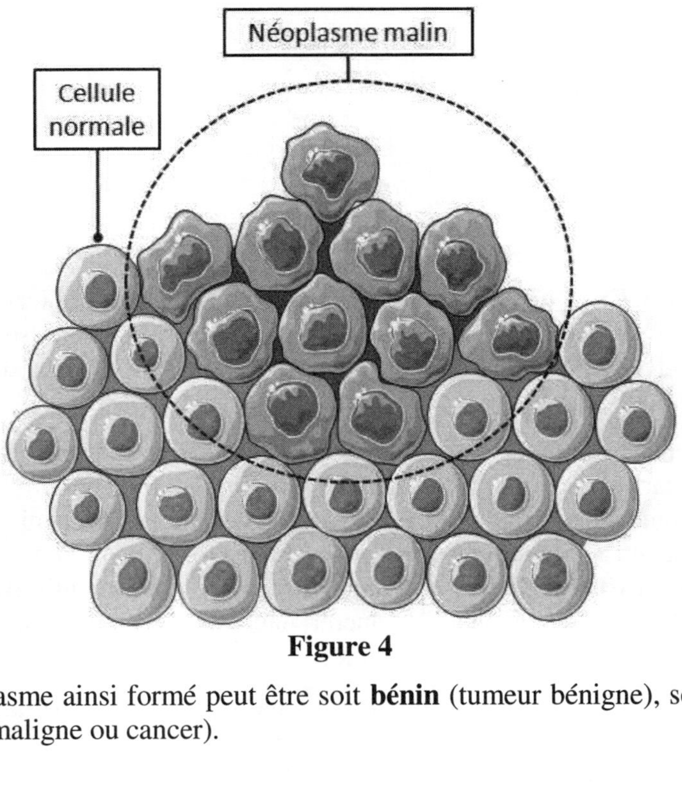

Figure 4

Le néoplasme ainsi formé peut être soit **bénin** (tumeur bénigne), soit **malin** (tumeur maligne ou cancer).

Caractères distinctifs entre « tumeur bénigne » et « tumeur maligne »

Une tumeur peut être **bénigne** ou **maligne**. La distinction se base sur certains critères présentés dans le tableau 1 ci-après.

Tableau 1

Tumeur bénigne	Tumeur maligne
• Contour bien limité	• Contour irrégulier
• Tumeur encapsulée	• Tumeur non encapsulée
• Composée de cellules semblables au tissu d'origine (cellules différenciées)	• Composée de cellules plus ou moins semblables au tissu d'origine (cellules dédifférenciées)
• Cellules à croissance lente	• Cellules à croissance rapide
• Cellules non invasives	• Cellules invasives
• Pas de métastase	• Métastase(s)
• Tumeur normalement vascularisée	• Tumeur richement vascularisée (néoangiogenèse)
• Pas de récidive locale après exérèse complète	• Récidive possible après exérèse supposée totale

La cancérogenèse

Encore appelée **oncogenèse**, la **cancérogenèse** correspond aux événements permettant la **transformation** d'une cellule normale en une cellule cancéreuse. La formation d'une tumeur maligne est un phénomène **séquentiel** qui débute par une prolifération d'une cellule aboutissant à une zone **hyperplasique** qui, progressivement, devient **dysplasique**. Avec le temps, cette dysplasie forme un **cancer in-situ** risquant de devenir **invasif** et induisant la constitution de diverses **métastases** par colonisation des organes voisins ou distants.

Etape n° 1 : le stade initial

Une cellule « saine » subit une **mutation génétique** déclenchant sa prolifération. Il se forme un **clone** de cellules mutées. C'est la phase d'**hyperplasie**.

A la faveur de nouvelles mutations génétiques, les cellules prolifèrent davantage et accumulent de nombreuses **anomalies cytologiques** (augmentation de la taille du noyau, diminution du cytoplasme...). C'est la phase de **dysplasie** qui va générer le cancer *in-situ.*

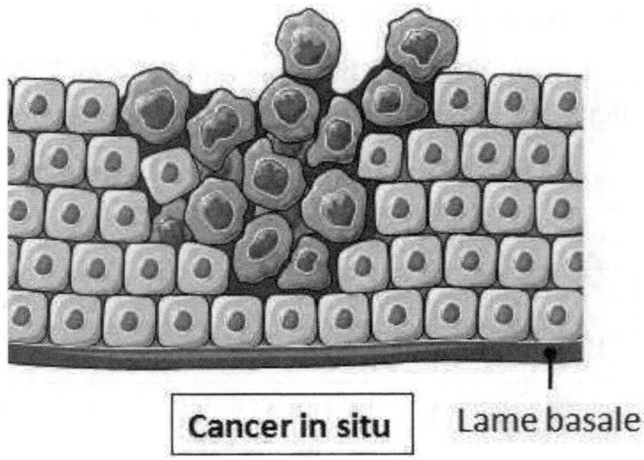

Figure 5

Etape n° 2 : le stade d'invasion locale

Les cellules cancéreuses franchissent la **lame basale** afin d'envahir les tissus sous-jacents.

Cette aptitude permet aux cellules cancéreuses d'envahir de proche en proche tout l'organe puis l'ensemble des autres organes (étape 3).

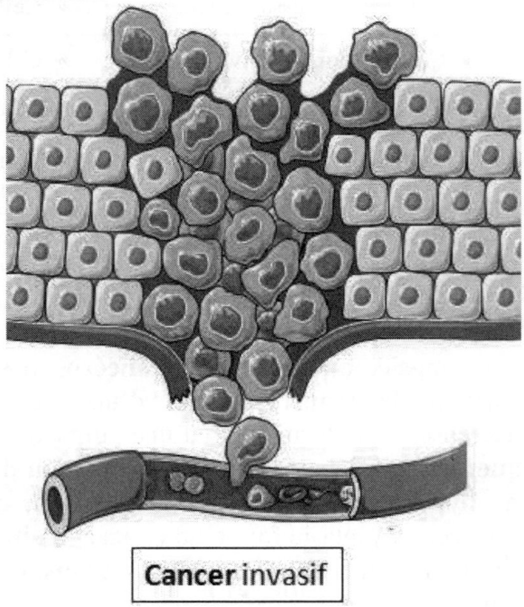

Etape n° 3 : le stade d'invasion générale

Les cellules cancéreuses empruntent la circulation **sanguine** et/ou **lymphatique** pour aller coloniser à distance d'autres tissus et s'y développer. C'est la phase **métastatique**. Une **métastase** est un **foyer secondaire** correspondant à une extension tumorale disséminée à distance du foyer cancéreux initial (cancer *in-situ*).

Les facteurs cancérigènes

Il existe deux grandes classes de facteurs cancérigènes :

- les facteurs endogènes.
- les facteurs exogènes ou environnementaux.

Les facteurs endogènes

- les **facteurs génétiques** (prédispositions familiales) : certains gènes contrôlent le cycle cellulaire dont les **proto-oncogènes** qui stimulent la division cellulaire tandis que les **anti-oncogènes** l'inhibent. Dans un organisme sain, l'équilibre entre ces deux groupes de gènes est harmonieux. La mutation des proto-oncogènes en oncogènes (figure 6) rompt cet équilibre et prédispose au cancer.

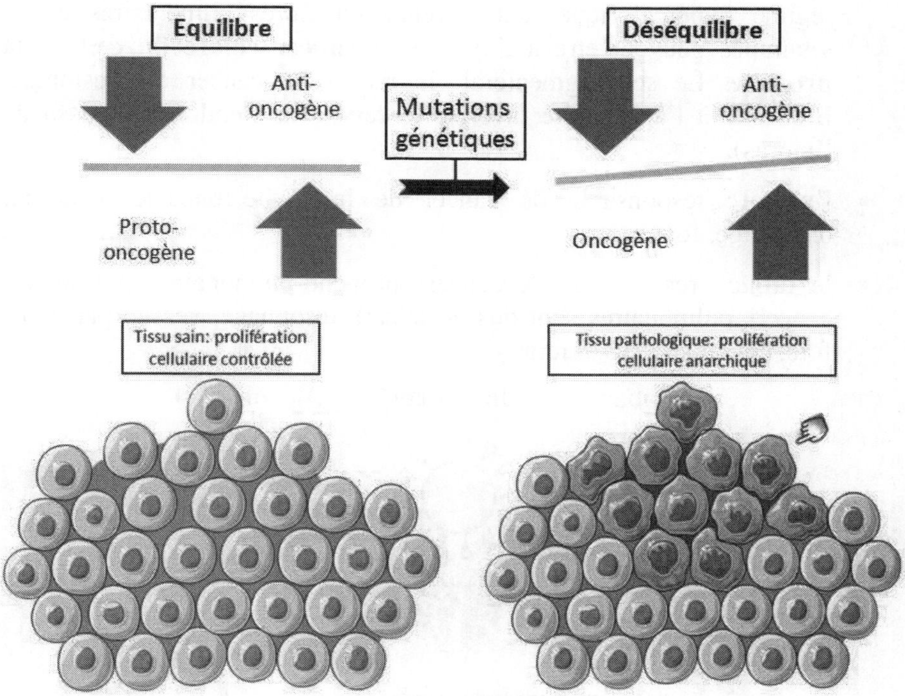

Figure 6

- les **facteurs endocriniens** : un déséquilibre **hormonal** peut induire des cancers dits hormono-dépendants tels le cancer du sein (estrogène) et de la prostate (testostérone),
- les **facteurs immunitaires** : certaines déficiences immunitaires peuvent être responsables de l'apparition de certains cancers.

Les facteurs exogènes (figure 7)

Ce sont des facteurs de l'environnement. L'exposition à ces facteurs augmente le **risque** de cancer par leur potentiel à initier le processus tumoral.

Selon leur nature, on distingue :

- les **facteurs chimiques** : le benzène (leucémie), l'amiante (poumon), la suie (peau), teintures pour cheveux (vessie),

- les **facteurs physiques** : les rayons UVB (mélanome malin), les rayons X (peau et organes hématopoïétiques) et la radioactivité (thyroïde),
- les **agents infectieux** : le VHB (foie), les papillomavirus (cancer du col utérin), le VIH (sarcome de Kaposi), le virus de la mononucléose infectieuse (cancer naso-pharynx, maladie de Hodgkin),
- l'**alimentation** : une alimentation riche en graisse animale saturée, un régime hypercalorique, une carence en fibres alimentaires et en vitamines peuvent être à l'origine de **cancer colorectaux** et de la **prostate**. Le sel augmenterait le risque de cancer de l'estomac. L'obésité à l'âge adulte favorise le cancer de l'endomètre (tissu de l'utérus),
- l'**alcool** : responsable de cancer de la cavité buccale, pharynx, œsophage, foie,
- le **tabac** : responsable de cancers broncho-pulmonaires (90 % des cancers pulmonaires sont dus au tabac), œsophage, vessie, pancréas, foie, col de l'utérus et reins.

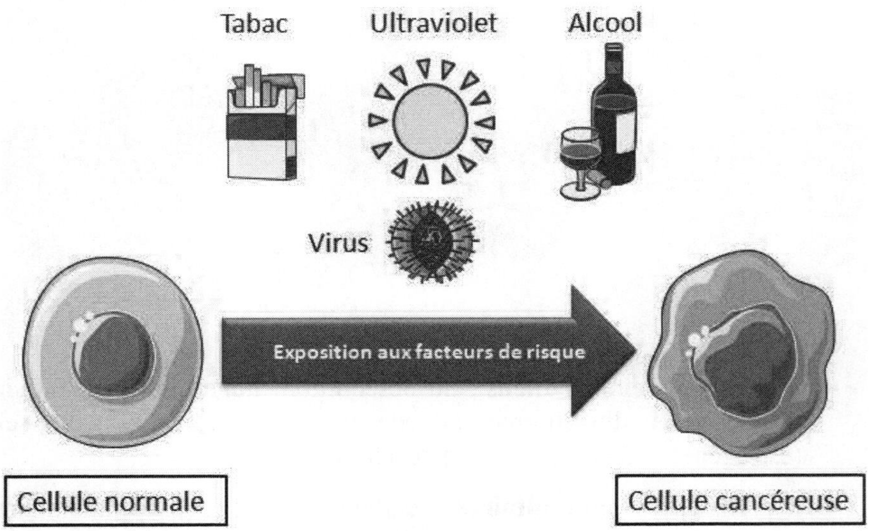

Figure 7

Les traitements du cancer

La **chirurgie**, la **radiothérapie**, la **chimiothérapie** et l'**hormonothérapie** sont les quatre principaux axes de traitement du cancer.

Le traitement chirurgical

L'**exérèse** chirurgicale de la tumeur est, quant elle est possible, une méthode rapide et efficace. L'inconvénient de cette méthode est qu'elle ne garantit pas l'élimination totale des **microextensions** tumorales. Il faut bien souvent enlever une plus grande partie au risque de perturber le fonctionnement de l'organe.

La radiothérapie

La radiothérapie utilise **les rayons X** et **γ** émis par une source pouvant être externe ou interne c'est-à-dire implantée. Ces **radiations ionisantes** sont envoyées sur la zone atteinte et induisent la mort des cellules cancéreuses mais aussi les cellules saines.

Les séances de radiothérapie s'effectuent à un rythme d'une séance par jour pendant 5 à 8 semaines sans hospitalisation.

Les **effets secondaires** de cette méthode sont multiples et sont généralement dus à l'atteinte des cellules saines. La radiothérapie induit une **radiodermite** aiguë, une destruction de la moelle osseuse se manifestant par des **troubles de la NFS** (érythropénie, leucopénie et thrombopénie).

La chimiothérapie

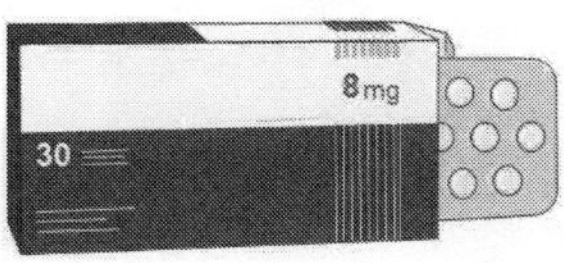

Elle fait appel à des molécules **cytotoxiques** et autres **antimitotiques** qui, respectivement, détruisent les cellules à croissance rapide et stoppent leur division. Ces médicaments sont administrés par voie **orale** ou **parentérale**.

Les effets secondaires, dits **iatrogènes**, sont nombreux comme la perte de cheveux ou **alopécie**, la **diarrhée** liée à une atteinte digestive, une érythropénie, une leucopénie et une thrombopénie liées à une atteinte de la moelle osseuse.

De plus, à l'image des bactéries qui développent une résistance à certains antibiotiques, les cellules cancéreuses deviennent **résistantes** aux agents anticancéreux.

L'hormonothérapie anticancéreuse

Certains cancers sont **hormono-sensibles** c'est-à-dire que leur développement est dépendant de la présence de certaines hormones comme les estrogènes, la testostérone. Les cancers hormono-dépendants sont notamment le **cancer du sein**, des **ovaires** et de la **prostate**. L'administration de composés chimiques bloquant l'action des hormones naturelles stoppent l'évolution de la maladie.

La prévention des cancers

La **prévention primaire** passe par une meilleure connaissance des facteurs cancérigènes et une réduction de l'exposition aux facteurs de risque incriminés (lutte contre la tabagisme, l'alcoolisme…).

La **prévention secondaire** passe par un **dépistage précoce** du cancer notamment. Le dépistage fait intervenir les techniques de **l'imagerie médicales** combinées à celles des **examens anatomopathologiques** (réalisation de biopsies, de frottis…). La recherche de **marqueurs tumoraux** plasmatiques permet également le diagnostic mais aussi d'apprécier l'évolution du cancer. Quelques exemples de dépistage sont présentés ci-après :

- pour le **cancer du sein** par la réalisation d'une **mammographie** (figure 8) de contrôle tous les 3 ans après 50 ans,

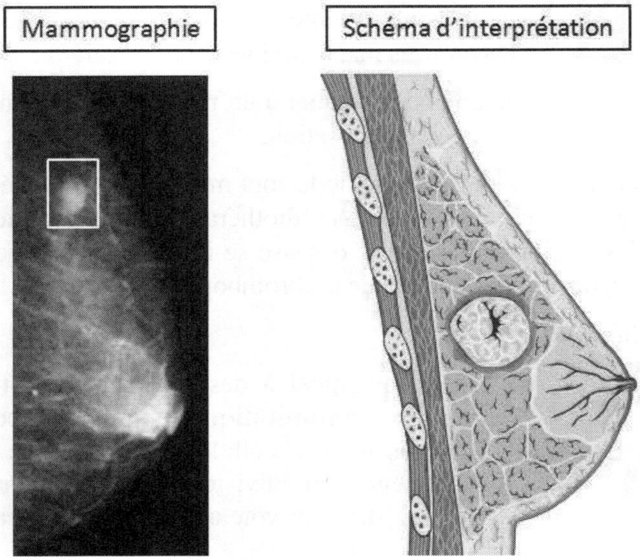

Figure 8

- pour le **cancer bronchopulmonaire** par la réalisation d'une radiographie thoracique.

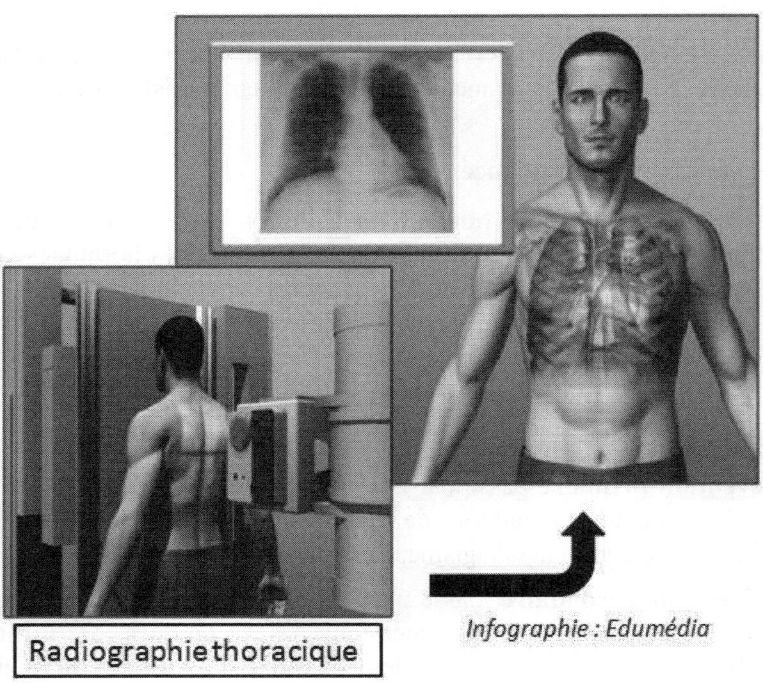

- pour le **cancer colorectal** par la recherche de sang dans les selles (test Hémoccult),
- pour le **cancer du col utérin** par la réalisation d'un frottis cervico-vaginal tous les trois ans.

◣ Enoncé des exercices ◢

■ Exercice 1 : QCM ....(5 min)

Choisir la ou les propositions justes.

1. **Le cycle cellulaire :**

   a. peut être divisé en deux phases
   b. peut être divisé en quatre phases
   c. correspond aux 4 phases de la mitose
   d. a une durée variable selon les cellules.

2. **Le cycle cellulaire :**

   a. concerne uniquement la réplication de l'ADN
   b. se déroule dans toutes les cellules somatiques
   c. se déroule un nombre de fois limité
   d. se déroule indéfiniment.

3. **Les phases du cycle cellulaire sont dans l'ordre :**

   a. G_0-G_1-G_2-S-M
   b. G_1-G_2-M-S
   c. G_1-S-G_2-M
   d. G_1-G_2-S-M.

4. **Une cellule quiescente :**

   a. est bloquée en G_0
   b. est bloquée en G_1
   c. ne peut plus jamais subir de mitose
   d. peut dans certaines conditions entrer en G_1.

5. **La phase S du cycle cellulaire correspond à :**

   a. une phase de croissance de la cellule
   b. la transcription de l'ADN
   c. la réplication de l'ADN
   d. un doublement de la quantité d'ADN
   e. la phase la plus longue.

6. La mitose :

a. comporte 4 phases
b. dure environ 10 heures
c. dure environ 1 heure
d. fait apparaître les chromosomes
e. est suivie de la cytodiérèse.

7. Les phases de la mitose sont dans l'ordre :

a. prophase, anaphase, télophase
b. télophase, prophase, métaphase, anaphase
c. prophase, métaphase, télophase
d. prophase, métaphase, anaphase, télophase.

8. Les chromosomes :

a. sont formés d'ADN
b. sont formés d'ADN et de protéines
c. se dédoublent en prophase
d. se forment par condensation de la chromatide
e. sont formés de deux chromatides.

9. Le fuseau mitotique :

a. apparaît à la prophase
b. apparaît à la métaphase
c. est formé de microfilaments
d. est indispensable à la mitose.

10. La transformation d'une cellule saine en cellule cancéreuse est due à :

a. une accumulation de mutations
b. l'activation des anti-oncogène
c. l'activation des oncogènes.

11. Une cellule cancéreuse est une cellule qui :

a. est bien différenciée
b. n'a pas une morphologie normale
c. peut être polyploïde
d. peut migrer dans l'organisme.

12. Une tumeur:

a. peut être bénigne ou maligne
b. est toujours maligne
c. peut être successivement bénigne et maligne
d. est toujours très vascularisée.

■ Exercice 2 ....(5 min)

Classer les figures ci-dessous par ordre chronologique en justifiant la réponse.

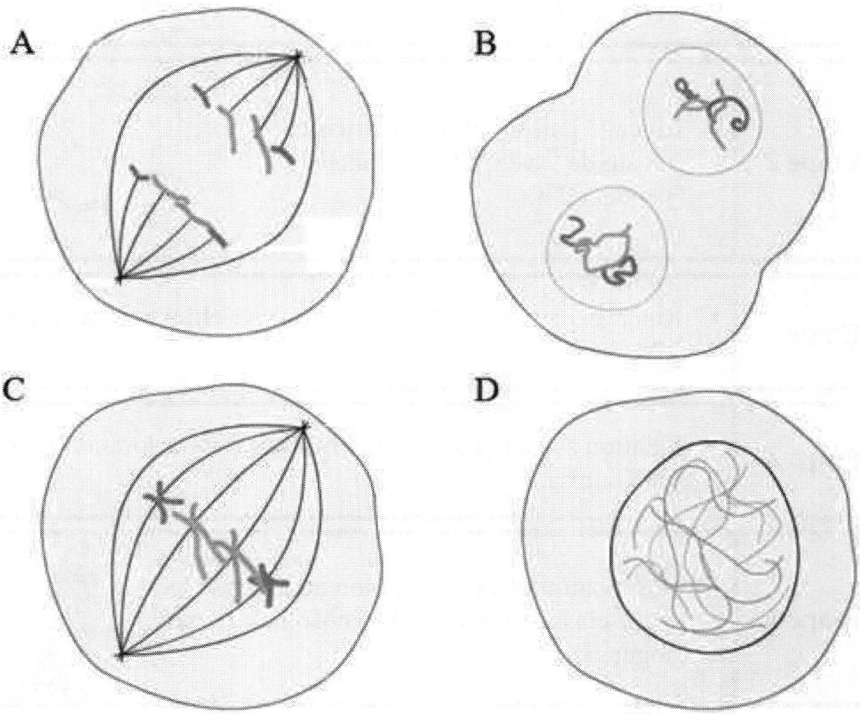

■■ Exercice 3...... ....15 min)

Obtention d'un caryotype

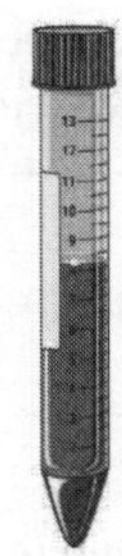

Un prélèvement sanguin est réalisé chez un patient en bonne santé. Une centrifugation de ce prélèvement est réalisée afin de récolter ultérieurement les globules blancs, cellules permettant l'élaboration du caryotype selon le protocole simplifié présenté succinctement ci-après.

Protocole expérimental simplifié

Etape 1	• Mise en culture des globules blancs dans un milieu additionné de **phytohémagglutinine** (PHA). Il est à noter que le milieu contient divers antibiotiques.
Etape 2	• Rinçage puis ajout de **colchicine**, alcaloïde végétal. Incubation pendant 2 h. 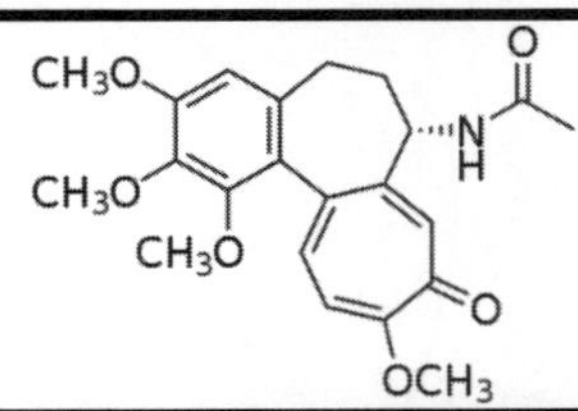
Etape 3	• Rinçage puis ajout d'une solution de **chlorure de sodium** (NaCl) à $1 g.L^{-1}$.
Etape 4	• Fixation sur une lame de microscope puis coloration à l'aide du Giemsa.
Etape 5	• Observation de la préparation au microscope puis classement des chromosomes homologues. 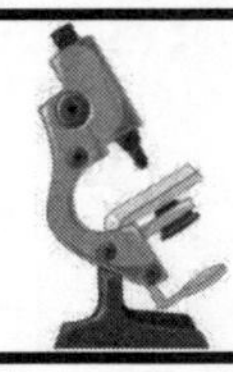

Afin de mieux comprendre l'intérêt de certaines des étapes ainsi décrites, diverses expériences sont réalisées.

A- On réalise les deux expériences décrites ci-après simultanément. On détermine le nombre de cellules à t_0 puis après 24h d'incubation à 37°C. L'aspect cytologique des cellules à la fin de chacune des deux expériences est également apprécié.

Expérience 1	Milieu de culture contenant les globules blancs	3.10^6	3.10^6
Expérience 2	Milieu de culture contenant les globules blancs + PHA	3.10^6	3.10^9

Aspect des cellules à t = 24h de l'expérience 1

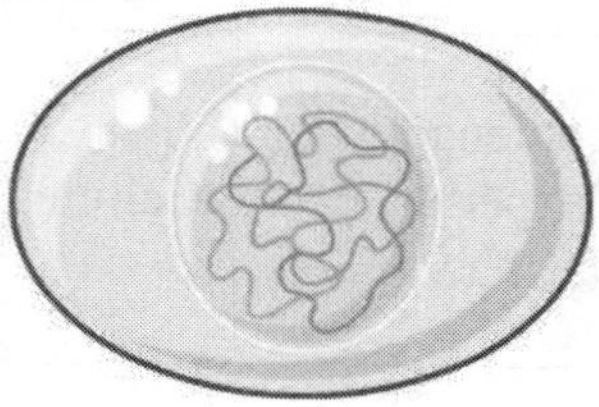

Aspect des cellules à t = 24h de l'expérience 2

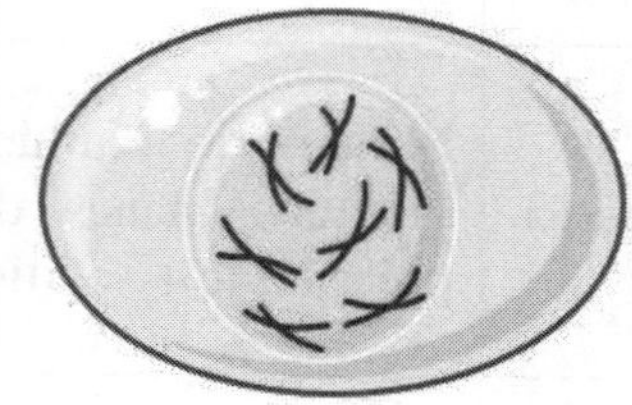

1. Dégager l'intérêt d'utiliser la PHA dans la réalisation d'un caryotype.

2. Expliquer l'intérêt d'ajouter des antibiotiques au milieu de culture de l'étape 1.

B- Afin de comprendre le rôle exercé par la colchicine de l'étape 2, les expériences 3 et 4 suivantes sont réalisées :

	Contenu du tube	**Aspect cytologique après 2h d'incubation**
Expérience 3	Milieu de culture contenant les globules blancs de l'expérience 2 précédente	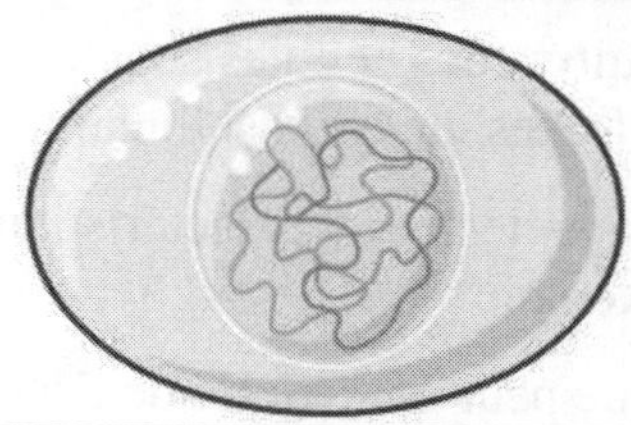
Expérience 4	Milieu de culture contenant les globules blancs de l'expérience 2 précédente **+ colchicine**	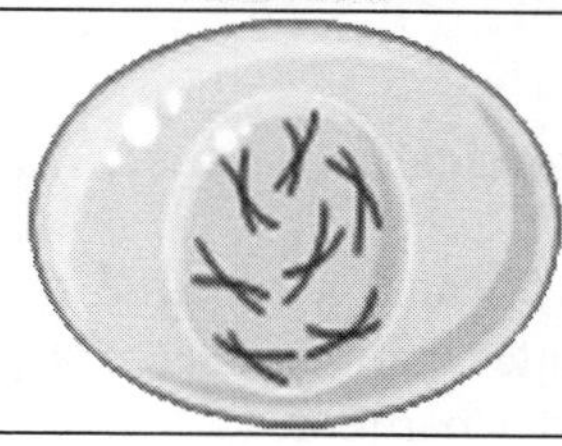

3. Dégager l'intérêt d'utiliser la colchicine dans la réalisation d'un caryotype. Proposer une explication quant aux résultats obtenus aux expériences 3 et 4.

4. Quel intérêt thérapeutique la colchicine a-t-elle ?

C- Afin de comprendre le rôle exercé par la solution de NaCl à $1g.L^{-1}$ de l'étape 3, les expériences 5 et 6 suivantes sont réalisées :

	Contenu du tube	**Aspect cytologique après 2h d'incubation**
Expérience 5	Milieu de culture contenant les globules blancs de l'expérience 4 précédente + solution NaCl à $9g.L^{-1}$	Cellules non lysées
Expérience 6	Milieu de culture contenant les globules blancs de l'expérience 4 précédente + solution NaCl à $1g.L^{-1}$	Cellules lysées

5. Dégager l'intérêt d'utiliser une solution de NaCl à 1 $g.L^{-1}$ dans la réalisation d'un caryotype. Proposer une explication quant aux résultats obtenus aux expériences 5 et 6.

■■ Exercice 4...... ....(10 min)

On cultive des cellules souches en présence d'agents cytotoxiques spécifiques du cycle cellulaire. Ces cellules restent vivantes.

1. Rappeler les caractéristiques d'une cellule souche et donner des exemples.

2. Que peut-on déduire de l'observation ci-dessus ?

■■ Exercice 5... .... (20 min)

Mr B 55 ans, a travaillé durant 40 ans, dans une usine de freins où de l'amiante était utilisée. Depuis une trentaine d'années, il fume trente cigarettes par jour.

Affolé, il vient consulter un médecin car il a rejeté des crachats striés de sang. Il dit tousser depuis des années mais n'avoir jamais présenté **d'hémoptysie**.

Il présente une **dyspnée**, une **dysphagie** et une dysphonie et dit avoir maigri de 3 kg. L'auscultation thoracique met en évidence des râles bronchiques. Une radiographie thoracique pratiquée révèle une opacité suspecte au niveau du poumon gauche.

Le médecin prescrit alors divers examens dont :

- une fibroscopie bronchique
- un dosage des **marqueurs tumoraux** sériques
- une scanographie thoracique
- une scintigraphie osseuse.

1. Définir les termes en gras.
2. Quel diagnostic le médecin envisage-t-il ? Retrouver dans le texte les éléments qui l'orientent dans cette voie.
3. Préciser **dans le cas de ce patient** l'intérêt de chacun des examens prescrits.

■■ Exercice 6...... .... (5min)

Un des traitements anticancéreux est basé sur l'utilisation d'une substance **anti-angiogénique**.

Après avoir défini ce terme, justifier l'utilisation de ce traitement.

■ Exercice 7...... .... (10min)

1. Donner le nom précis de l'examen complémentaire permettant le dépistage du cancer : Expliquer principe du second examen.

a. du sein,
b. du col utérin.

2. Pour quelle raison analyse-t-on systématiquement les ganglions lymphatiques situés à proximité d'une tumeur maligne ?

■■ Exercice 8... .... (15 min)

Le cancer de la prostate est une pathologie dont l'incidence a augmenté ces dernières années.

Le dépistage est réalisé au cours de l'examen clinique. En cas de suspicion le médecin demande le dosage du PSA (Prostate Specific Antigen), marqueur tumoral spécifique de la prostate.

A partir de l'analyse des deux documents ci-dessous ***(source : oncoprof.com)***, présenter la notion de marqueur et montrer l'intérêt du dosage du PSA dans le dépistage et le suivi post-chirurgical.

On précise que l'adénome de la prostate est une tumeur bénigne.

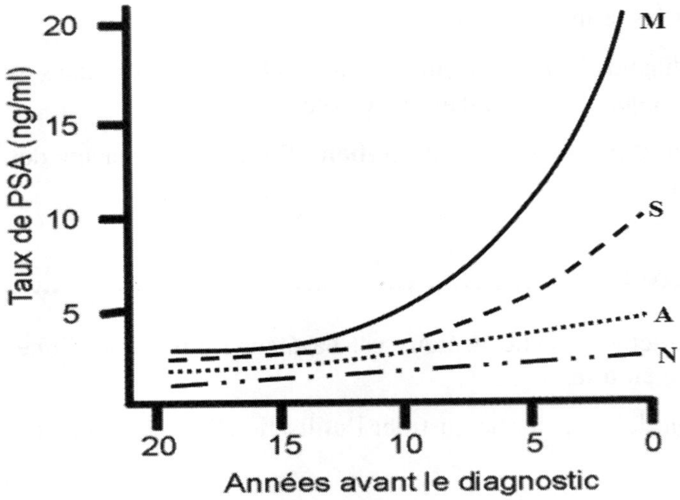

M : Cancer métastasé
S: Cancer in situ
A: Adénome
N: Normal

Document A

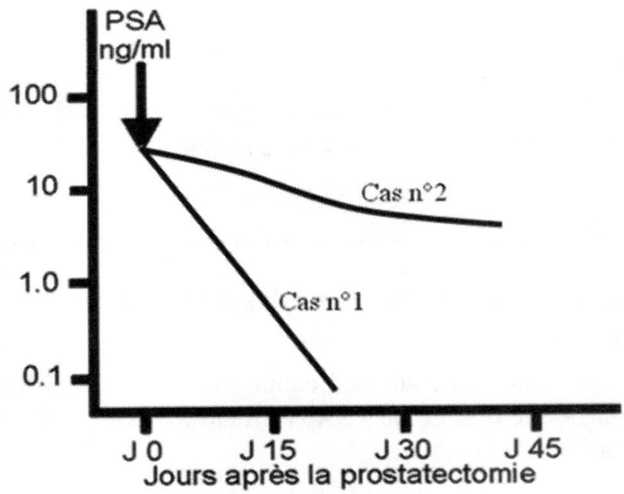

Document B

■ Exercice 9 .... (10 min)

1. Présenter succinctement le principe et les inconvénients de :

a. la radiothérapie
b. la chimiothérapie.

2. Au cours de la chimiothérapie anticancéreuse, on propose aux patients de porter un casque réfrigérant qui entraîne une vasoconstriction locale. Quel est l'intérêt du casque réfrigérant ?

Corrigé des exercices

Corrigé 1

1. a, b* **2.** b, c **3.** c **4.** a, d **5.** c, d **6.** a, c, d, e

7. d **8.** b, e* **9.** b, d* **10.** a, c **11.** b, c, d **12.** a, c

* **Remarques** :

1. On peut découper le cycle cellulaire de deux façons :

- interphase et mitose
- $G_1 + S + G_2 + M$.

8. Ne pas confondre chromatine et chromatide.

9. Le fuseau est formé de microtubules. En chimiothérapie anticancéreuse on utilise un inhibiteur du fuseau, une des substances cytotoxiques utilisées.

Corrigé 2

Méthode

- Relever les éléments importants de chaque figure et en déduire le nom de la phase.
- Classer les phases selon un ordre chronologique.

Réponse

Figure **A** :

- Les fibres du fuseau ont raccourci.
- Les chromosomes sont loin de la plaque équatoriale.

⇨ C'est **l'anaphase**.

Figure **B** :

- La cellule comporte deux noyaux.
- Le cytoplasme commence à se diviser.

⇨ C'est la **fin de la télophase**, le **début de la cytodiérèse**.

Figure **C** :

Les chromosomes sont disposés au niveau de la plaque équatoriale.
⇨ C'est la **métaphase**.

Figure **D** :
Les chromosomes sont regroupés. Ils sont encore peu condensés.
⇨ C'est la **prophase**.

L'ordre chronologique est donc DCAB.

Corrigé 3 ....

1. Lorsque le milieu de culture ne contient pas de PHA le nombre de globules blancs est le même au bout de 24h.

2. Lorsque le milieu de culture contient de la PHA, le nombre de globules blancs est multiplié par 1000.

3. La PHA stimule donc les mitoses. Le PHA est un **mitogène**.

4. La présence d'antibiotiques empêche une éventuelle contamination bactérienne.

5. En l'absence de colchicine, les chromosomes sont peu visibles, les cellules sont en prophase.

6. En présence de colchicine les chromosomes sont bien condensés. Ils apparaissent clairement dédoublés. Ces cellules sont en **métaphase**. En métaphase, la chromatine des chromosomes est dans un état de condensation maximale. Cet aspect des chromosomes facilite le classement des chromosomes pour la réalisation du caryotype.

7. En bloquant les cellules en métaphase, la colchicine est donc un **antimitotique** que l'on peut utiliser notamment en chimiothérapie anticancéreuse.

8. Lorsque les cellules sont placées dans une solution de NaCl à $9g.L^{-1}$, elles ont un aspect normal. On en déduit que cette solution est **isotonique** par rapport au milieu intracellulaire.

9. En présence d'une solution de NaCl à $1g.L^{-1}$, les cellules sont lysées.

10. La solution de NaCl à $1g.L^{-1}$, est hypotonique par rapport au milieu intracellulaire. L'eau a donc pénétré par **osmose** et provoqué la lyse des cellules.

Corrigé 4 ....

1. Une cellule souche est une cellule indifférenciée capable :

- de se reproduire à l'identique
- de donner naissance à des cellules différenciées.

Les premières cellules de l'embryon sont dites **totipotentes** car elles sont capables de donner naissance à un individu entier.

Les cellules souches hématopoïétiques sont à l'origine des éléments figurés du sang.

2. Si les cellules souches sont insensibles aux agents cytotoxiques spécifiques du cycle cellulaire, c'est qu'elles sont en dehors du cycle. Par conséquent elles sont **quiescentes** (en phase $\mathbf{G_0}$).

Corrigé 5 ....

1. Hémoptysie : crachement de sang en provenance des voies respiratoires.
Dyspnée : difficulté à respirer.
Dysphagie : difficulté à avaler.
Marqueurs tumoraux : substances dont la présence (ou la concentration) témoigne de l'existence d'une tumeur.

2. L'exposition à l'amiante et le tabagisme sont deux **facteurs favorisant** l'apparition d'un cancer broncho-pulmonaire.
Par ailleurs, l'hémoptysie (une tumeur maligne est souvent très vascularisée) et l'amaigrissement constituent des **signes d'appel** pour ce cancer.
L'opacité à l'examen radiographique renforce cette hypothèse.

3. La fibroscopie bronchique permet de localiser et d'apprécier la taille de la tumeur et de faire une **biopsie**, c'est-à-dire un prélèvement de tissu en vue d'un **examen anatomopathologique**. Seul cet examen fournit le diagnostic de certitude.
Le dosage des marqueurs tumoraux permet d'évaluer d'une part la gravité de la maladie et d'autre part, l'efficacité du traitement.
La scanographie thoracique donne une image plus précise de la tumeur que la radiographie notamment en ce qui concerne son volume.
La scintigraphie osseuse permet de déceler des métastases osseuses.

Corrigé 6 ....

L'angiogénèse est la formation de vaisseaux sanguins.

Une tumeur maligne sécrète des substances capables d'induire la formation de nouveaux vaisseaux sanguins (néoangiogénèse) qui vont l'alimenter et augmenter ainsi sa vitesse de croissance.

En inhibant la formation des vaisseaux sanguins, on « affame » la tumeur, et par conséquent elle régresse.

Corrigé 7 ....

1. Le cancer du sein est dépisté par la mammographie. Le cancer du col utérin est dépisté par le frottis cervico-vaginal.
Le frottis cervico-vaginal est un prélèvement des cellules de la muqueuse du vagin et du col utérin en vue d'une analyse anatomopathologique. Ce prélèvement est étalé sur une lame, fixé, coloré puis observé au microscope.

2. Les cellules cancéreuses sont capables d'envahir les tissus voisins, de s'introduire dans les vaisseaux sanguins et (ou) lymphatiques puis de coloniser à distance de la tumeur d'origine.
Or les ganglions lymphatiques sont situés sur le trajet des vaisseaux lymphatiques.

Corrigé 8 ....

Document A

On remarque que le taux de PSA augmente au cours du temps mais de façon très différente selon les cas.

L'augmentation est :

- très faible chez le sujet sain,
- légèrement supérieure pour l'adénome,
- beaucoup plus marquée pour le cancer in situ : le taux a quadruplé au cours des 10 années qui ont précédé le diagnostic,
- exponentielle pour le cancer métastasé avec un taux qui avait déjà doublé 10 ans auparavant et qui est multiplié par 8 au moment du diagnostic.

Par conséquent le cancer métastatique aurait pu être dépisté 10 plus tôt, lorsqu' il n'y avait pas encore de métastases.

Le **cancer in situ** aurait pu être dépisté au moins 5 ans plus tôt donc à un stade moins évolué.

Document B

Cas n°1 : le taux de PSA diminue très rapidement après l'ablation chirurgicale de la prostate et s'annule au bout de 3 semaines environ. Le sujet va vers la guérison.

Cas n°2 : le taux de PSA diminue légèrement après la prostatectomie mais est encore assez important au bout de 45 jours. Il reste donc des cellules cancéreuses : il s'agit de métastases.

Remarque : *cette situation aurait pu être évitée si le patient avait subi une chimiothérapie, ou une hormonothérapie adjuvante (anti-androgènes par exemple).*

Le dosage de ce marqueur tumoral permet donc de suivre l'efficacité d'un traitement.

Corrigé 9 ....

1. a. La radiothérapie est basée sur l'utilisation de rayons X ou γ émis en direction (ou au sein) de la tumeur. Ces rayonnements provoquent des altérations de l'ADN, ce qui détruit les cellules cancéreuses.
Ces rayonnements peuvent induire des effets iatrogènes : radiodermites, aplasie médullaire
b. La **chimiothérapie anticancéreuse** fait appel à des molécules aux propriétés **cytotoxiques**, ou bien **antimitotiques** (inhibiteurs du fuseau).
Ces substances ciblent toutes les cellules à division rapide, en particulier celles de la moelle osseuse, des follicules pileux, de la muqueuse digestive.
D'où les effets **iatrogènes** suivants : aplasie médullaire, alopécie, nausées et diarrhées.

2. Le casque réfrigérant ralentit l'irrigation au niveau de la tête. Cette région du corps reçoit donc moins de produit. La quantité de substance qui arrive dans cette région du corps est diminuée ce qui empêche (ou limite) la chute de cheveux.

■11■

Anatomie et physiologie de l'appareil reproducteur féminin

INTRODUCTION GENERALE

Les organes reproducteurs féminin et masculin sont des glandes **amphicrines** car elles exercent à la fois une fonction **endocrine** et une fonction **exocrine**. Ces organes produisent des **hormones** et des **cellules sexuelles**. Ce chapitre présente les **bases anatomiques** des organes génitaux afin de les mettre en **relation** avec leur **fonction** dans la reproduction humaine.

Anatomie de l'appareil reproducteur féminin (figure 1)

L'appareil reproducteur (ou génital) de la femme comporte :

- le vagin,
- le col de l'utérus,
- l'utérus
- les ovaires,
- les trompes utérines

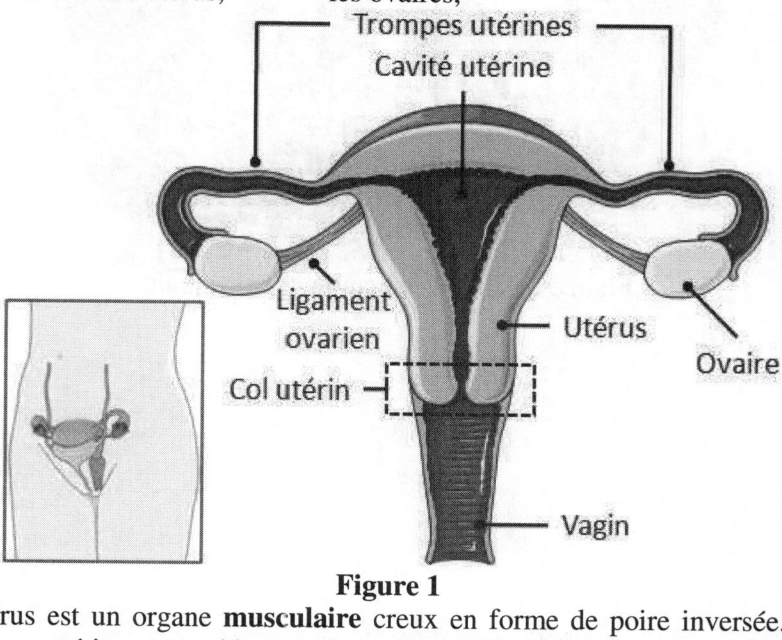

Figure 1

L'utérus est un organe **musculaire** creux en forme de poire inversée. Les trompes utérines, appelées aussi **trompes de Fallope**, sont des canaux latéraux mettant en relation l'utérus avec les ovaires. Les ovaires, organes paires ovoïdes logés dans la cavité pelvienne, sont également appelés de manière plus générale les **gonades**.

Histologie de la paroi utérine (figure 2)

La paroi de l'utérus est constituée de trois parties distinctes :

- une partie externe couverte de tissu conjonctif (1).
- une partie intermédiaire épaisse constituée de **muscle lisse** appelée le **myomètre** (2),
- une partie interne appelée **endomètre.** L'endomètre est une **muqueuse** constituée d'un **épithélium** glandulaire dont l'épaisseur varie au cours **cycle menstruel** (3).

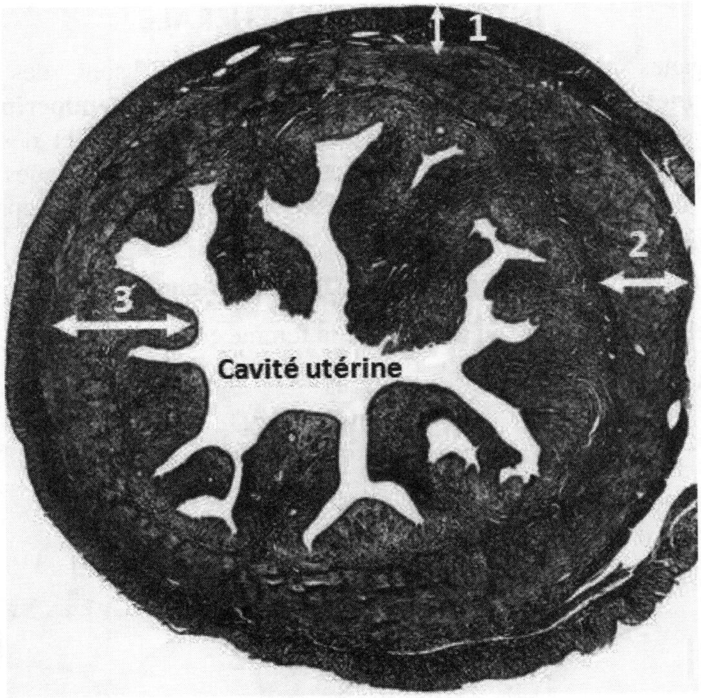

Figure 2 : Utérus en coupe transversale

PHYSIOLOGIE DE L'APPAREIL REPRODUCTEUR DE LA FEMME

La physiologie de la fonction reproductrice est beaucoup plus complexe chez la femme que chez l'homme. Cependant, les **gonades** sont le lieu privilégié de la **formation** des cellules sexuelles, les **gamètes**, au cours d'un processus appelé la **gamétogenèse**. Les gamètes femelles, les ovocytes, ou mâles, les spermatozoïdes, proviennent de **cellules germinales** (figure 3) qui se multiplient par une division cellulaire appelée la **mitose**. Ces cellules peuvent ensuite se différencier en gamètes lors d'une division cellulaire appelée la **méiose**.

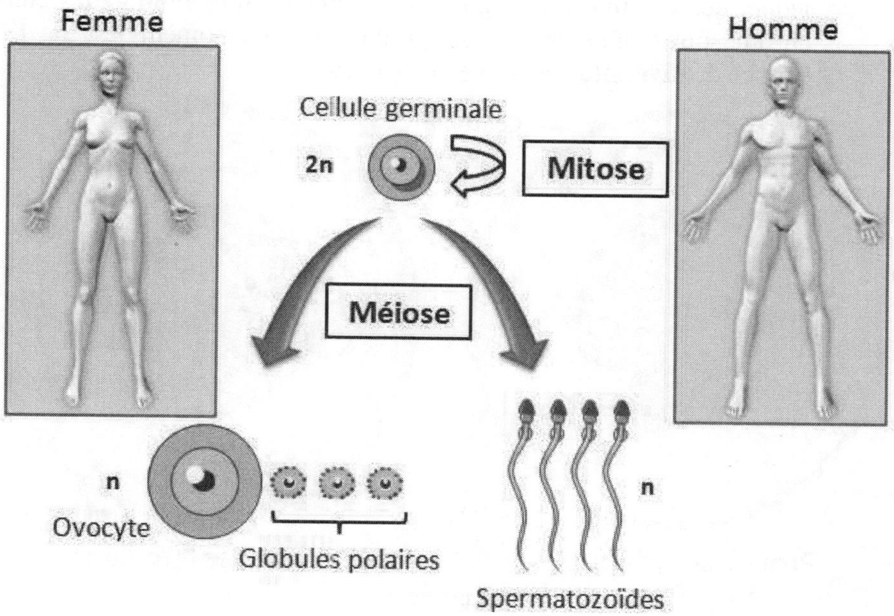

Figure 3

La place de la méiose dans la gamétogenèse

La **méiose** est la **division cellulaire** permettant la formation des **gamètes haploïdes** à n chromosomes à partir de **cellules germinales diploïdes** à 2n chromosomes. La méiose permet à partir d'une cellule diploïde la formation de quatre cellules haploïdes. La méiose permet également d'assurer la **diversité** génétique des gamètes par :

- un brassage **intrachromosomique** appelé le crossing-over ou **enjambement**,
- un brassage **interchromosomique**.

La méiose se déroule en deux grandes étapes, la **méiose I** puis la **méiose II**. La méiose I est précédée d'une interphase I au cours de laquelle se produit la **réplication** de l'ADN de telle sorte à ce que les chromosomes soient tous constitués de deux chromatides sœurs. Une méiose se divise en **quatre étapes** identiques à celles de la mitose mais avec quelques différences. Ces quatre étapes sont la **prophase**, la **métaphase**, l'**anaphase** et la **télophase**.

La méiose I : pour illustrer cette division cellulaire, l'exemple d'une cellule à 2n = 4 a été choisi pour en simplifier son explication *(Infographie réalisée par Laurent Martorell pour Edumédia).*

- **Etape 1 :** la **prophase 1** se caractérise par la **condensation** de la chromatine en chromosomes (figure 4a). Les centrioles migrent progressivement aux pôles de la cellule (figure 4b). Lors de la prophase se produit également l'**appariement** des chromosomes homologues pour former une **tétrade** suivi du **crossing-over**. Le crossing-over, également appelé **enjambement**, est le phénomène par lequel des **échanges** de segments de **chromatides non sœurs** entre chromosomes homologues se produit. Ce phénomène est la **1ère source** de **diversité** génétique des gamètes.

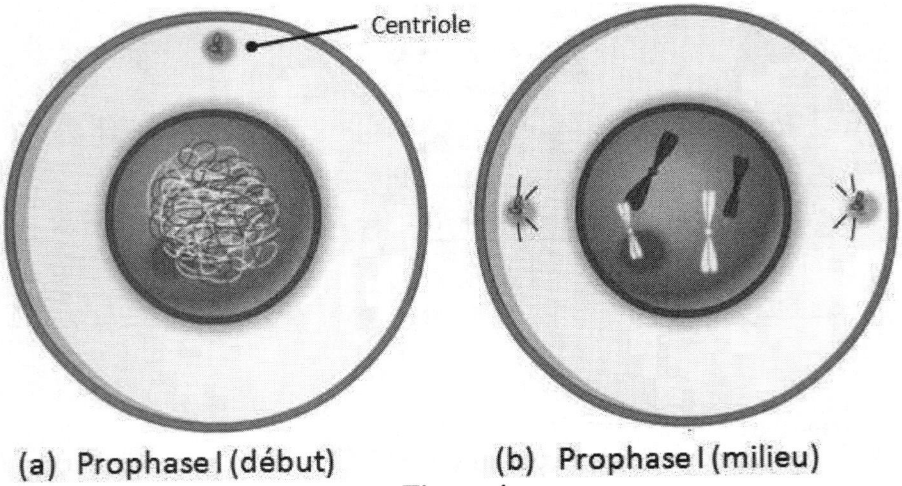

Figure 4

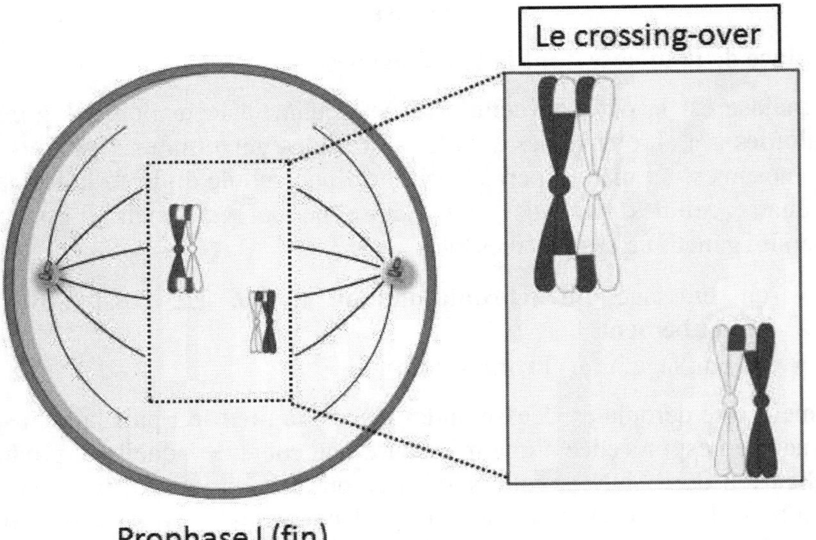

Figure 5

- **Etape 2 :** la **métaphase 1** (figure 6) se caractérise par l'alignement des **tétrades** au niveau de la **plaque équatoriale** de la cellule. Les microtubules sont fixés au niveau des kinétochores.

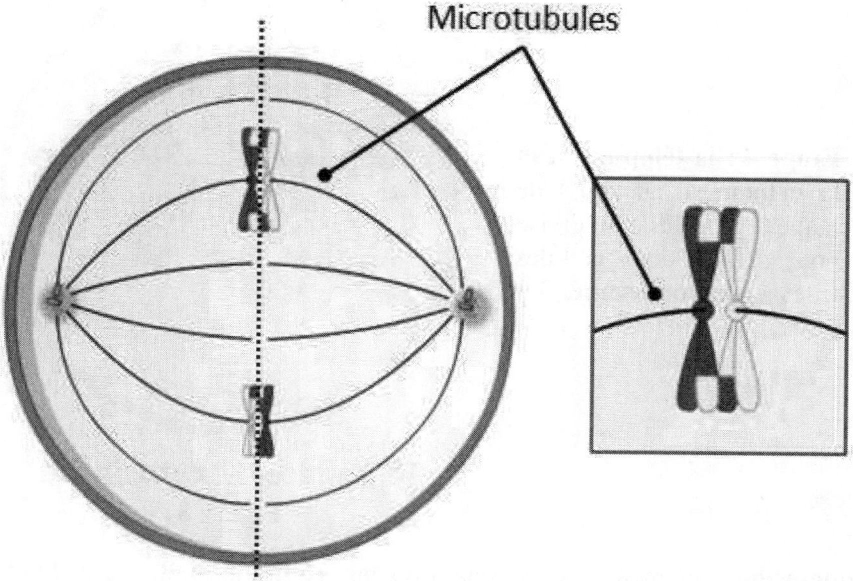

Figure 6

- **Etape 3 :** l'**anaphase I** se caractérise par la **séparation** des chromosomes homologues suivie de leur **migration** aux pôles de la cellule grâce au **raccourcissement** des microtubules.
  Les chromatides sœurs de chaque chromosome homologue demeurent rattachées au centromère. La séparation au hasard des chromatides sœurs définit la **2ème source** de **diversité** génétique.

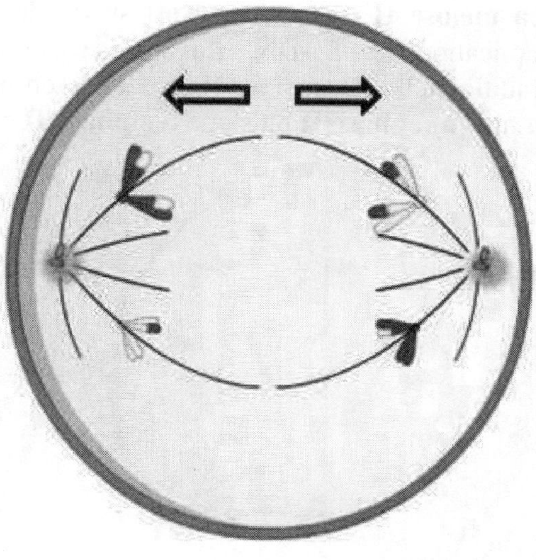

Figure 7

- **Etape 4 :** la **télophase I** et la **cytocinèse** au cours de laquelle la cellule se divise pour donner deux cellules filles à **n chromosome.**

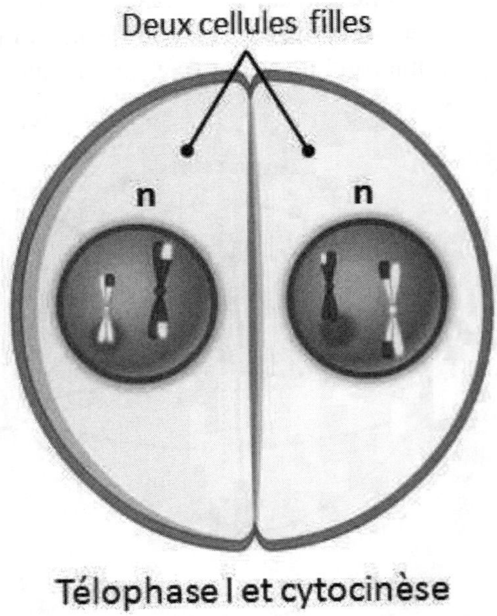

Figure 8

Conclusion : la méiose I est une **division réductionnelle** permettant le passage de 2n à n en générant une diversité génétique des gamètes.

La méiose II : la méiose I est suivie de la méiose II sans qu'il y ait de réplication de l'ADN. La méiose II se déroule comme une mitose traditionnelle. La méiose II se décline en une **prophase II**, une **métaphase II**, une **anaphase II** puis une **télophase II** couplée à une cytocinèse.

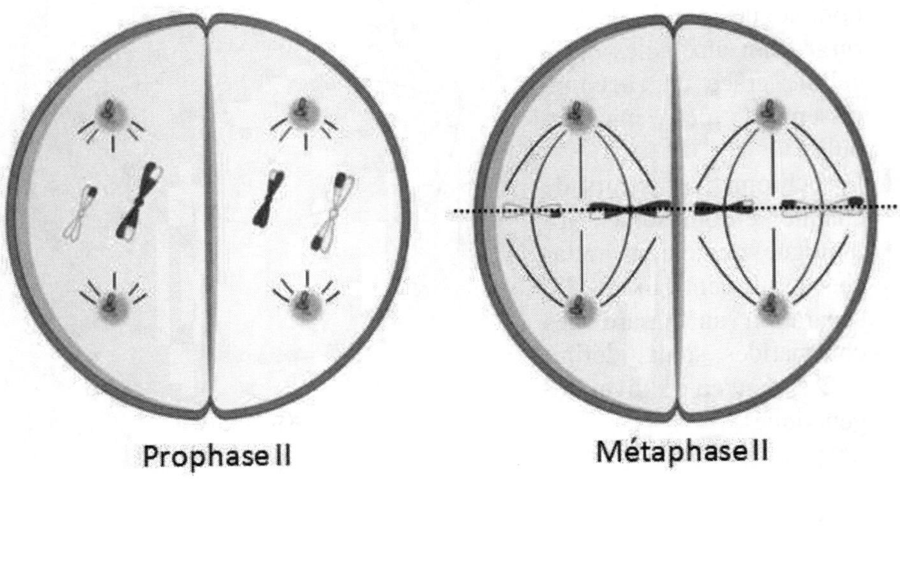

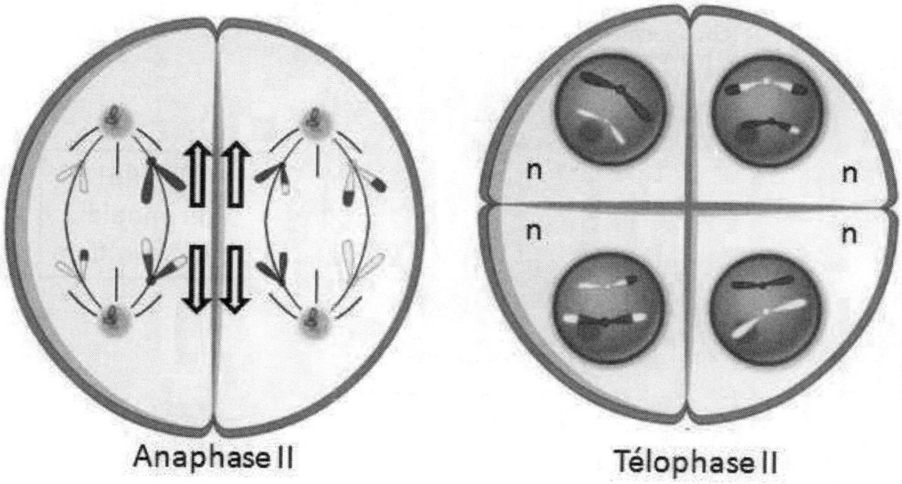

Conclusion : la méiose II est une **division équationnelle** dans la mesure où le nombre de chromosomes ne change pas. Par contre, si les chromosomes en télophase I sont à deux chromatides sœurs, les chromosomes en télophase II sont à une chromatide ! Ainsi la méiose permet la formation de quatre cellules **haploïdes** génétiquement différentes à partir d'une cellule germinale **diploïde**.

Les anomalies de la méiose : les anomalies du **nombre** de chromosomes (cf. chapitre 8), comme la trisomie 21, le syndrome de Klinefelter ou de Turner, peuvent être expliquées par des anomalies du déroulement de la méiose. Il peut se produire :

- lors de la méiose I, une **non disjonction** des **chromosomes homologues**,
- lors de la méiose II, une **non disjonction** des **chromatides sœurs**.

Les gamètes ainsi formées peuvent comporter **(n+1) chromosomes** ou **(n-1) chromosomes** (figure 9).

Ces non-disjonctions peuvent être cumulatives c'est-à-dire qu'il peut se produire une non disjonction à la méiose I **et** à la méiose II expliquant les **polyploïdies** constatées comme la **triploïdie** ci-contre.

La triploïdie

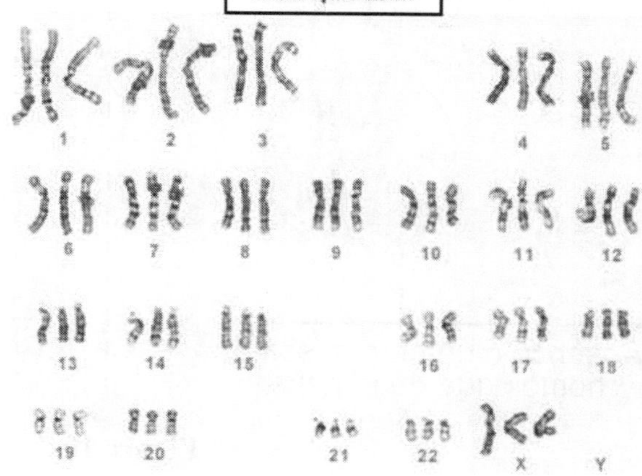

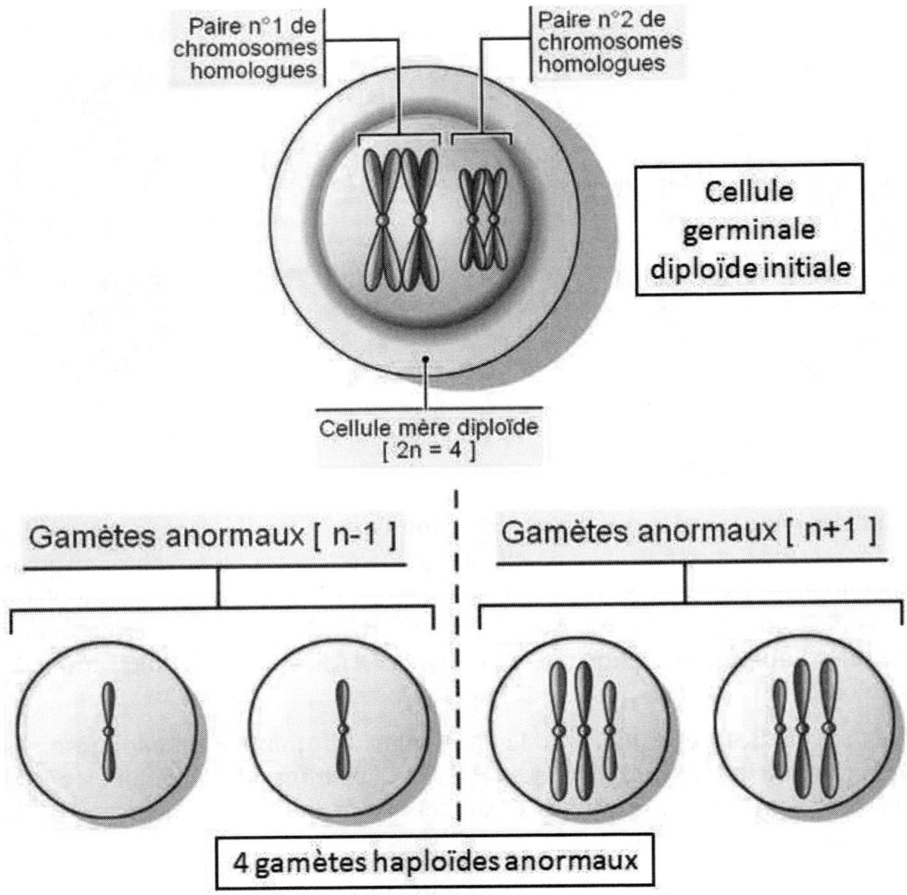

Figure 9

Lors de la **fécondation**, la rencontre d'un gamète normal à n chromosomes avec un gamète anormal aboutira à la formation d'une cellule à (2n -1) chromosomes ou à (2n +1) chromosomes (figure 10).

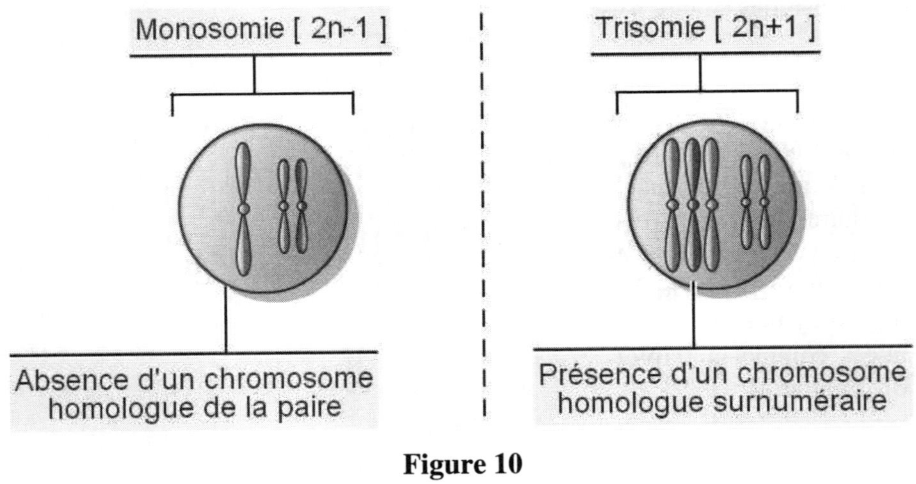

Figure 10

Les anomalies de la **structure** des chromosomes (cf. chapitre 8), comme une délétion, une inversion, sont expliquées par une anomalie lors du déroulement du **crossing-over** lors de la prophase I de la méiose I.

La gamétogenèse chez la femme

La **gamétogenèse** chez la femme comporte l'**ovogenèse** et la **folliculogenèse.**

L'ovogenèse aboutit à la formation d'**ovocytes**. Un ovocyte est une cellule **haploïde** entourée d'un amas cellulaire plus ou moins important appelé le **follicule**. L'évolution de ce follicule est appelé la folliculogenèse.

C'est ainsi, qu'au niveau des **ovaires**, ovocyte et follicule évoluent parallèlement. L'étude de l'**ovogenèse** et de la **folliculogenèse** sera séparée.

L'ovogenèse

Etape 1 : de la vie fœtale à la naissance

L'ovogenèse débute à partir de cellules souches germinales **diploïdes**, les **ovogonies**, qui se reproduisent par **mitoses** successives pendant la vie fœtale. Les ovaires d'un foetus de cinq mois contiennent plus de six millions d'ovogonies. Par la suite, plus de 85% dégénéreront lors d'un phénomène appelé l'**atrésie**. Les ovogonies restantes amorcent la première division de la **méiose** pour devenir des **ovocytes I** bloqués en **prophase I**. A la naissance, les ovaires contiennent 400.000 ovocytes bloqués en prophase I (figure 11).

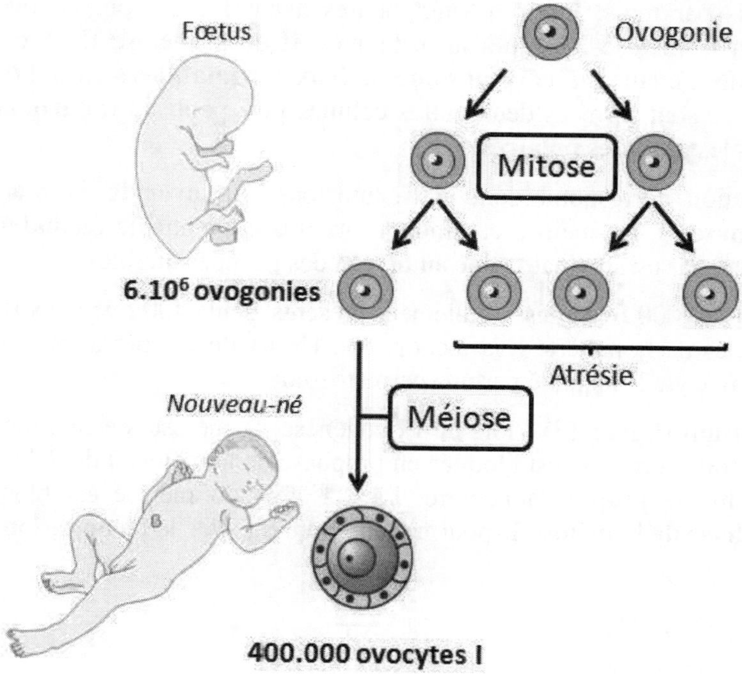

Figure 11

Chaque ovocyte est entouré de quelques cellules folliculaires formant un **follicule primordial** (figure 12).

L'étude suivante portera d'abord sur l'évolution de l'ovocyte.

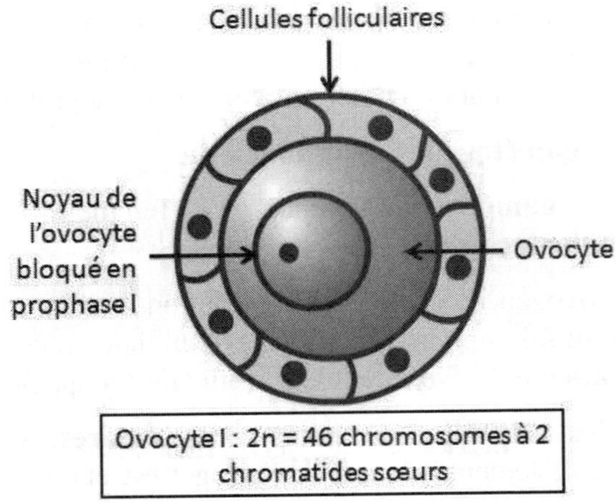

Figure 12

Etape 2 : du nouveau-né au stade pré-pubère

De la naissance jusqu'avant la puberté, les ovocytes I bloqués en prophase I demeurent **quiescents** c'est-à-dire au repos. Les ovocytes I continueront la méiose I lors de la puberté à la faveur d'hormones spécifiques (cf. paragraphes suivants).

Etape 3 : de la puberté à la ménopause

A la puberté, les ovaires deviennent fonctionnels et l'**ovulation** prend place une fois par mois. Environ vingt heures avant l'ovulation, un ovocyte I poursuit la méiose I jusqu'à la métaphase II de la méiose II. A ce stade, l'ovocyte II contient **n chromosomes à deux chromatides sœurs**. Lors de la méiose se sont formées deux autres cellules plus petites à **n chromosomes** appelés les **globules polaires**.

L'ovulation correspond donc à l'expulsion d'un **ovocyte II bloqué en métaphase II**. La méiose continuera lors d'une éventuelle **fécondation** de l'ovocyte par un spermatozoïde au niveau des trompes utérines.

Sur les 400.000 ovocytes initialement présents, seuls 400 ovocytes II auront été ovulés de la puberté à la ménopause. Un **ovule**, encore appelé **ovotide**, est un ovocyte II fécondé par un spermatozoïde.

Conclusion (figure 13) **:** lors de l'ovogenèse, la méiose s'arrête **deux fois**. La 1ère fois, la méiose est bloquée en prophase de la méiose I du 7ème mois de la vie fœtale jusqu'à la puberté. La 2ème fois, la méiose est bloquée en **métaphase de la méiose II** pour ne reprendre qu'avec la **fécondation**.

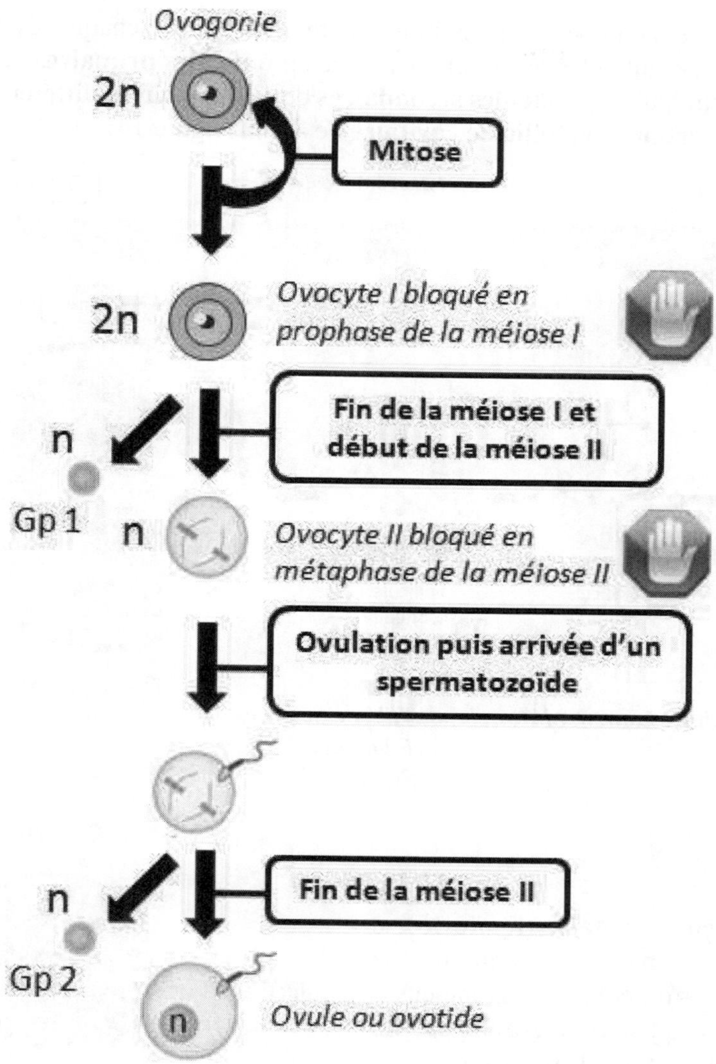

Figure 13 : vue d'ensemble de l'ovogenèse

La folliculogenèse

L'ovocyte est entouré d'un **amas de cellules** folliculaires nourricières. L'ensemble forme un **follicule**. Cet amas de cellules évolue parallèlement avec l'ovocyte à différents moments de la vie.

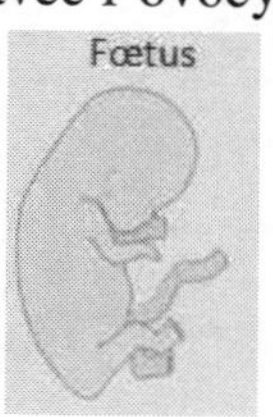

Au stade embryonnaire, les ovaires contiennent six millions de **follicules primordiaux**. Plus de 85% d'entre eux dégénèrent. A la naissance, les ovaires contiennent 400.000 follicules primordiaux. Le diamètre d'un follicule primordial est de 30 μm.

A partir de la puberté et environ quatre mois avant chaque cycle, une vingtaine de follicules primordiaux évolue en **follicules primaires** de 50 µm de diamètre puis en **follicules secondaires** de 100 µm qui se différencient en **follicule tertiaire** ou **follicule cavitaire** de 4 mm (figure 14).

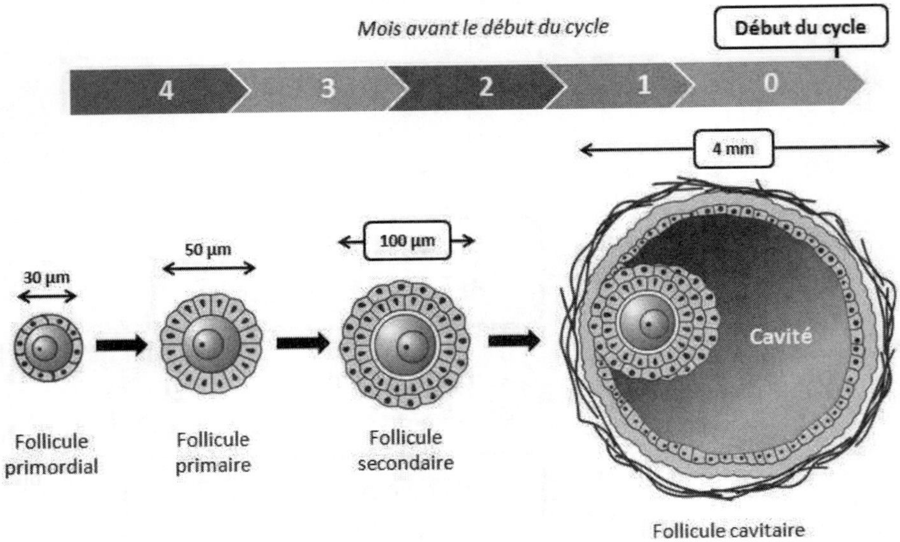

Infographie : Laurent Martorell pour SVA « Sciences de la vie animées » – Pierron Education

Figure 14

Le **follicule primaire** (figure 15) se caractérise par une couronne de cellules folliculaires granuleuses cubiques appelée la **granulosa**. La granulosa entoure l'ovocyte I.

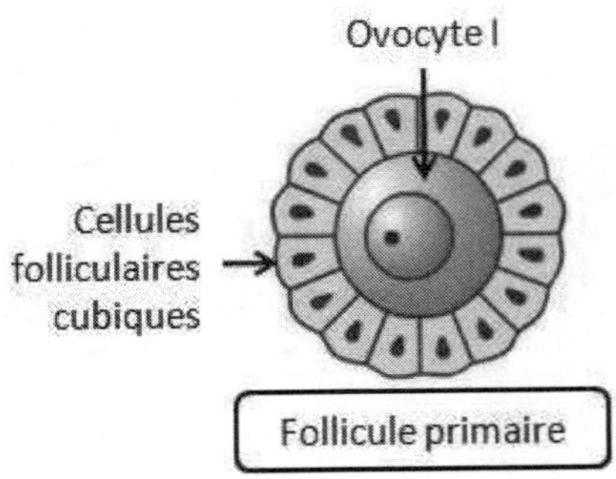

Figure 15

Le **follicule secondaire** (figure 16) se caractérise par le développement de la granulosa et la constitution d'une zone claire, appelée la **zone pellucide**, entre la granulosa et la membrane de l'ovocyte.

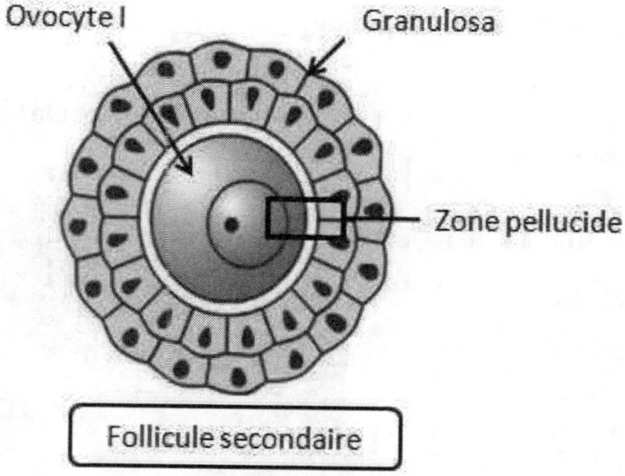

Figure 16

Le **follicule tertiaire** est un follicule **cavitaire**. La cavité, ou **antrum**, renferme un **liquide folliculaire**. Ce follicule comporte deux enveloppes périphériques :

- une **thèque externe** fibreuse,
- une **thèque interne** richement vascularisée.

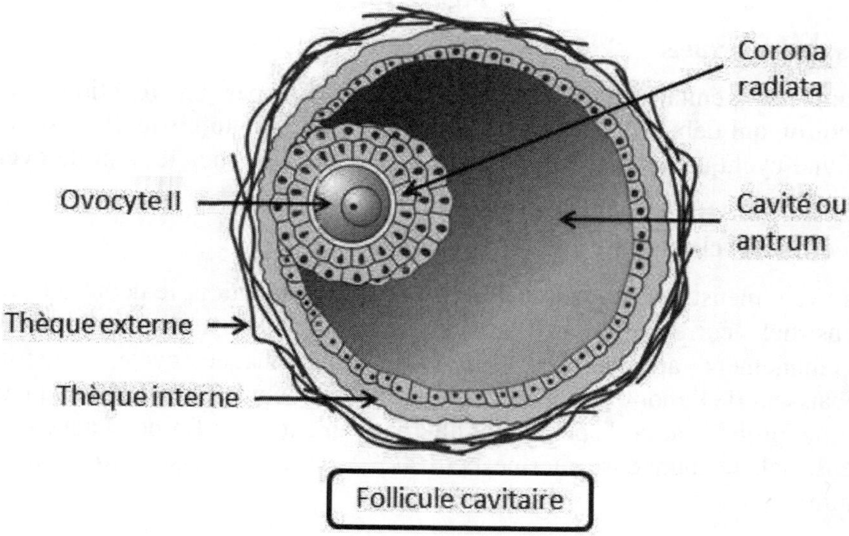

Figure 17

Parmi les follicules tertiaires ainsi formés, seul un continuera son évolution. Ce follicule est appelée le **follicule dominant**. Les autres dégénéreront.

Le follicule dominant se développe en un **follicule de De Graaf** qui se caractérise par un diamètre de 28 mm et une cavité folliculaire augmentée. L'ovocyte I poursuit la méiose I et amorce la méiose II jusqu'en métaphase. L'**ovulation** (figure 18) correspond à l'expulsion de l'ovocyte II par le follicule de De Graff. Le follicule éclaté ayant expulsé son ovocyte II se transforme en **corps jaune**, ou *corpus luteum*, par accumulation de **lipides**. S'il y a eu fécondation, le corps jaune persiste pendant deux à trois mois. En l'absence de fécondation, le corps jaune dégénère en corps blanc ou **corpus albicans**.

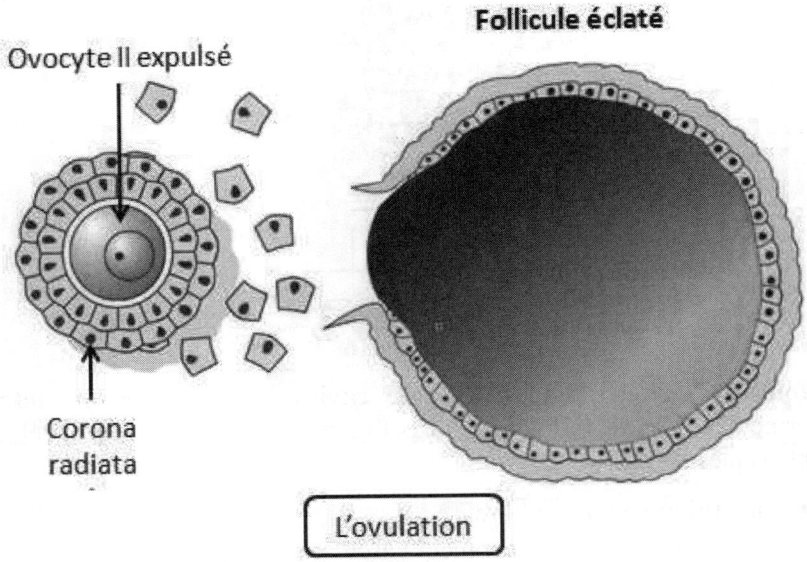

Figure 18

Les cycles sexuels

L'appareil génital de la femme se caractérise par un fonctionnement **cyclique** qui débute à la **puberté** et s'achève à la **ménopause**. Il existe une activité cyclique de l'utérus et des ovaires regroupée sous le nom de **cycles menstruels**.

L'activité cyclique de l'utérus (figure 19)

Un cycle menstruel normal dure 28 jours. Par convention, le début du cycle menstruel correspond au premier jour de la **menstruation** plus communément appelée les **règles**. Lors de chaque cycle menstruel, l'épaisseur de l'endomètre varie. Les cellules de l'épithélium de la muqueuse utérine prolifèrent et disparaissent alternativement. A la fin de chaque cycle menstruel, la muqueuse utérine perd 4/5ème de son épaisseur (de 1 mm à 5 mm).

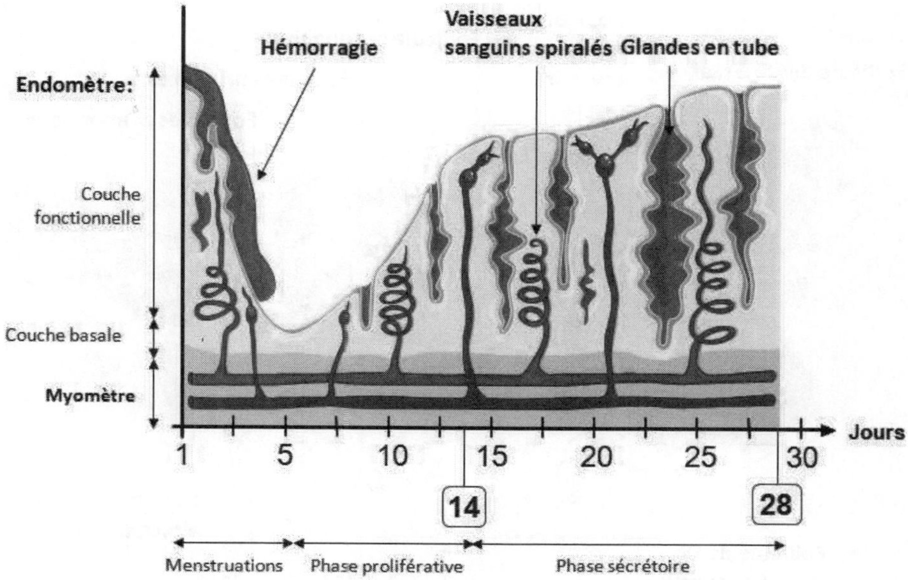

Figure 19

Le cycle utérin se déroule en trois étapes :

- **Etape 1 :** les **menstruations** correspondant à la dégradation de l'endomètre, en absence de grossesse, constitué lors cycle utérin précédent. Cette étape dure de 3 à 7 jours,
- **Etape 2 :** la **phase proliférative** durant laquelle l'endomètre se reconstitue et s'épaissit. Des glandes en tube apparaissent et la vascularisation se développe,
- **Etape 3 :** la **phase sécrétoire** durant laquelle le développement de l'endomètre devient maximal. Les glandes deviennent tortueuses et les artérioles se spiralisent. L'endomètre a l'aspect d'une « dentelle » utérine. Les glandes sécrètent du **mucus** ainsi que du **glycogène**, substrat énergétique pour assurer le développement d'un éventuel embryon.

La finalité de ce développement de l'endomètre est de réunir toutes les conditions favorables et nécessaires à l'**implantation** et au **développement** de l'embryon.

L'activité cyclique de l'ovaire (figure 20)

De la puberté à la ménopause, l'ovaire produit généralement un **ovocyte** par cycle menstruel.

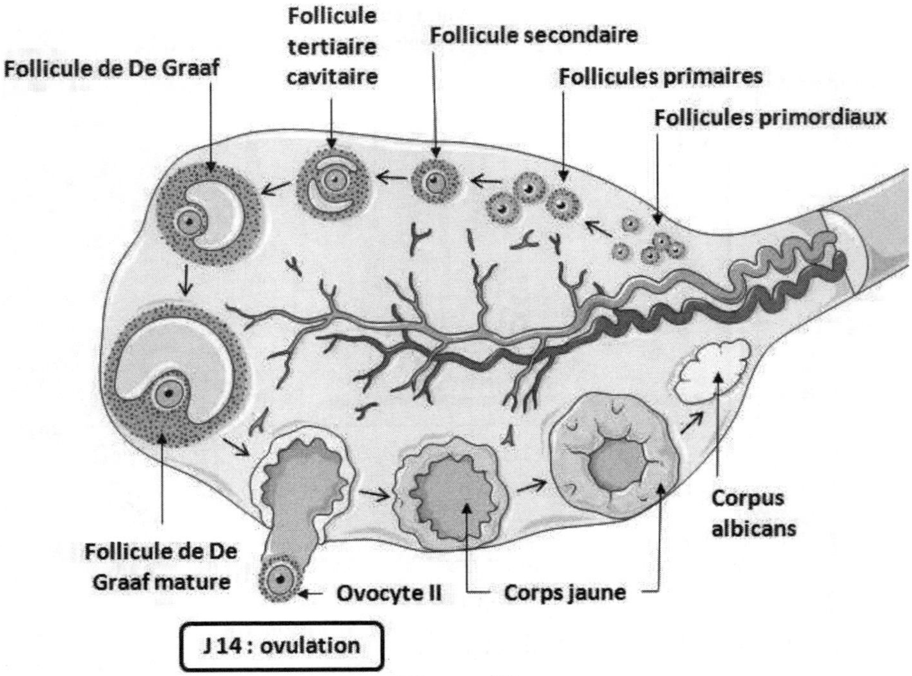

Figure 20

Le cycle ovarien se déroule en trois étapes :

- **Etape 1 :** la **phase folliculaire** est la phase pré-ovulatoire. C'est la phase dont la durée est la plus variable du cycle. Elle s'étend du 1er au 14ème jour du cycle ponctué par l'**ovulation**. Cette phase permet la **maturation** et **croissance** d'un certain nombre de follicule. Les follicules primordiaux se différencient en follicules cavitaires. A partir du 6ème jour, seul un follicule, appelé **follicule dominant** poursuit sa maturation jusqu'au stade de **follicule de De Graaf**. Les autres follicules dégénéreront.
- **Etape 2 :** l'**ovulation** qui se manifeste par l'expulsion de l'**ovocyte** du follicule. L'ovocyte est aspiré par les trompes et entame sa migration vers l'utérus,
- **Etape 3 :** la **phase lutéale** est la phase post-ovulatoire. C'est la phase dont la durée est fixe. Elle s'étend du 14ème jour au 28ème jour. Cette phase permet la formation du **corps jaune** à partir du follicule résiduel éclaté. En l'absence de fécondation, le corps jaune régresse à partir du 22ème jour et devient **atrésique.** Le vestige de ce follicule est appelé le **corpus albicans** (nodule blanchâtre).

Le cycle de la glaire cervicale : la **glaire cervicale** est le **mucus** sécrété par les glandes de la muqueuse du col utérin. Lors de la phase folliculaire, le maillage des fibres protéiques constituant la glaire est très serré, quasiment infranchissable, puis devient très lâche lors de l'ovulation facilitant le passage des spermatozoïdes dans la cavité utérine.

Le contrôle hormonal du cycle menstruel

Le cycle utérin et le cycle ovarien sont parfaitement **synchrones**. L'explication de ce phénomène réside dans l'existence d'un mécanisme de contrôle hormonal faisant intervenir l'hypothalamus, l'hypophyse et les ovaires.

Le contrôle hypophysaire du cycle ovarien

Le déroulement du cycle ovarien dépend d'**hormones** produites par l'axe hypothalamo-hypophysaire situé à la base du cerveau (figures 21). L'hypothalamus est une structure nerveuse située au-dessus de l'hypophyse avec laquelle il est relié par la tige pituitaire. L'hypophyse est constituée de deux lobes (figure 22) :

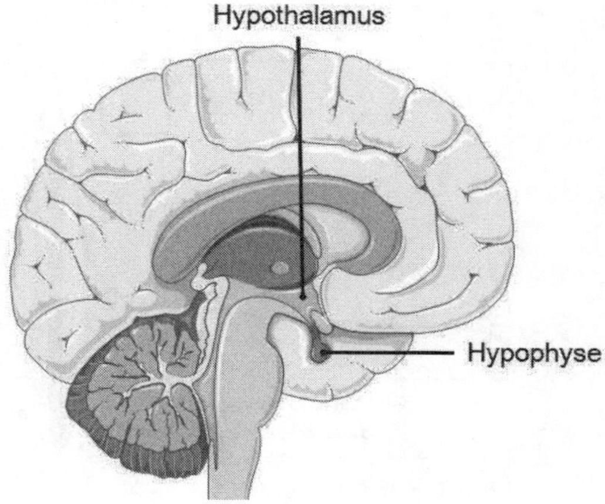

Figure 21

- un **lobe postérieur,**
- un **lobe antérieur** encore appelée **adénohypophyse** ou **antéhypophyse.**

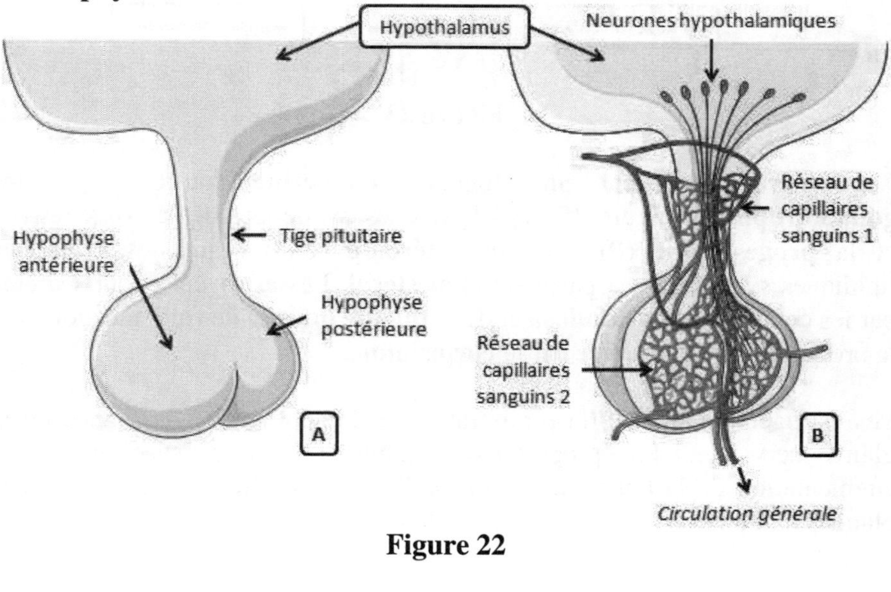

Figure 22

L'hypophyse sécrète de manière **pulsatile**, c'est-à-dire cyclique, deux hormones peptidiques, les **gonadotrophines FSH**, Hormone Folliculo-Stimulante, et la **LH, h**ormone lutéinisante (figure 23).

- La FSH stimule la **différenciation** et la **maturation** des follicules et la **sécrétion** par ceux-ci d'une hormone ovarienne, l'**estrogène**. La FSH intervient donc essentiellement lors de la **phase folliculaire**.
- La LH déclenche l'**ovulation** grâce à une sécrétion massive et brève de 24h (pic de LH) au milieu du cycle mais aussi la transformation du follicule éclaté en **corps jaune**. Le corps jaune produira ensuite une autre hormone ovarienne, la **progestérone**. La LH intervient donc essentiellement lors de la **phase lutéinique.**

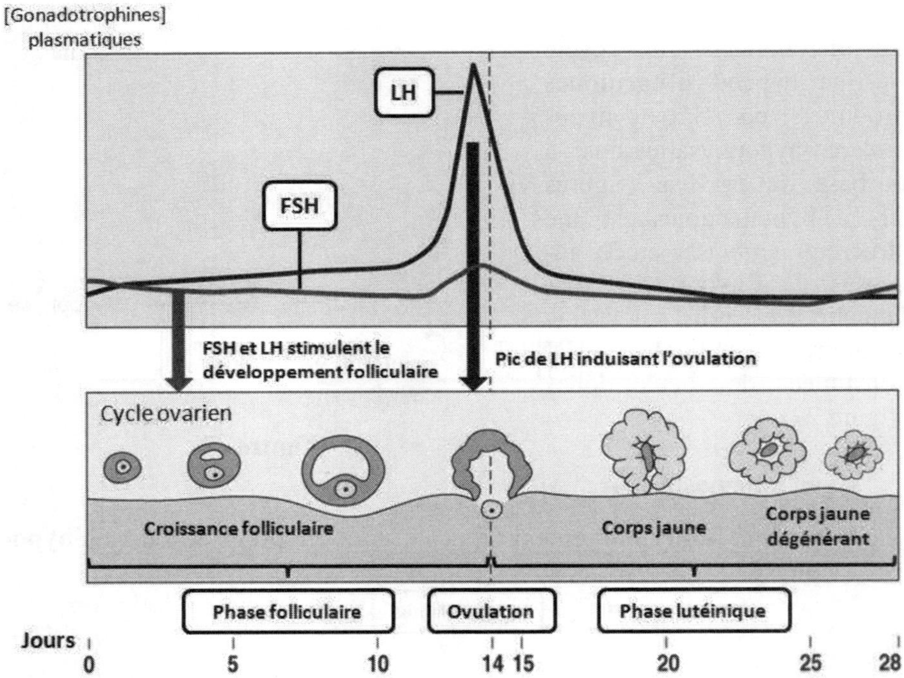

Figure 23

Les ovaires possèdent une fonction **endocrine** contrôlée par les **gonadotrophines** (figure 25). Les hormones ovariennes, les **estrogènes** (E) et la **progestérone** (P), sont des **stéroïdes** c'est-à-dire des hormones lipidiques synthétisées à partir du **cholestérol**. Les estrogènes sont sécrétés par les cellules de la **granulosa** et de la **thèque interne** du follicule alors que la progestérone est sécrétée par le **corps jaune**.

Les estrogènes induisent la prolifération de l'endomètre et la filance de la glaire cervicale. La progestérone induit la phase sécrétoire, une augmentation de la température corporelle et la prolifération des acini des glandes mammaires.

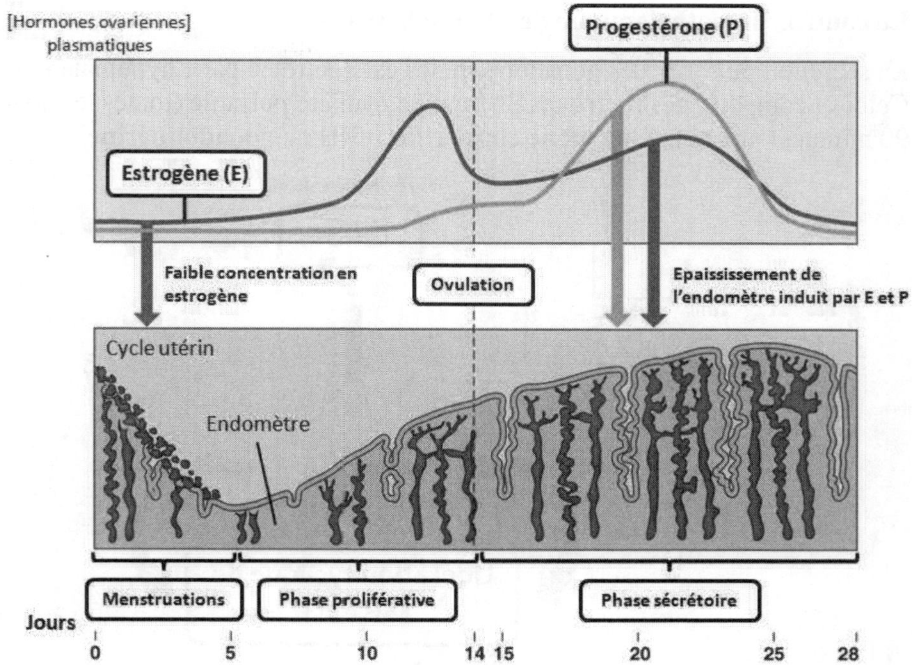

Figure 24

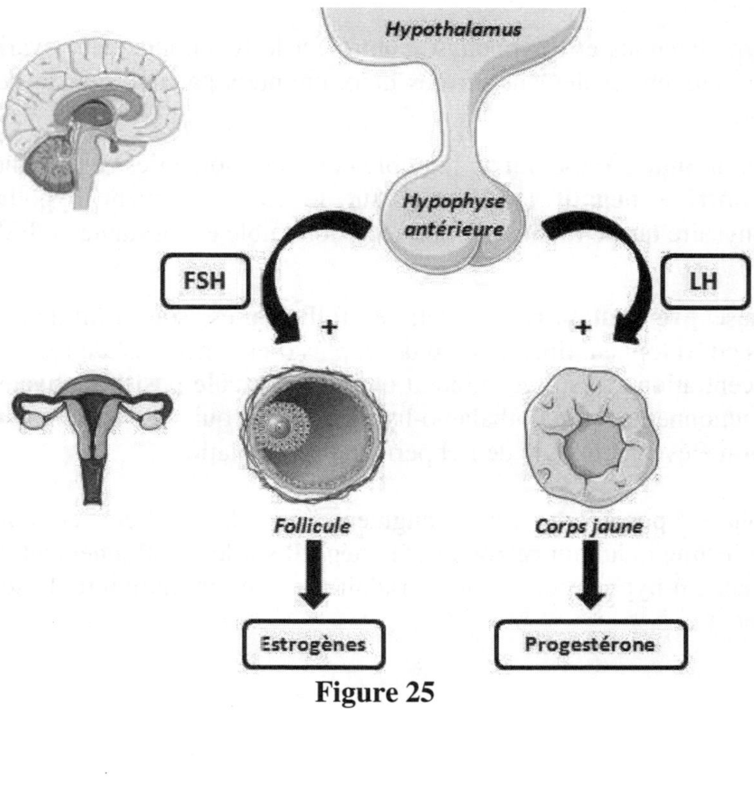

Figure 25

Le contrôle hypothalamique de l'hypophyse (figure 26)

La sécrétion pulsatile des gonadotrophines est contrôlée par l'hypothalamus. Celui-ci comporte des **neurones** libérant de manière pulsatile (toutes les 60 – 90 minutes) une **neurohormone** appelée la GnRH ou **gonadolibérine**.

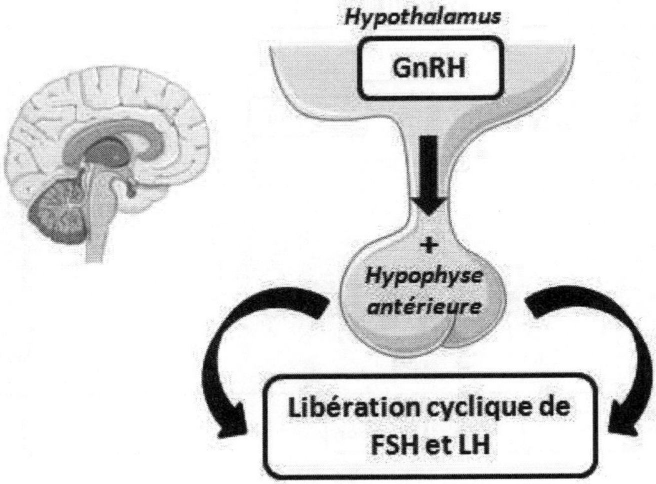

Figure 26

Le rétrocontrôle des ovaires sur l'axe hypothalamo-hypophysaire (figure 27)

Si l'hypothalamus et l'hypophyse contrôlent le fonctionnement ovarien, les ovaires agissent également sur ces deux premiers par une boucle de rétrocontrôle.

Lors de la **phase folliculaire**, la faible concentration en estrogène induit un **rétrocontrôle négatif** (inhibiteur) sur le fonctionnement hypothalamo-hypophysaire qui se traduit par une sécrétion faible et constante de FSH et de LH.

En phase **pré-ovulatoire**, les cellules folliculaires, sous l'influence de la FSH, se développent libérant de plus en plus d'estrogène. L'augmentation de la concentration en estrogène induit un **rétrocontrôle positif** (activateur) sur le fonctionnement hypothalamo-hypophysaire qui se traduit par une sécrétion élevée et brutale de LH permettant l'ovulation.

En phase post-ovulatoire, l'augmentation de la concentration en **progestérone** induit un **rétrocontrôle négatif** sur le fonctionnement de l'axe hypothalamo-hypophysaire qui se traduit par une diminution de la sécrétion en FSH et LH.

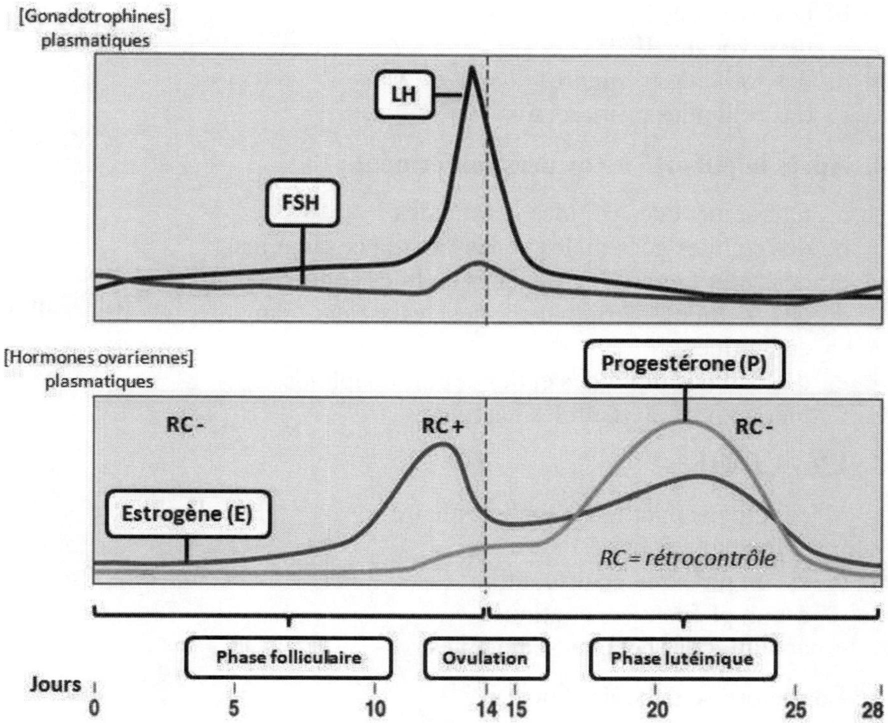

Figure 27

◣ Enoncés des exercices ◢

■ Exercice 1 : QCM .... (20 min)

Choisir la (ou les) réponse(s) correctes.

1. Les ovaires sont des glandes

a. endocrines
b. exocrines
c. amphicrines

2. Les ovaires sont formés de :

a. tissu épithélial et tissu conjonctif
b. tissu épithélial uniquement
c. tissu conjonctif seulement.

3. A la naissance les ovaires renferment :

a. des ovogonies

b. des ovocytes I
c. des ovocytes II
d. des follicules primaires
e. des follicules primordiaux.

4. Après la puberté les ovaires renferment :

a. uniquement des cellules germinales
b. des cellules germinales et des vaisseaux sanguins
c. des cellules germinales et des cellules endocrines
d. des cellules germinales, des vaisseaux sanguins et des cellules endocrines
e. des cellules diploïdes et des cellules haploïdes
f. uniquement des cellules haploïdes.

5. L'ovogenèse :

a. débute pendant la vie embryonnaire
b. débute à la puberté
c. est un phénomène discontinu
d. est un phénomène continu
e. aboutit à des cellules semblables.

6. La méiose se déroule dans :

a. toutes les cellules nucléées
b. toutes les cellules présentes dans les gonades
c. les cellules souches de la lignée germinale.

7. Au cours de la méiose :

a. la première division est équationnelle
b. la première division est réductionnelle
c. le nombre de chromosome est divisé par deux
d. l'ADN est dupliqué juste avant la prophase I
e. l'ADN est dupliqué juste avant la prophase II
f. l'ADN est dupliqué juste avant la prophase 1 et juste avant la prophase 2.

8. La méiose I produit:

a. l'ovocyte I
b. l'ovocyte II
c. le 1er globule polaire
d. le 2ème globule polaire.

9. La méiose aboutit à des cellules :

a. génétiquement identiques
b. diploïdes
c. haploïdes.

10. Les globules polaires :

a. dégénèrent
b. ont un rôle accessoire
c. permettent la formation de gamètes haploïdes.

11. La folliculogénèse :

a. commence à la naissance
b. commence à la puberté
c. s'accompagne de l'ovogénèse
d. se déroule dans les ovaires.

12. A la naissance les ovaires renferment :

a. 400 follicules
b. 400000 follicules
c. des follicules primordiaux
d. des follicules primaires
e. des ovocytes bloqués en prophase I
f. des ovocytes bloqués en métaphase II.

13. Les cellules folliculaires :

a. nourrissent l'ovocyte
b. ont une fonction endocrine
c. forment la granulosa.

14. Les œstrogènes :

a. sont sécrétées par l'hypophyse
b. sont synthétisées à partir du cholestérol
c. exercent un rétrocontrôle sur l'hypophyse
d. ont des récepteurs spécifiques au niveau de l'endomètre.

15. L'hypophyse :

a. contrôle l'hypothalamus
b. est sous le contrôle de l'hypothalamus
c. sécrète la FSH et la GnRH
d. sécrète la FSH et la LH
e. contrôle la fonction exocrine des ovaires
f. contrôle la fonction endocrine des ovaires.

16. L'ovulation libère :

a. un ovocyte II
b. un ovocyte I
c. un ovule et sa couronne radiaire
d. un ovocyte II et sa couronne radiaire.

17.Le pic de LH déclenche :

a. la rupture du follicule de De Graaf

b. la menstruation
c. la reprise de la méiose II
d. la formation du corps jaune.

18. Le corps jaune progestatif :

a. persiste pendant 3 mois
b. produit de la progestérone.

19. Les menstruations sont dues à :

a. la disparition du corps jaune
b. une chute du taux d'œstrogènes
c. une chute du taux de progestérone.

20. L'entrée du spermatozoïde dans l'ovocyte II déclenche:

a. la reprise de la méiose I
b. la reprise de la méiose II
c. l'expulsion du 2ème globule polaire.

■ Exercice 2 .... (5 min)

La méiose, mécanisme-clé de l'ovogenèse et de la spermatogenèse, est constituée d'une succession de deux divisions cellulaires appelées respectivement méiose1 et méiose2.

1. Quelle est **la principale** différence entre ces deux divisions ?
2. Quelle est **la principale** différence entre la méiose au cours de la spermatogenèse et la méiose au cours de l'ovogenèse ?

■ Exercice 3 .... (5 min)

Après avoir défini le terme **haploïde**, désigner parmi les cellules suivantes celles qui possèdent ce caractère.

a. ovocyte I.
b. ovocyte II.
c. globule polaire I.
d. ovogonie.

■ Exercice 4 .... (10 min)

Le document ci-dessous représente une phase d'une des deux divisions de la méiose.

Identifier la phase et indiquer à quelle division elle correspond.

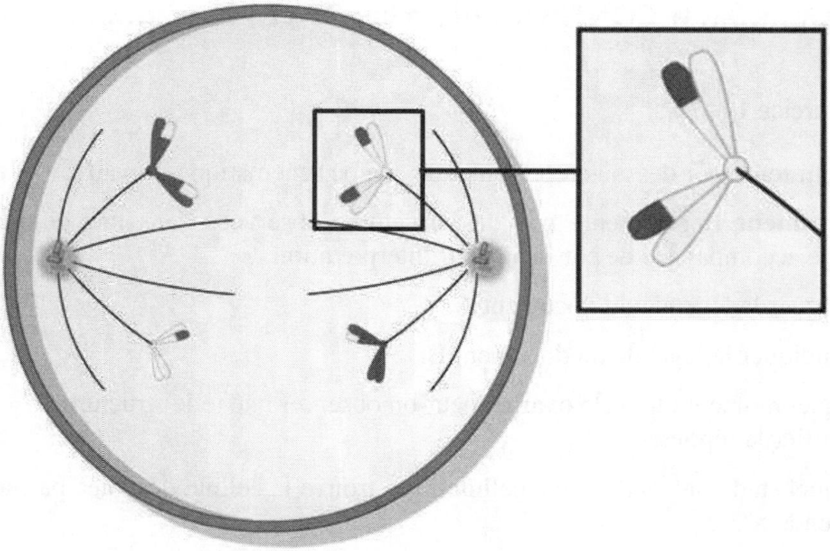

■■ Exercice 5 .... (15 min)

Le document ci-dessous a été obtenu à partir des cellules d'un embryon issu d'un avortement spontané.

1. Nommer et commenter ce document.
2. A l'aide d'un ensemble de schémas commentés, expliquer l'origine de cette anomalie.
   On étudiera le devenir d'une seule paire de chromosomes.

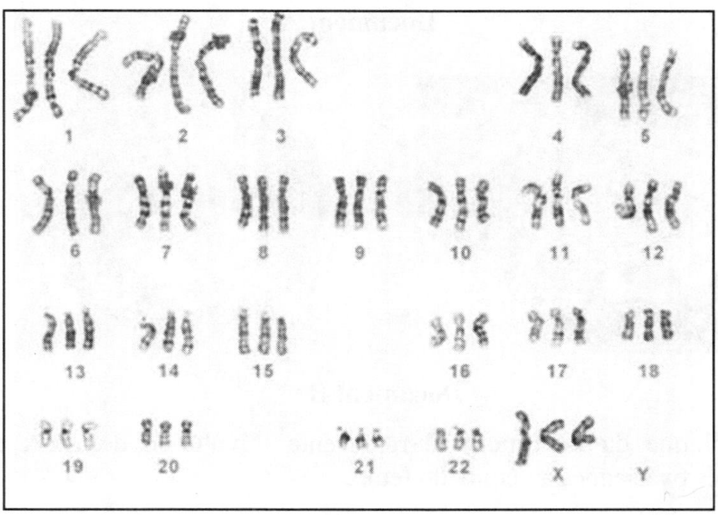

.... ■ CONTROLE (45 min ; 20 pts) ■ ....

Exercice 1 *(13 pts)*

Le **document A** ci-dessous représente une coupe schématique d'ovaire.

Le **document B** représente une des structures observées dans une coupe d'ovaire accompagnée de son schéma d'interprétation.

1. Indiquer la légende du document A.

2. a. Indiquer la légende du document B.

b. A quel moment du cycle ovarien peut-on observer une telle structure ? Justifier la réponse.

c. A quel stade précis du cycle cellulaire se trouve la cellule désignée par la légende n°3 ?

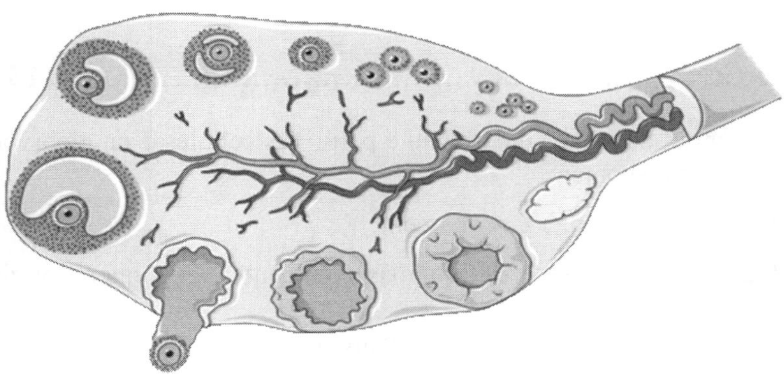

Document A

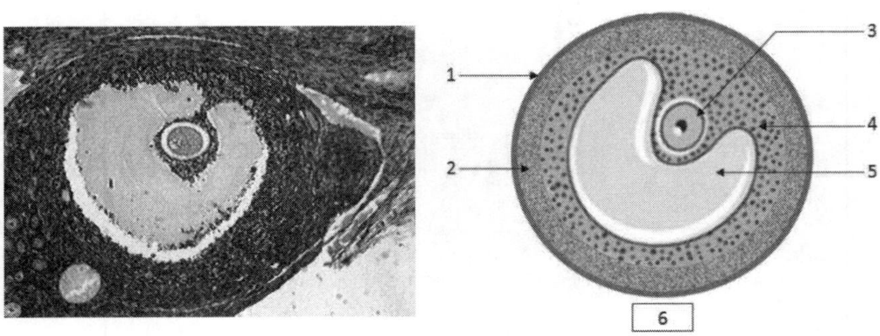

Document B

Le graphique du **document C** représente l'évolution des taux de deux hormones ovariennes au cours du temps.

Le schéma du **document D** représente l'évolution de la muqueuse utérine au cours du temps.

3. Donner le nom des deux hormones.

4. Quelle caractéristique de l'activité ovarienne cette évolution montre-t-elle?
5. Analyser le document D et placer une légende.
6. Montrer les relations qui existent entre les documents A, C et D.

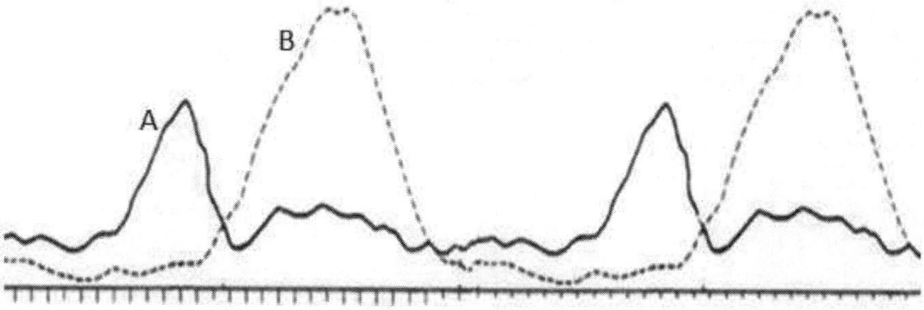

Document C

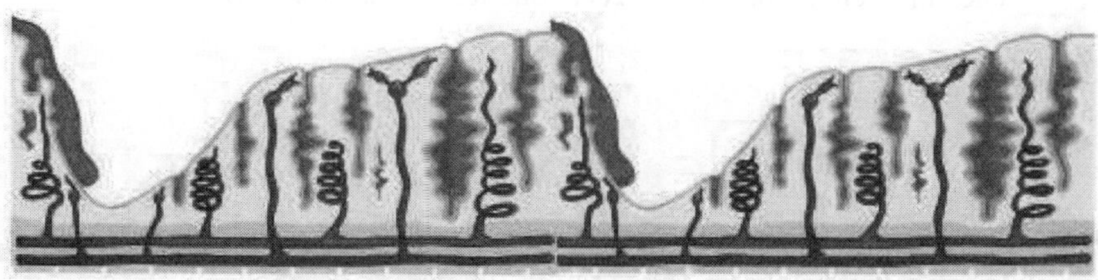

Document D

Exercice 2 *(7 pts)*

Au cours de la vie, la fécondité de la femme évolue.
Au-delà de 50 ans les ovulations cycliques et les menstruations disparaissent.

On cherche à expliquer les mécanismes à l'origine de ces modifications.
À partir de l'analyse des documents 1 à 3 et des connaissances acquises :

1. Expliquer la disparition des menstruations chez la femme ménopausée.
2. Dégager la cause de la baisse de fertilité chez la femme de 50 ans et expliquer les modifications hormonales enregistrées.

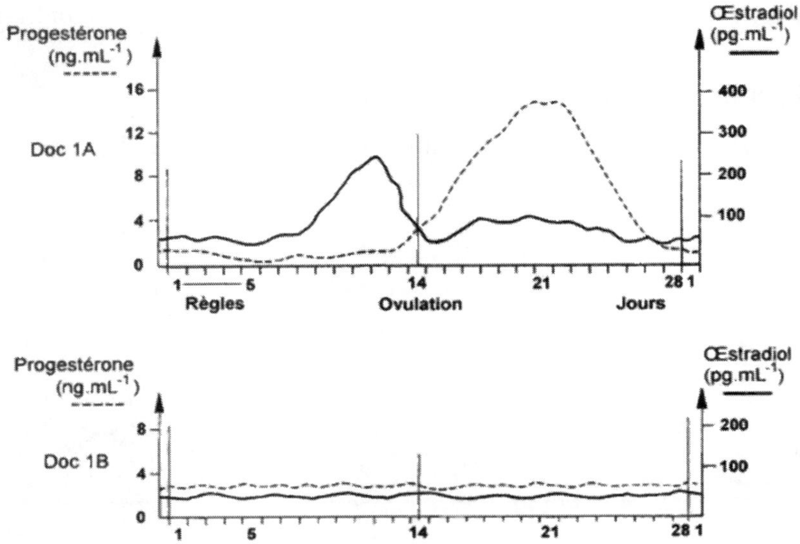

Document 1

Dosages plasmatiques d'hormones ovariennes au cours d'un cycle menstruel chez une femme de 25 ans (A) et une femme de 50 ans(B)

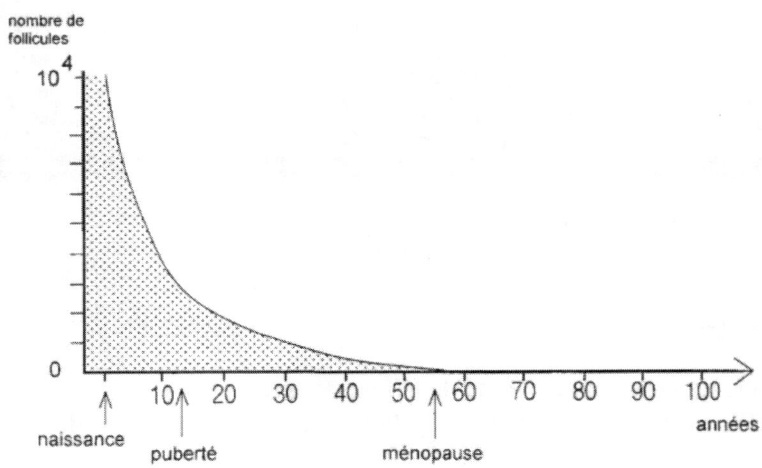

Document 2

Réserve de follicules au cours de la vie d'une femme

• **Age (années)**	20-29	34-39	45-50
• **FSH plasmatique (en mg.L^{-1})**	22	34	60

Document 3

Evolution du taux moyen de FSH au cours de la vie d'une femme

Corrigé des exercices

Corrigé 1

1. c	**2.** a	**3.** a, e	**4.** d, e	**5.** a, c
6. c	**7.** b, c, d	**8.** b,c	**9.** g	**10.**a, c
11.b, c, d	**12.**b, c, e	**13.**a, b, c	**14.**b, c, d	**15.**b, d, e, f
16.d	**17.**a,d	**18.**b	**19.**c	**20.**b, c

Corrigé 2

1. La méiose 1 est une division dite réductionnelle.
Elle réduit de moitié le stock chromosomique et produit donc des cellules haploïdes (n). La méiose 2 est une **division équationnelle**.

2. Au cours de la **spermatogenèse**, chaque division de la méiose produit des cellules de même taille contrairement à l'ovogenèse.
En effet : un **ovocyte I** donne un **ovocyte II** et une très petite cellule, le globule polaire ; l'ovocyte II donne un ovule et un second globule polaire. Ces globules polaires vont dégénérer.

Corrigé 3

Une cellule **haploïde** est une cellule qui possède n chromosomes c'est-à-dire un exemplaire de chaque paire, soit 23 chromosomes pour l'espèce humaine. L'ovocyte II et le globule polaire I sont des cellules haploïdes.

Corrigé 4

Les chromosomes s'éloignent les uns des autres, entraînés par les fibres du fuseau qui se raccourcissent. Il s'agit donc d'une anaphase.

On remarque que les chromosomes sont doubles.
Il s'agit donc de l'anaphase de la 1ère division de la méiose.

Corrigé 5

1. Ce caryotype montre une aberration chromosomique : chaque chromosome est présent en triple exemplaire.
Il s'agit d'une **triploïdie**.

2. Cette anomalie résulte de la non-disjonction des chromosomes homologues au cours de la méiose.

Gamétogénèse

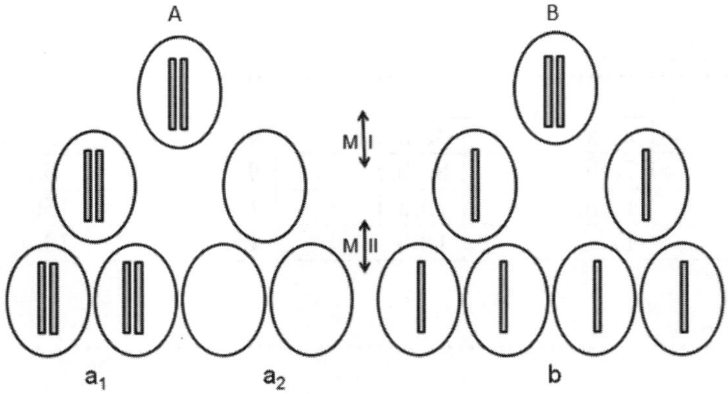

Fécondation

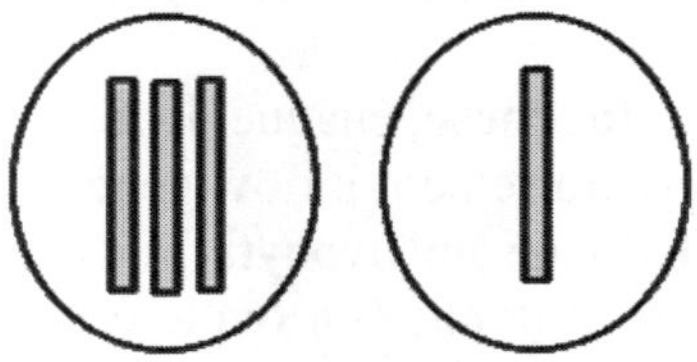

Zygotes

La **gamétogénèse** se déroule grâce à la méiose qui comporte deux étapes :

- la méiose I qui est une division réductionnelle au cours de laquelle les chromosomes homologues se séparent,
- la méiose II qui est une division équationnelle.

Dans le gamète A, les chromosomes de la paire étudiée ne se sont pas disjoints au cours de la méiose I.

Les gamètes formés sont de deux sortes : la moitié d'entre eux possèdent les deux chromosomes, les autres n'en contiennent aucun.

La fécondation avec des gamètes normaux donnera donc deux types de zygotes concernant cette paire de chromosomes:

- un zygote trisomique
- un zygote monosomique.

Remarque : si la non disjonction concerne les chromatides-sœurs au cours de la méiose II, la moitié des gamètes formés seront normaux, le quart porteur d'une monosomie, le quart d'une trisomie.

Le document présenté correspond à un cas où cette non-disjonction des chromosomes homologues a concerné toutes les paires.

■ CORRIGE DU CONTROLE ■

Exercice 1

1. Cf. cours

2. a. 1. Thèque externe. 2. Thèque interne. 3. Ovocyte II
4. Granulosa 5. Antrum 6. Follicule de De Graaf.

b. Cette structure est observée en fin de phase folliculaire. En effet le follicule est mûr et il est prêt à éclater afin de libérer l'ovule.

c. L'ovocyte II est bloqué en métaphase II.

3. A : œstrogènes B : progestérone.

4. La variation de ces taux au cours du temps illustrent le caractère cyclique de l'activité ovarienne.

5. Cf. cours. On peut remarquer que les modifications ont également un caractère cyclique.

6. 1ère phase du cycle.

L'évolution du follicule est caractérisée notamment par la multiplication des cellules de la granulosa.
Parallèlement à cette évolution :

- le taux d'œstrogènes augmente.

On peut donc penser que ce sont les cellules de la granulosa qui sécrètent ces œstrogènes.

- l'endomètre s'épaissit :

On peut penser que cette évolution est induite par les œstrogènes.

A la fin de la 1ère phase, le taux d'œstrogènes chute brutalement.
Ceci correspond à l'ovulation.

2ème phase du cycle.

Après l'ovulation le taux d'œstrogènes augmente légèrement mais c'est surtout le taux de progestérone qui augmente considérablement.
Ceci est à mettre en relation avec la formation du corps jaune à partir du reste du follicule éclaté.

La fin de la 2ème phase est caractérisée par une diminution du taux d'œstrogènes et une chute brutale du taux de progestérone.
Ceci correspond à la régression du corps jaune.

Cette chute déclenche la survenue des menstruations.

Exercice 2

Les menstruations correspondent aux règles c'est-à-dire un écoulement de sang « mensuel » en provenance de l'utérus, dû à la destruction de la muqueuse utérine.

1. La **ménopause** est l'arrêt définitif des règles du fait de l'arrêt de l'activité ovarienne.

Chez la femme de 25 ans les sécrétions d'œstradiol et de progestérone, hormones ovariennes, varient au cours du cycle menstruel.

- Le taux d'œstradiol qui est d'environ 50 $pg.mL^{-1}$ pendant la première moitié de la phase folliculaire présente un pic à 250 $pg.mL^{-1}$vers le 11ème jour.
Cette hormone est sécrétée par les cellules folliculaires. Or le follicule se rompt vers le 14ème jour pour permettre l'ovulation.
Ce qui explique la diminution du taux après l'ovulation.

- Le taux de progestérone dont la valeur ne dépasse pas 2 $ng.L^{-1}$ pendant la phase folliculaire présente un pic à 380 $ng.L^{-1}$ vers le 17ème jour, pendant la phase lutéinique.
La progestérone est sécrétée par le corps jaune issu de la transformation du reste du follicule rompu au moment de l'ovulation.

Chez la femme de 50 ans, le taux de ces hormones ne varie pas et reste à un niveau très bas.

Cela suppose qu'aucun follicule ne s'est développé et qu'aucun corps jaune ne s'est formé.

On peut ajouter qu'il n'y a pas eu d'ovulation.

D'après le document 2 on note que le nombre de follicules qui est d'environ 10000 à la naissance diminue très rapidement. A l'âge de 50 ans il n'y en a presque plus.

Or, c'est la maturation de follicules qui permet l'ovulation.

■12■

Anatomie et physiologie de l'appareil reproducteur masculin

INTRODUCTION GENERALE

L'appareil sexuel masculin devient fonctionnel à la puberté. Les testicules produisent à la fois les cellules sexuelles, les **spermatozoïdes**, mais également des **hormones**, dont la **testostérone**. L'activité testiculaire est également soumise à une **régulation** au même titre que l'activité ovarienne.

Anatomie de l'appareil reproducteur masculin (figure 1)

L'appareil reproducteur (ou génital) de l'homme comporte :

- des **gonades** : les **testicules** sont enveloppés dans un sac cutané protecteur appelé le **scrotum**.
- des **voies génitales** comprenant :
  - les deux **épididymes**, longs canaux convolutés,
  - les deux **canaux déférents** ou spermiductes longs de 35 cm acheminant les sécrétions des vésicules séminales,
  - l'**urètre**.
- des **glandes annexes** comprenant :
  - les deux **vésicules séminales** en position postérieure à la vessie. Ces vésicules sécrètent un liquide, représentant 60% du volume du sperme, riche en fructose et en vitamine C assurant un rôle nourricier des spermatozoïdes,
  - la **prostate** sécrétant la **spermine et le PSA (prostate specific antigen)**. Les sécrétions prostatiques représentent 30 % du volume du sperme.
  - les deux **glandes bulbo-urétrales** (ou glandes de Cowper) sécrétant un mucus.

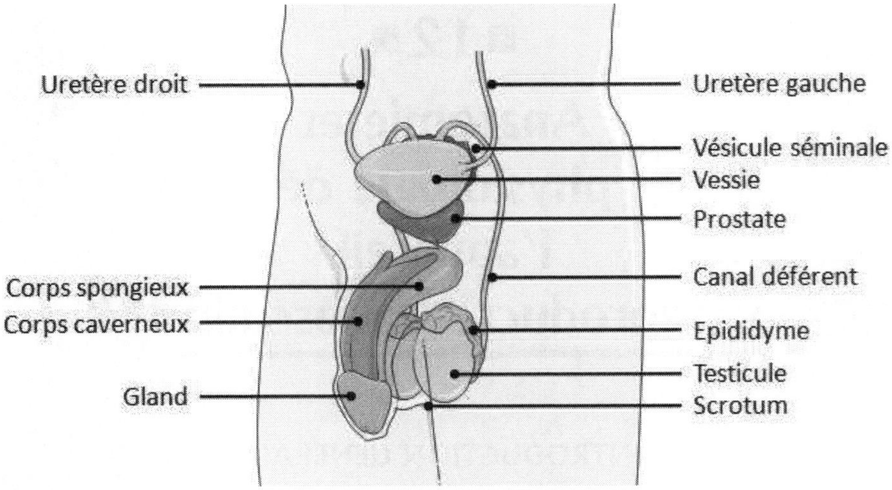

Figure 1

Histologie des testicules (figure 2)

Chaque testicule est constitué de 200 à 300 lobules contenant chacun des longs **tubes séminifères** (70 cm de long pour 350 µm de diamètre). Les tubes séminifères sont le lieu de la **spermatogenèse**.

Chaque tube séminifère (figure 2) comporte une extrémité en cul-de-sac et une autre extrémité en relation avec l'épididyme.

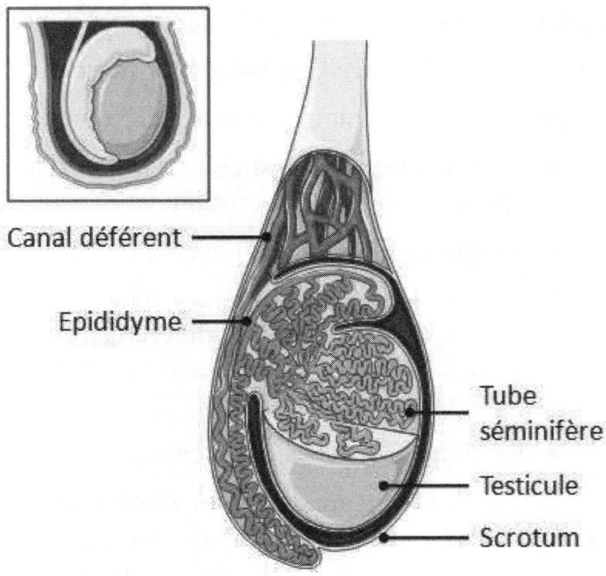

Figure 2

La paroi du tube (figure 3) comporte diverses cellules dont :

- les **cellules germinales** à l'origine des spermatozoïdes appelées les **spermatogonies**,
- des cellules en cours de différenciation appartenant à la lignée spermatique.
- les cellules de **Sertoli** dont l'ensemble frome une véritable barrière entre le sang et les cellules de la lignée spermatique (barrière hémato-testiculaire).

Entre les tubes séminifères se trouvent les cellules de **Leydig**.

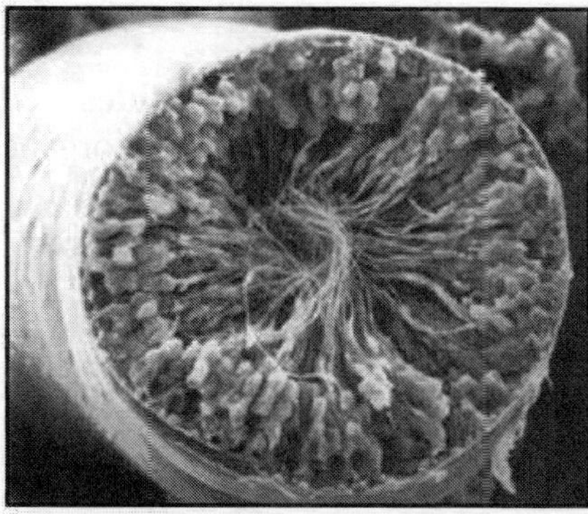

Tube séminifère en CT vu au MEB

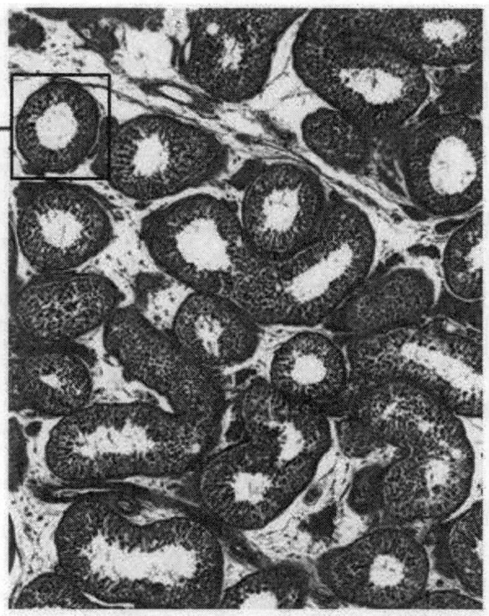

Tubes séminifères en CT vus au MO (x50)

Figure 3

PHYSIOLOGIE DE L'APPAREIL REPRODUCTEUR DE L'HOMME

La spermatogenèse (figure 4)

La **spermatogenèse** est le processus de formation des **spermatozoïdes**, cellules **haploïdes** à n chromosomes, à partir de cellules souches germinales, les **spermatogonies**.

La spermatogenèse tout comme l'ovogenèse est un processus qui débute à la **puberté** mais qui chez l'homme est **continu** (l'ovogenèse est cyclique) et dure jusqu'à la fin de la vie (l'ovogenèse s'arrête à la ménopause). La formation d'un spermatozoïde à partir d'une spermatogonie prend 74 jours.

- **Etape 1 : la spermatocytogenèse**

Les **spermatogonies**, cellules germinales **diploïdes** situées à la périphérie du tube séminifère, se divisent par **mitoses** pour donner naissance, après **différenciation**, à des **spermatocytes I**. La première division méiotique des spermatocytes I permet la formation de **spermatocytes II haploïdes**. La deuxième division méiotique assure la formation de **spermatides haploïdes** à partir des spermatocytes II.

La spermatocytogenèse est un phénomène **centripète** : l'évolution et la différenciation de la lignée spermatique se déroulent de la périphérie vers le centre du tube séminifère.

- **Etape 2 : la spermiogenèse**

Cette étape correspond à la différenciation des **spermatides** en **spermatozoïdes** permettant notamment l'acquisition d'un flagelle, organe locomoteur.

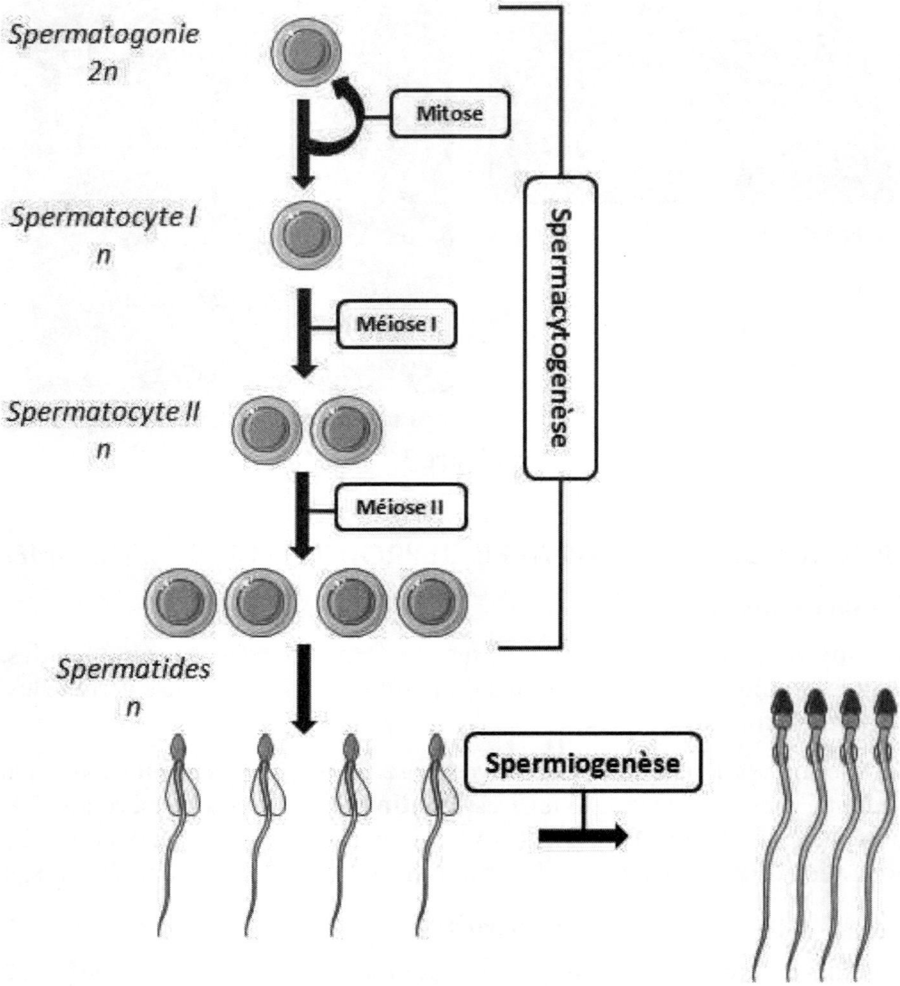

Figure 4

Structure d'un spermatozoïde (figure 5)

Un spermatozoïde est une cellule mobile différenciée constituée de trois parties :

- une **tête** contenant le **noyau** à n chromosomes. La partie apicale de la tête comporte une vésicule, l'**acrosome** (figure 6), riche en enzymes hydrolytiques,
- une **pièce intermédiaire** riche en mitochondries produisant l'ATP nécessaire pour la mise en mouvement du flagelle,
- un **flagelle**, organe locomoteur du spermatozoïde.

Les spermatozoïdes produits par les tubes séminifères sont immobiles. Ils acquièrent progressivement leur **motilité** au cours de la traversée de l'épididyme.

La durée de formation d'un spermatozoïde à partir de la spermatogonie est de 74 jours. La durée de vie d'un spermatozoïde est de 48h. Les tubes séminifères produisent plus de 100 millions de spermatozoïdes par jour !

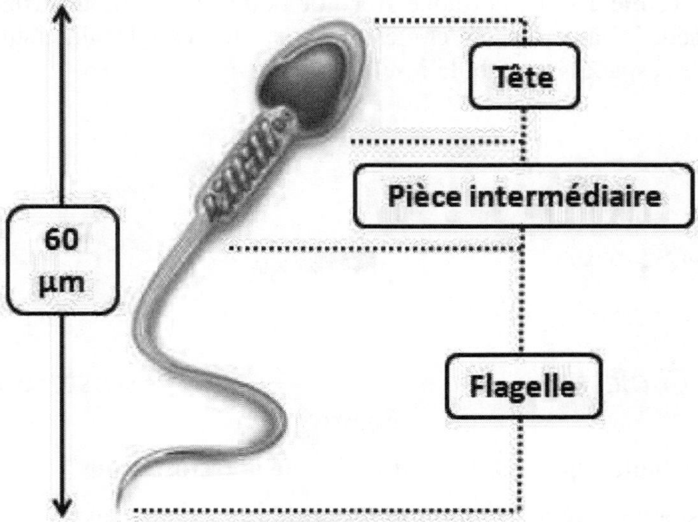

Figure 5

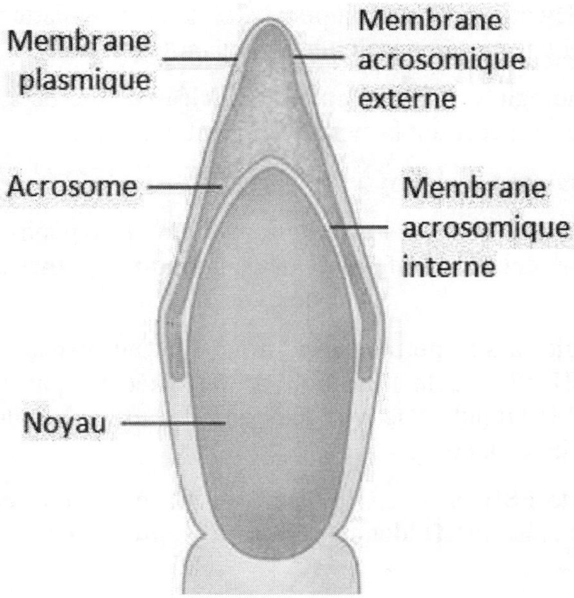

Figure 6

La régulation de l'activité testiculaire

Les testicules sont des glandes **amphicrines**. L'élaboration des **spermatozoïdes** correspond à sa fonction **exocrine**. Les testicules produisent également des **hormones** dont la **testostérone** correspondant à sa fonction **endocrine**.

La testostérone (figure 7)

La **testostérone** est une hormone **stéroïde** douée d'activité **androgène**. Elle est synthétisée, à partir du **cholestérol**, par les cellules interstitielles de **Leydig** des espaces intertubulaires.

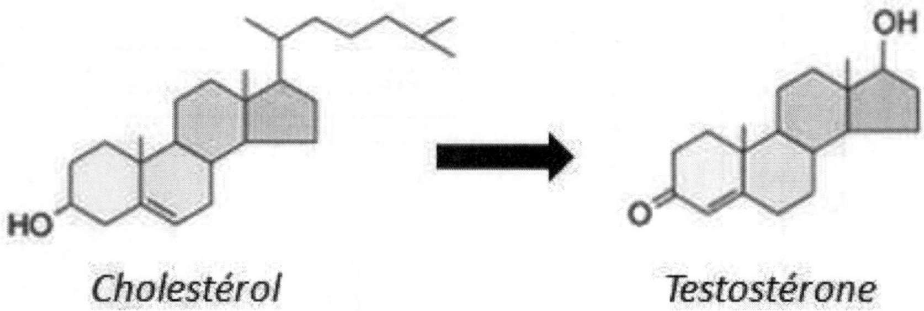

Figure 7

Fonctions biologiques et mode d'action de la testostérone

La testostérone provoque l'apparition des **caractères sexuels primaires** (mise en places des organes génitaux) et **secondaires** (transformations pubertaires : développement de la pilosité et de la musculature, modification du larynx…). La testostérone stimule la **spermatogenèse**.

La testostérone agit sur des **récepteurs nucléaires** présents au niveau des **cellules cibles** en favorisant la synthèse de certaines protéines.

L'axe hypothalamo-hypophysaire

Le système nerveux contrôle l'activité testiculaire. L'hypophyse de l'homme sécrète, comme celle de la femme, deux **gonadotrophines** : la **FSH** et la **LH**.

La FSH stimule la **spermatogenèse** en agissant au niveau des cellules de Sertoli. La LH stimule la libération de **testostérone** par les cellules de Leydig. La FSH stimule l'activité exocrine des testicules alors que la LH stimule l'activité endocrine.

La sécrétion de FSH et de LH est sous l'influence d'une **neurohormone** hypothalamique, la **GnRH**, dont la sécrétion est **pulsatile**.

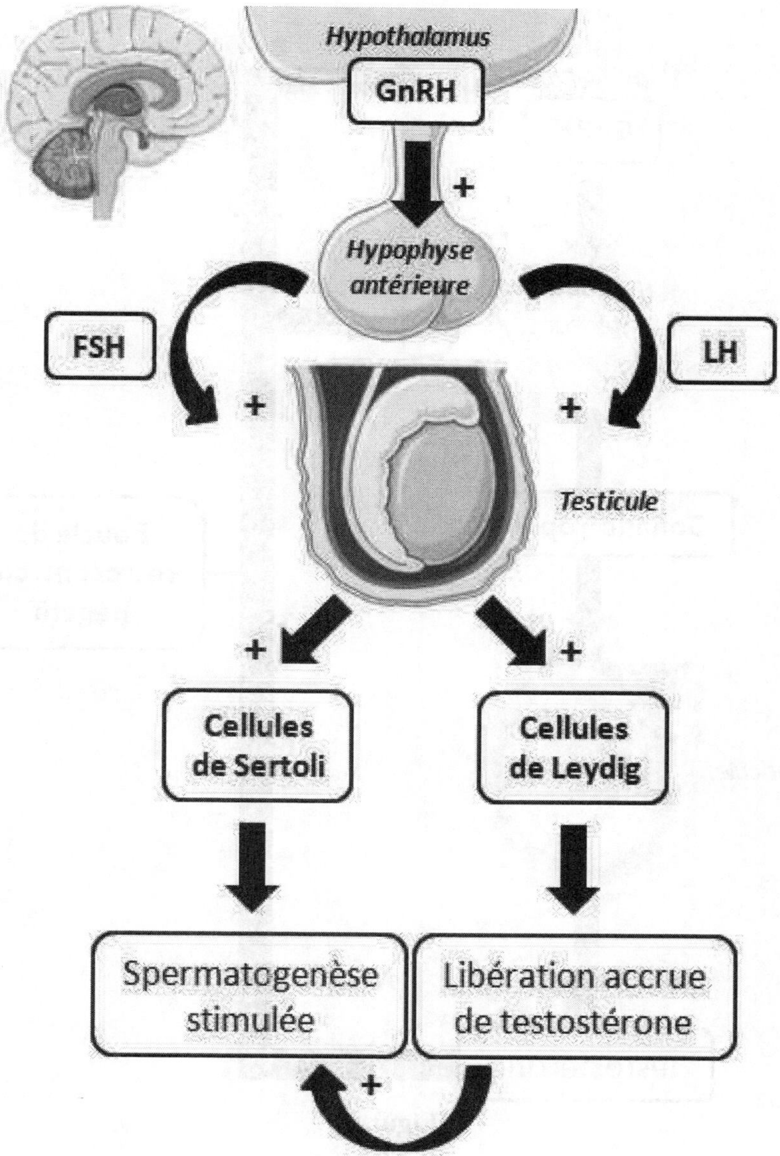

Figure 8

Le rétrocontrôle négatif de la testostérone sur l'axe hypothalamo-hypophysaire (figure 9)

La **testostéronémie** est un paramètre régulé. Cette régulation fait intervenir des **centres régulateurs** nerveux hypothalamique et hypophysaire.

Lorsque la concentration plasmatique en testostérone augmente, la testostérone inhibe la libération des gonadotrophines hypophysaires ainsi que celle de la GnRH de telle sorte à ce que les cellules de Leydig sécrètent moins de testostérone. Ainsi, la testostéronémie demeure finement régulée.

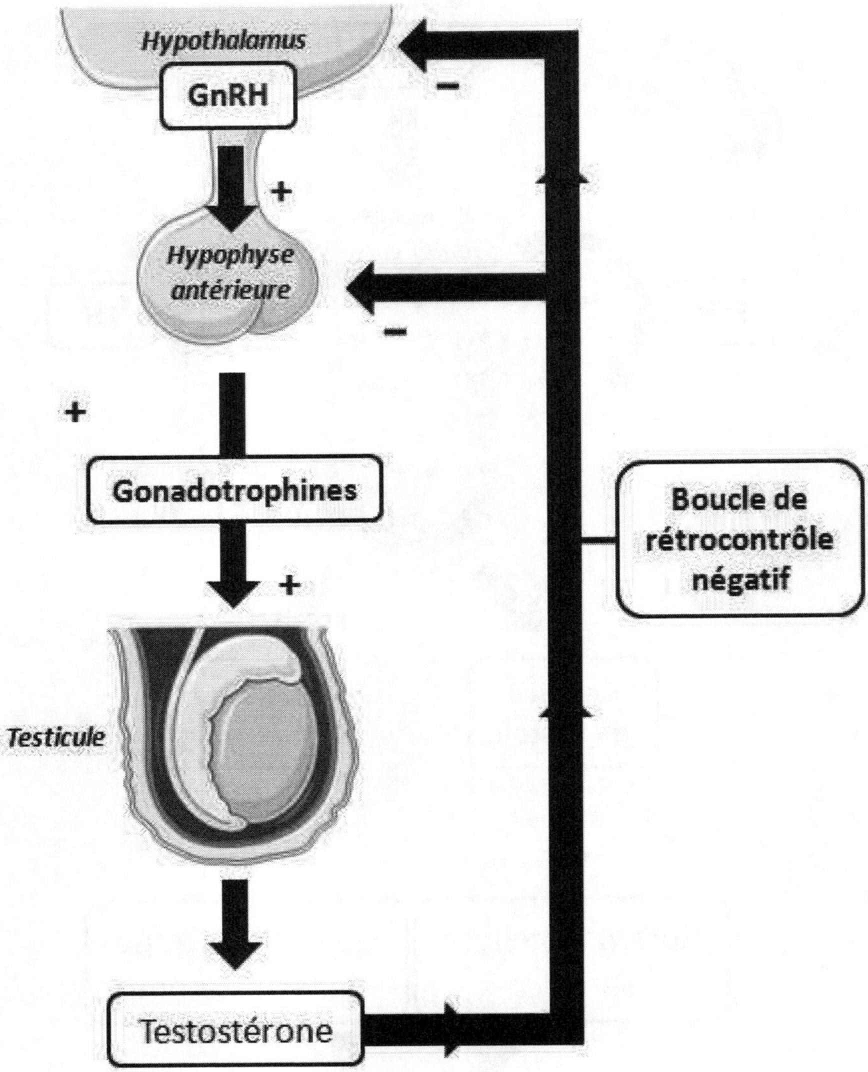
Hypothalamus
GnRH
+
Hypophyse antérieure
–
–
+
Gonadotrophines
+
Boucle de rétrocontrôle négatif
Testicule
Testostérone

Figure 9

Enoncés des exercices

■ Exercice 1 : QCM .... (20 min)

Choisir la (ou les) réponse(s) correcte(s).

1. Les testicules sont des glandes :

a. endocrines
b. exocrines
c. amphicrines.

2. Les testicules sont formés de :

a. deux compartiments distincts
b. de tissu épithélial et tissu conjonctif
c. tissu épithélial uniquement
d. tissu conjonctif seulement.

3. A la puberté les testicules contiennent :

a. uniquement des cellules germinales
b. des cellules germinales et des vaisseaux sanguins
c. des cellules germinales et des cellules endocrines
d. des cellules germinales, des vaisseaux sanguins et des cellules endocrines.
e. des cellules diploïdes et des cellules haploïdes
f. uniquement des cellules haploïdes.

4. Les tubes séminifères contiennent :

a. uniquement des cellules germinales
b. des cellules germinales et des cellules de Leydig
c. des cellules germinales et des cellules de Sertoli.

5. La spermatogénèse :

a. est un processus de différenciation cellulaire
b. se déroule dans l'épididyme
c. se déroule dans les tubes séminifères
d. est un phénomène centrifuge
e. est un phénomène centripète
f. est sous contrôle hormonal.

6. La spermatogénèse :

a. débute pendant la vie embryonnaire
b. débute à la puberté
c. est un phénomène discontinu
d. est un phénomène continu
e. aboutit à des cellules semblables.

7. La spermatogénèse :

a. est aussi appelée spermatocytogenèse
b. comporte la spermiogenèse.

8. Au cours de la spermatogénèse la méiose I donne naissance à :

a. un spermatocyte I
b. un spermatocyte II
c. une spermatide.

9. Au cours de la spermatogénèse la méiose II donne naissance à :

a. spermatozoïde
b. spermatide
c. spermatocyte II.

10.Le sperme contient :

a. des spermatozoïdes
b. du glucose
c. du fructose
d. du liquide prostatique.

11.La testostérone :

a. est sécrétée par les cellules de Sertoli
b. est sécrétée par les cellules de Leydig
c. est synthétisée à partir du cholestérol
d. a un précurseur commun avec l'œstradiol.

12.La testostérone :

a. agit sur la spermatogénèse
b. exerce un rétrocontrôle sur l'hypophyse
c. est sécrétée de façon pulsatile.

13.L'hypophyse :

a. contrôle l'hypothalamus
b. est sous le contrôle de l'hypothalamus
c. sécrète la FSH et la GnRH
d. sécrète la FSH et la LH
e. contrôle la fonction exocrine des testicules
f. contrôle la fonction endocrine des testicules.

■ Exercice 2 .... (10 min)

1. Compléter le tableau suivant mettant en relation une structure anatomique de l'appareil génital masculin, et sa fonction.

Structure anatomique	Fonction
	Loge les testicules.
	Conduit tantôt l'urine, tantôt le sperme.
Cellules de Leydig	
	Conduisent les spermatozoïdes depuis les testicules vers l'urètre.
Tubes séminifères	
Corps caverneux et corps spongieux.	
	Produisent un liquide riche en fructose

2. Présenter les principaux organes génitaux masculins dans un tableau permettant de mettre en évidence l'équivalence des fonctions.

■ Exercice 3 .... (10 min)

Réaliser un schéma représentant un spermatozoïde.

Préciser le rôle de chacune des parties de cette cellule dans sa fonction de gamète.

■ Exercice 4 .... (5 min)

1. Classer les cellules suivantes selon un ordre chronologique :

a. spermatozoïde
b. spermatocyte I.
c. spermatocyte II.
d. spermatide.
e. spermatogonie.

2. Après avoir défini le terme **haploïde**, désigner parmi les cellules suivantes celles qui possèdent ce caractère :

a. spermatocyte I.
b. spermatocyte II.
c. spermatide.
d. spermatogonie.
e. spermatozoïde.

■ Exercice 5 .... (5 min)

Indiquer la légende du schéma ci-dessous représentant une région de l'appareil génital masculin.

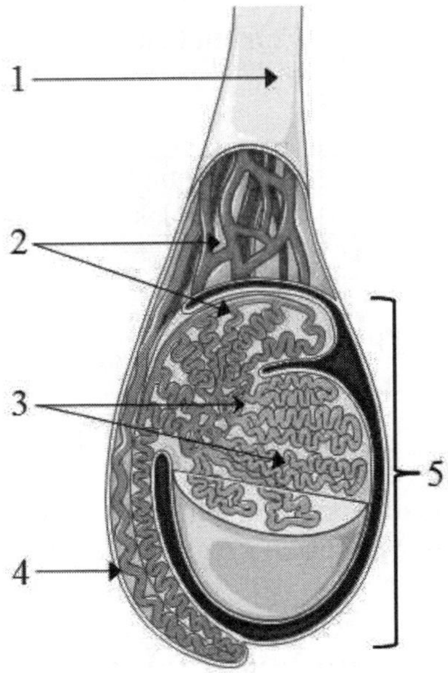

■■ Exercice 6 .... (10 min)

Les expériences suivantes ont été réalisées chez un animal adulte castré.

Analyser les résultats et conclure.

Traitement	Production de spermatozoïdes	Caractères sexuels secondaires
Aucun	Non	Non
Greffe ectopique de testicules	Oui	Oui
Injection d'extraits testiculaires	Oui	Oui
Administration de testostérone	Oui	Oui

■■ Exercice 7 .... (10 min)

Dans l'expérience ci-dessous, on étudie l'influence de l'hypophyse sur l'activité des testicules chez un animal qui subit deux interventions successives.

Que peut-on déduire de ces résultats ?

	Production de spermatozoïdes	**Production de testostérone**
Animal sain	Oui	Oui
1ère intervention : Hypophysectomie.	Non	Non
2ème intervention : Injection d'extraits hypophysaires.	Oui	Oui

■■ Exercice 8 .... (15 min)

Certains mammifères mâles présentent un déficit sévère de sécrétions hypothalamo-hypophysaires.

Afin d'étudier certains aspects du contrôle physiologique de la sécrétion de LH chez ces sujets, on réalise l'expérience illustrée ci-dessous.

Des perfusions pulsatiles de GnRH sont réalisées régulièrement :

- sans administration de testostérone.
- avec administration de testostérone.

A partir de l'analyse de ce document, et après avoir rappelé l'origine de chacune de ces hormones, indiquer l'influence de la GnRH et de la testostérone sur la sécrétion de LH.

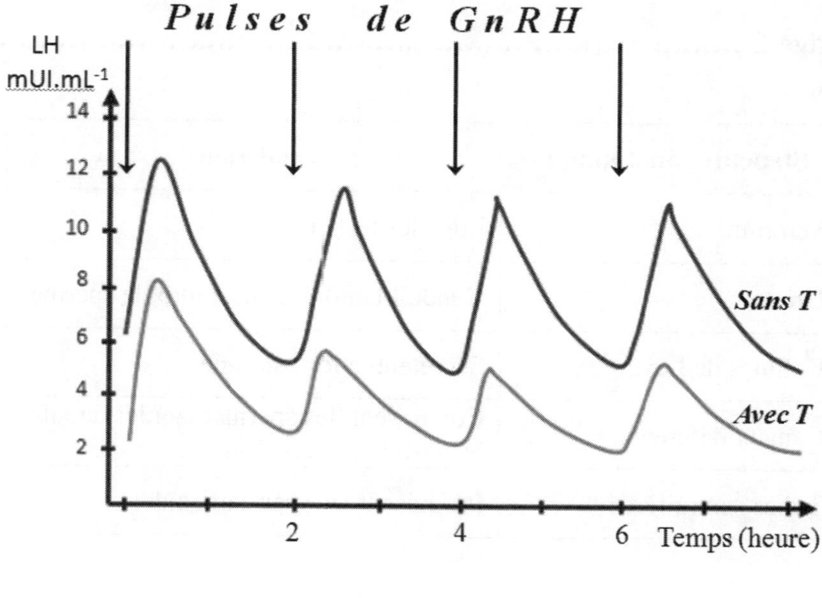

■■ Exercice 9

Le syndrome de Klinefelter est la forme la plus courante d'hypogonadisme masculin. Cette maladie se manifeste aux plans anatomique, histologique et endocrinien.

1. Rappeler l'origine de ce syndrome.

2. Analyser et interpréter les résultats de dosages présentés ci-dessous.

	Testostérone $\mu g.L^{-1}$	**FSH** $mUI.L^{-1}$	**LH** $mUI.L^{-1}$
Sujet sain	5 à 10	3 à 9	4 à 12
Klinefelter	3	13	12

Corrigé des exercices

Corrigé 1

1. c	**2.** a,b	**3.** d,e	**4.** c	**5.** c,e,f	**6.** b,d,e	**7.** b
8. b	**9.** b	**10.**a,c,d	**11.**b,c,d	**12.**a,b	**13.**b,d,e,f	

Corrigé 2

1.

Structure anatomique	**Fonction**
Scrotum	Loge les testicules.
Urètre	Conduit tantôt l'urine, tantôt le sperme.
Cellules de Leydig	Sécrètent la testostérone
Canaux déférents.	Conduisent les spermatozoïdes depuis les testicules vers l'urètre.
Tubes séminifères	Produisent les spermatozoïdes.

Corps caverneux et corps spongieux.	Assurent l'érection du pénis.
Vésicules séminales.	Produisent un liquide riche en fructose

2.

Organes génitaux masculins	Organes génitaux féminins
Testicules	Ovaires
Canaux déférents	Trompes de Fallope
	Utérus
Pénis	Vagin

Corrigé 3 ....

Schéma : cf. cours.

Elément	Rôle
• Flagelle :	Déplacement
• Mitochondries :	Production d'énergie pour le déplacement.
• Noyau :	Gènes paternels du futur embryon.
• Acrosome :	Dégradation de la zone pellucide de l'ovocyte.

Corrigé 4 :..

1. Spermatogonie, spermatocyte I, spermatocyte II, spermatide, spermatozoïde.

2. Une cellule haploïde est une cellule qui possède n chromosomes c'est-à-dire un exemplaire de chaque paire, soit 23 chromosomes pour l'espèce humaine.

Le spermatocyte II, la spermatide et le spermatozoïde sont des cellules haploïdes.

Corrigé 5 ....

1. Canal déférent **2.** Vaisseaux sanguins

3. Tubes séminifères. **4.** Epididyme **5.** Testicule

Corrigé 6

- La greffe ectopique de testicules rétablit la production de spermatozoïdes et la présence de caractères sexuels secondaires.
  Ces deux fonctions sont donc sous la dépendance des testicules.
- L'injection d'extraits testiculaires donne le même résultat.
  On en déduit que le testicule exerce son action par la voie sanguine.
- L'administration de testostérone donne également les mêmes résultats.
  La testostérone est donc responsable de la production de spermatozoïdes et du développement des caractères sexuels secondaires.

C'est donc la testostérone, synthétisée par les testicules, qui, véhiculée par le sang, stimule la spermatogénèse et le développement des caractères sexuels secondaires.

Corrigé 7

L'hypophysectomie entraîne une disparition de la production de spermatozoïdes et de testostérone.
L'injection d'extraits hypophysaires rétablit ces productions.

Conclusion : **l'hypophyse stimule la production de spermatozoïdes et de testostérone par les testicules.**

Corrigé 8

La GnRH est une neurohormone sécrétée par l'hypothalamus.
La LH est une hormone sécrétée par l'hypophyse.
La testostérone est une hormone sécrétée par les testicules.

Chaque pulse de GnRH induit une augmentation de la sécrétion de LH.

En l'absence de testostérone, le niveau de LH est plus élevé qu'en présence de testostérone.

Conclusion.

La sécrétion de LH par l'hypophyse est :

- **stimulée par la GnRH**
- **inhibée par la testostérone.** Il s'agit d'un rétrocontrôle négatif.

Corrigé 9

1. Le syndrome de Klinefelter est dû à une aberration chromosomique.
Les sujets, de sexe masculin, possèdent un chromosome surnuméraire. La formule chromosomique est donc : 47, XXY.

2. Le sujet atteint du syndrome de Klinefelter présente des taux anormaux de ces trois hormones par comparaison à un sujet sain.
Le taux de testostérone est très bas tandis les taux de FSH et LH (hormones hypophysaires) sont très élevés.

Dans les conditions normales, la testostérone exerce un rétrocontrôle négatif sur l'hypophyse.
Dans le cas présent, l'hypophyse ne subit plus cette inhibition du fait du faible taux de testostérone expliquant les taux élevés de FSH et LH.

■13■ Fécondation et gestation

INTRODUCTION GENERALE

La **fécondation** permet la formation de la cellule œuf, encore appelée **zygote**, point de départ à la constitution d'un nouvel individu. L'existence d'une **surveillance clinique** et **paraclinique** de la femme enceinte permet de mieux appréhender la grossesse. La connaissance des phénomènes physiologiques de la reproduction humaine ont permis la mise en place de **méthodes contraceptives** mais aussi de techniques de **procréation médicalement assistée** afin de palier à la **stérilité** d'un couple.

LA FECONDATION

La **fécondation** est la **fusion** entre un **spermatozoïde** et un **ovocyte II** bloqué en métaphase expulsé lors de l'**ovulation**. La durée de vie de l'ovocyte est de 24h et celle d'un spermatozoïde de quatre jours. Pour qu'il y ait fécondation, le rapport sexuel doit avoir lieu au plus tôt dans les trois jours avant l'ovulation et au plus tard 24h après l'ovulation.

Le parcours des spermatozoïdes (figure 1)

Un **éjaculat** contient plus de 200 millions de spermatozoïdes. Seuls quelques centaines parviendront jusqu'aux trompes. L'**acidité vaginale** et la **glaire cervicale** auront éliminé la plupart des spermatozoïdes. Le pH alcalin du liquide séminal permet de jouer un rôle tampon avec l'acidité du pH vaginal.

La remontée des spermatozoïdes vers les trompes utérines est facilitée par les **mouvements flagellaires** du spermatozoïde, les **contractions** du myomètre ainsi que les **mouvements ciliaires** des trompes.

La capacitation du spermatozoïde

La **capacitation** est l'étape de la maturation fonctionnelle du spermatozoïde. Elle se déroule dans la **cavité utérine** grâce aux **sécrétions** de la muqueuse. Elle a pour but de faciliter la **pénétration** du spermatozoïde au travers de la **zone pellucide** entourant l'ovocyte. Les spermatozoïdes utilisés en fécondation in-vitro sont capacités artificiellement.

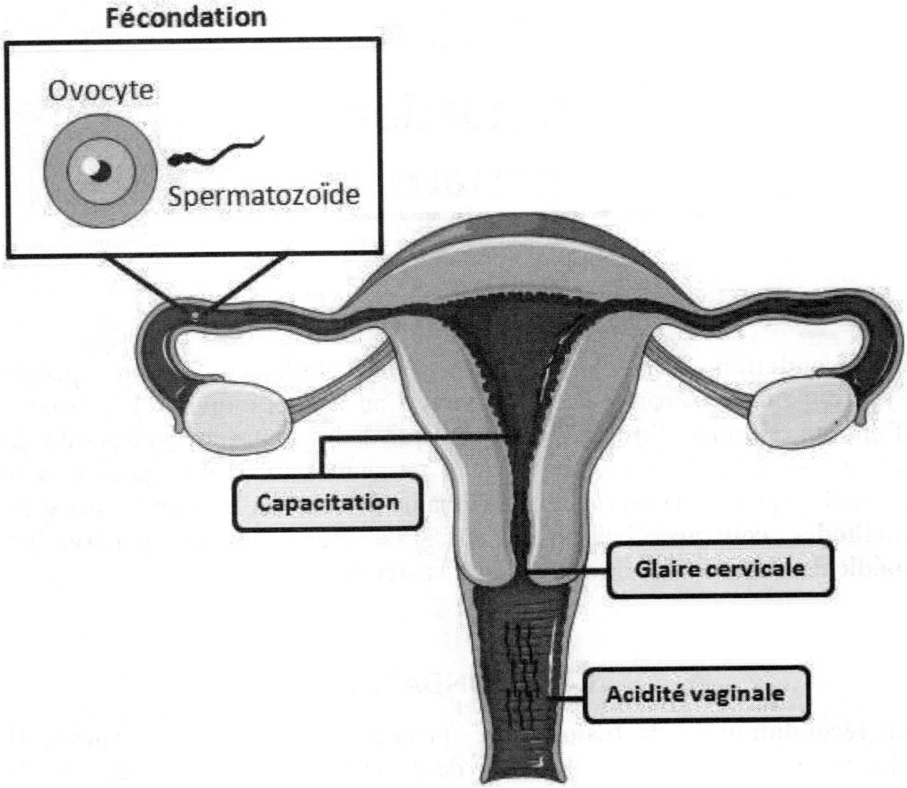

Figure 1

La fusion des gamètes

La fécondation nécessite une **reconnaissance** spécifique entre le spermatozoïde et l'ovocyte. Cette reconnaissance fait intervenir des **récepteurs** présents sur la membrane plasmique du spermatozoïde et à la surface de la zone pellucide de l'ovocyte.

La reconnaissance est suivie de la **réaction acrosomique** qui correspond à l'**exocytose** des enzymes hydrolytiques contenues dans l'acrosome. Ces enzymes digèrent la matrice constitutive de la zone pellucide et facilitent la pénétration du spermatozoïde dans l'ovocyte.

La réaction corticale

La pénétration du spermatozoïde induit le réveil physiologique de l'ovocyte. Il s'en suit :

- l'**exocytose** des **granules corticaux** permettant le durcissement de la zone pellucide. Ce phénomène permet d'éviter la **polyspermie**, fécondation de l'ovocyte par plusieurs spermatozoïdes,
- la reprise de la 2ème division méiotique et l'expulsion du 2ème globule polaire.

La caryogamie

Les pronucléi mâle et femelle fusionnent apportant chacun n chromosomes. Il s'est constitué une cellule œuf, ou zygote, diploïde.

LA NIDATION

La fécondation est suivie des premières **mitoses** de la cellule œuf qui, à l'aide des mouvements ciliaires de la trompe utérine, migre progressivement vers l'utérus en 4 jours. Les mitoses assurent la **fragmentation** du zygote toujours entouré par la zone pellucide (ZP). Chaque cellule formée est appelée **blastomère** (figure 2).

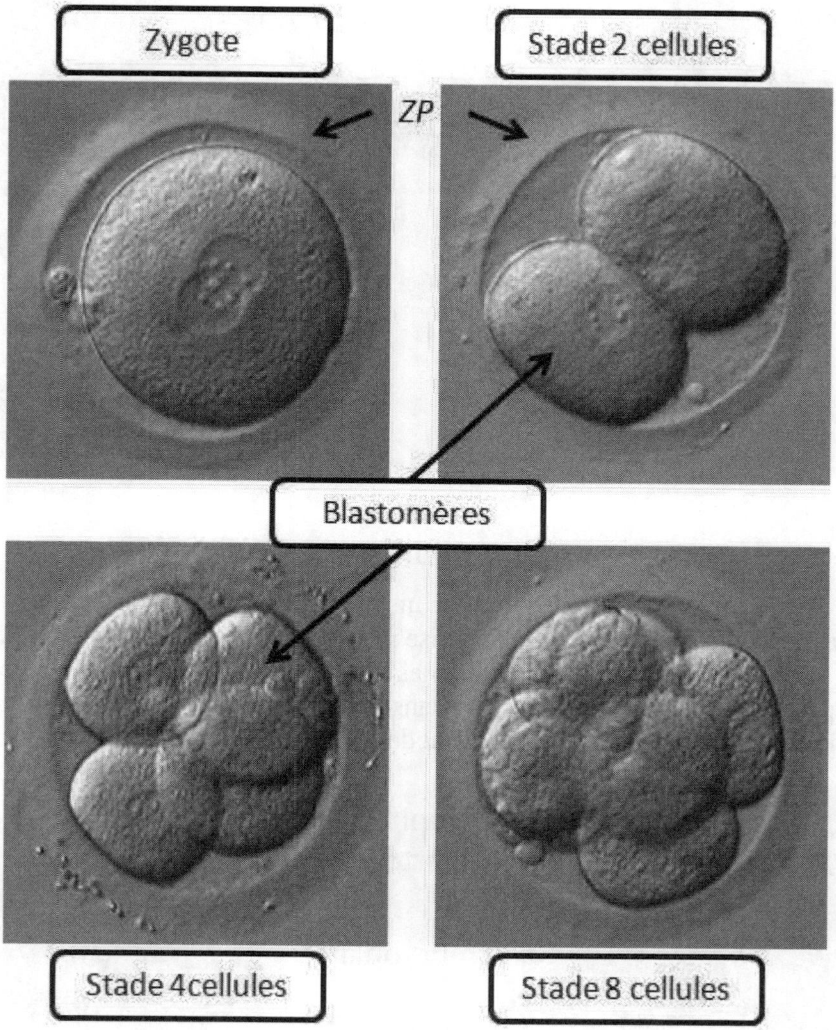

Figure 2

Au 4ème jour, les divisions de segmentation (figure 3) aboutissent à un **embryon** au stade **morula** (16-32 blastomères). Les blastomères de la morula sont des cellules embryonnaires **totipotentes**.

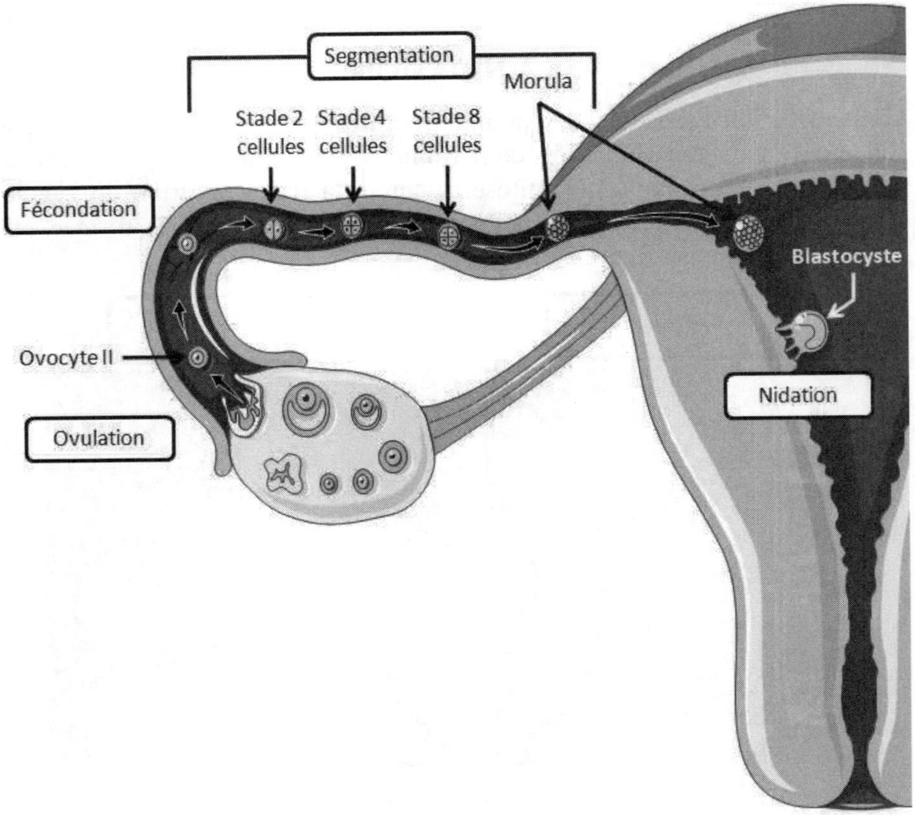

Figure 3

Au 6ème jour, la morula devient, par un phénomène de **différenciation**, un **blastocyste** (figure 4) qui se caractérise par une **cavité** emplie d'un liquide et de cellules périphériques appelées les **trophoblastes**. La zone pellucide disparait. Le blastocyste s'implante dans la muqueuse utérine caractérisant la **nidation** de l'embryon : c'est le début de la **grossesse**.

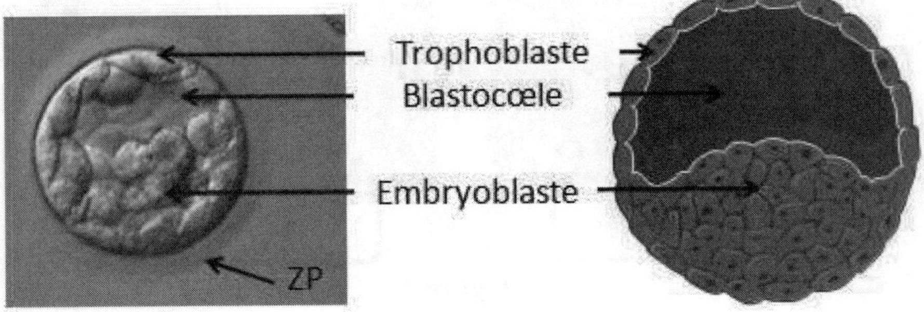

Figure 4

Il peut se produire une implantation **ectopique** de l'embryon : on parle de G.E.U, grossesse extra-utérine (figure 4).

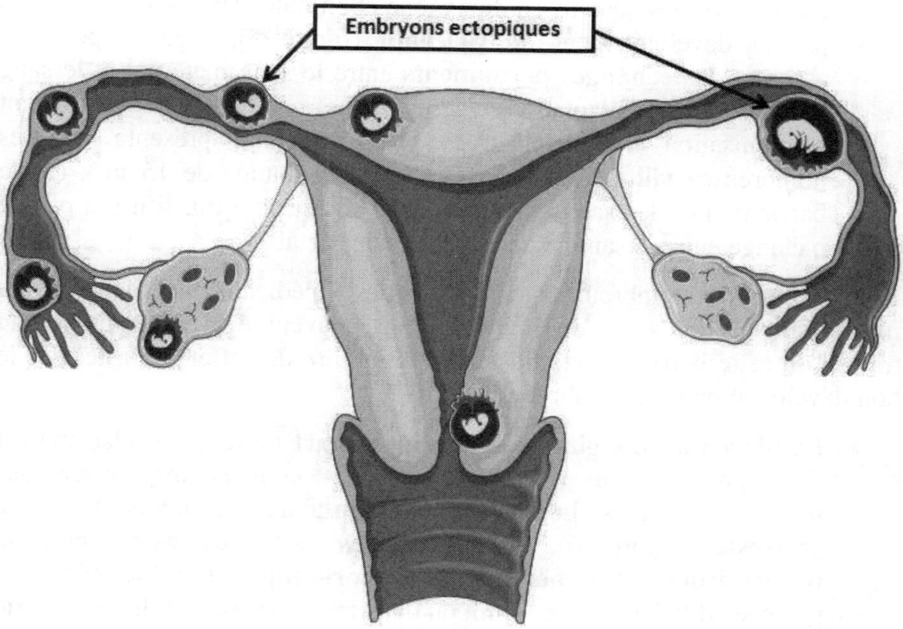

Figure 5

Le placenta : un organe aux multiples fonctions

Le placenta provient, pour une partie, de l'**embryon** (cellules trophoblastiques) et, pour une autre partie, de l'**endomètre** (figure 5).

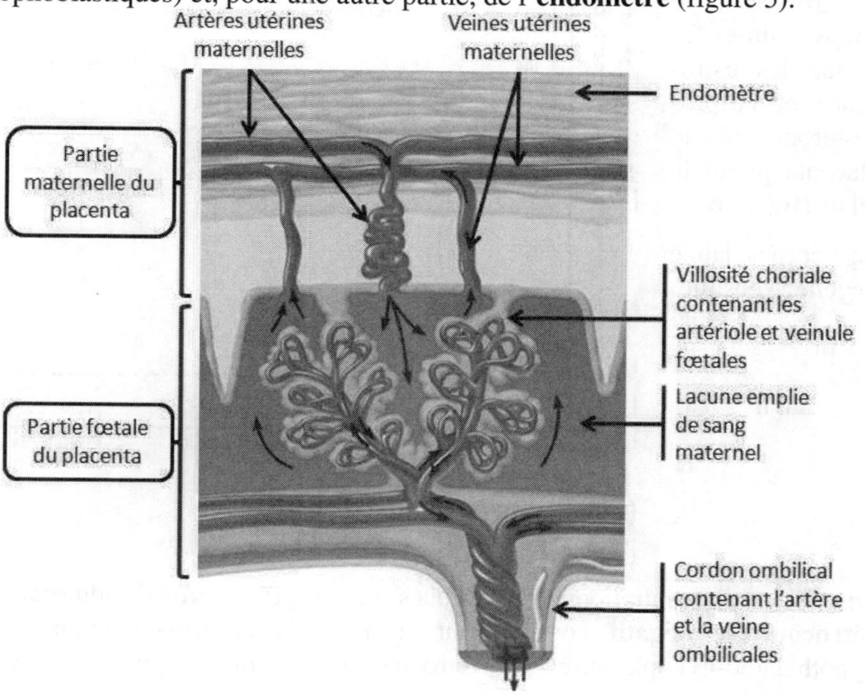

Figure 6

- **Le placenta, un organe d'échanges :** les réserves de glycogène de la muqueuse utérine suffisent au développement initial de l'embryon. Par la suite, les besoins en dioxygène et en nutriments seront couverts par le développement du **placenta** (figure 5), organe spécialisé assurant des **échanges permanents** entre le sang maternel et le sang fœtal. Deux adaptations structurales essentielles permettent l'optimisation des échanges : (1) le placenta présente de très nombreuses **villosités choriales** (surface cumulée de 15 m^2), (2) la barrière entre les sangs maternel et fœtal est de 3µm. Il n'y a pas de mélange entre le sang maternel et le sang fœtal !

Remarque : de nombreux agents **toxiques** (médicaments, alcool...) et **microbiens** (VIH, virus de la rubéole...) peuvent également passer au travers de cette barrière materno-fœtale et induire des effets néfastes sur le bon développement de l'embryon.

- **Le placenta, une glande endocrine à part entière :** le placenta est un organe richement vascularisé. Les cellules trophoblastiques sécrètent diverses **hormones** indispensables au maintien de la grossesse (figure 6). Ces hormones sont les **estrogènes**, la **progestérone** et la **gonadotrophine chorionique humaine** (hCG). La présence d'hCG dans le sérum ou dans les urines permet le **diagnostic** de la grossesse. L'hCG exerce un rôle ientique à la LH.

Pendant les deux premiers mois de la grossesse, le **corps jaune** fabrique les estrogènes et la progestérone puis le placenta prend le relais (figure 6).

Le corps jaune **dégénère** ensuite.

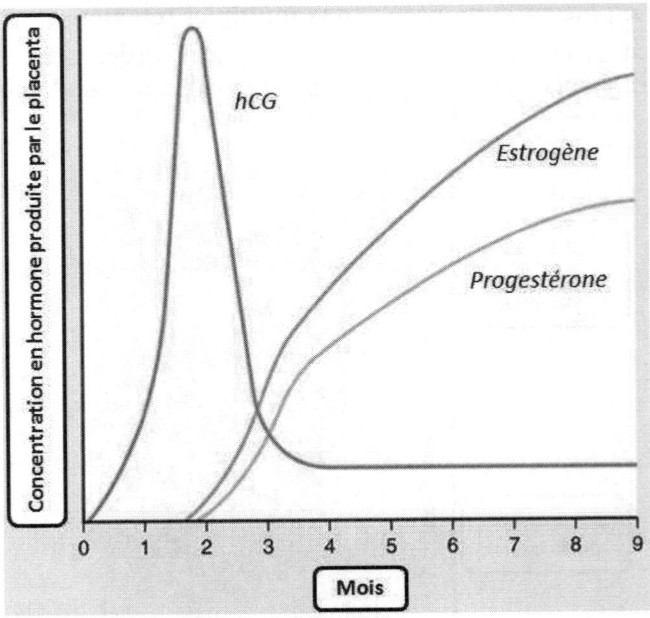

Figure 7

Les fortes concentrations d'estrogènes et de progestérone induisent un **rétrocontrôle négatif** continu tout au long de la grossesse sur l'axe hypothalamo-hypophysaire. Ce rétrocontrôle continu empêche le cycle menstruel de reprendre.

- **Le placenta, un organe protecteur :** l'immunité maternelle, quand elle fait intervenir les Ig G, est transférée au fœtus. Cette protection persiste environ six mois après la naissance.

L'échographie au service du suivi obstétrical

- **Définition :** encore appelée **ultrasonographie**, l'**échographie** est un examen de l'imagerie médicale permettant de visualiser certains organes internes à l'aide d'**ultrasons.**

- **Principe :** l'échographie se base sur la **réflexion** des **ultrasons,** ondes sonores de fréquence élevée, sur des structures anatomiques **échogènes**. Les ultrasons sont émis par une sonde, le **transducteur** (figure 8), appliquée à la surface de la peau (figure 9). Lors de la réflexion des ultrasons sur les différentes structures anatomiques rencontrées, des **échos** sont émis et réceptionnés par la sonde.

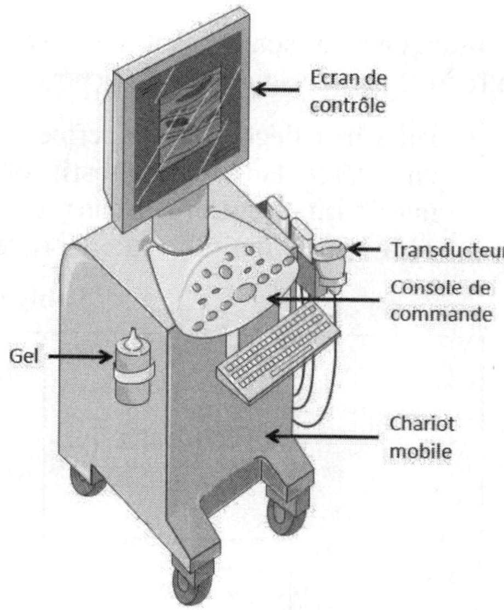

Figure 8 : l'échographe

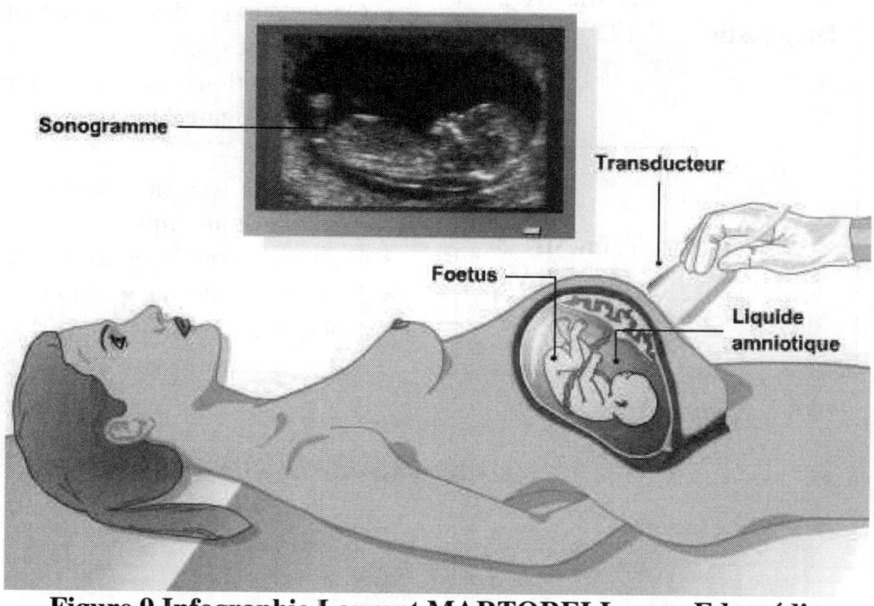

Figure 9 Infographie Laurent MARTORELL pour Edumédia

Une **image**, appelée **sonogramme** (figure 10) de la zone anatomique explorée est retranscrite sur un écran de contrôle.

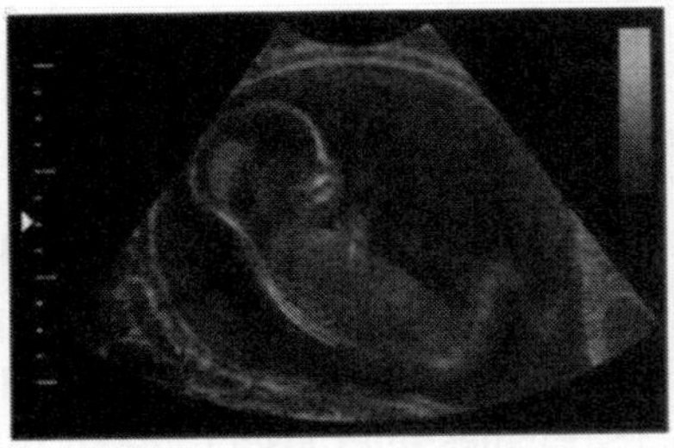

Figure 10

Remarque : la sonde peut être **externe** ou **endocavitaire** c'est-à-dire introduite par le vagin pour observer, notamment, les ovaires.

- **Intérêts :** l'échographie permet l'étude des **organes mous**. Elle revêt un intérêt dans le **diagnostic** obstétrical (tableau 1) mais revêt un intérêt **interventionnel** dans le guidage de l'amniocentèse et lors du prélèvement des villosités choriales.

Tableau 1

Diagnostic	**Trimestre 1**	• Vitalité de l'embryon • Détermination de l'âge de la grossesse en SA* • Détection de grossesse gémellaire ou de GEU
	Trimestre 2 (22ème SA)	• Détermination de la taille et estimation de la croissance du fœtus • Observation des battements cardiaques • Détermination de la clarté nucale (figure 11)
	Trimestre 3 (32ème SA)	• Evaluation de la quantité de liquide amniotique • Détermination du sexe du fœtus • Evaluation de la position du placenta

** SA : semaine d'aménorrhée*

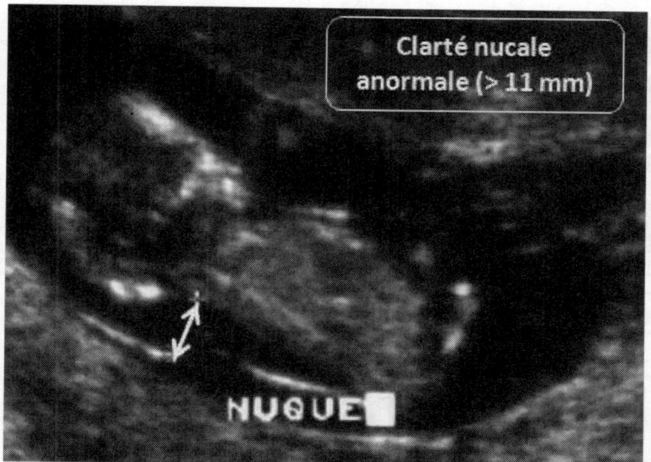

Figure 11 : échographie à 11 SA avec signe d'appel échographique de suspicion de trisomie 21

- **Inconvénients :** elle ne permet pas l'étude des organes protégés par les os ou remplis d'air.
- **Avantages :** examen indolore, rapide et sans danger.

Les autres examens du suivi de la grossesse

Pendant les 41 SA que dure la grossesse, certains examens autres que l'échographie, sont réalisés tel :

- une **sérologie** mensuelle pour **toxoplasmose**,
- une **sérologie** mensuelle et jusqu'au 3ème mois de grossesse pour la **rubéole**,
- une analyse des **urines** et détermination de la **protéinurie** et de la **glycosurie**. Une protéinurie peut évoquer une **hypertension artérielle** (HTA), une glycosurie traduit un **diabète gestationnel**. La combinaison HTA/protéinurie définit la **pré-éclampsie** pouvant évoluer vers une forme plus grave, l'**éclampsie** (convulsion).

Le dépistage de la trisomie 21 (figure 12)

Si un **signe d'appel** échographique évoquant une trisomie 21 est découvert, un dosage sanguin appelé le **triple test** entre la 14ème et la 17ème SA. Le triple test permet la détermination de la concentration de **marqueurs sériques** pouvant évoquer une trisomie 21. Ces marqueurs sériques sont l'**hCG**, l'**estriol** et l'**AFP** (alpha fœtoprotéine).

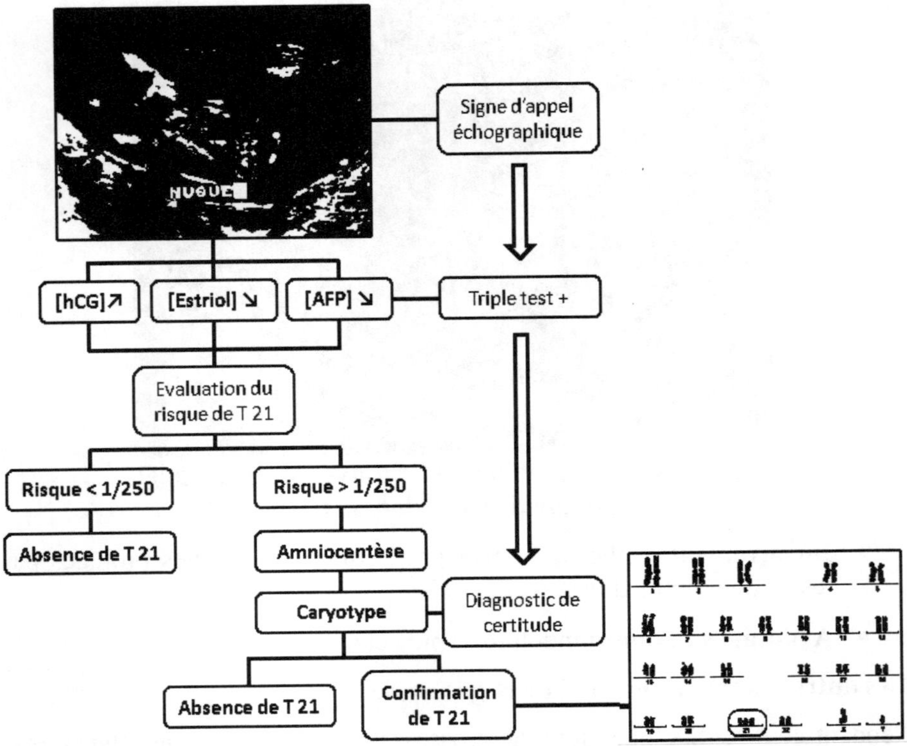

Figure 12

STERILITE ET MAITRISE DE LA PROCREATION

La probabilité d'avoir un enfant est estimée, à l'âge de 20 ans, à 20% lorsque toutes les conditions sont réunies. Des techniques de **procréation médicale** existent pour pallier la **stérilité** et augmenter ainsi les chances de conception. Par ailleurs, d'autres méthodes dites de **contraception** permettent d'éviter la fécondation.

La stérilité

Encore appelée **infertilité**, la stérilité se définit par l'incapacité pour un couple d'avoir un enfant à 20 ans. La stérilité peut être d'origine **paternelle** ou **maternelle**. On ne parle de stérilité qu'après **deux ans** de tentatives régulières **infructueuses** pour obtenir une grossesse. La cause de la stérilité se fait sur quatre niveaux de recherche :

- le sperme,
- l'ovulation,
- les voies génitales féminines,
- les voies génitales masculines.

La stérilité d'origine masculine

La stérilité d'origine masculine (30% des cas) est liée à un **sperme** présentant, après réalisation d'un **spermogramme**, une anomalie quant :

- au **nombre** de spermatozoïdes (aspermie, oligospermie) : une numération inférieure à 30 millions par mm^3 constitue la valeur seuil,
- à la **structure** des spermatozoïdes (tératospermie) expliquant, par exemple, une motilité réduite des gamètes (asthénospermie).

Une autre cause possible est la **cryptorchidie** uni ou bilatérale. La cryptorchidie est une **ectopie testiculaire** liée à une non descente du ou des testicules depuis la cavité abdominale vers le scrotum pendant la vie intra-utérine. La **spermatogenèse** ne se produisant qu'à 35°C, un testicule cryptorchide ne présente pas de spermatozoïde dans ses tubes séminifères.

La stérilité d'origine féminine

La stérilité d'origine féminine (70% des cas) peut avoir une origine anatomique et/ou hormonale.

- **L'origine mécanique :** une **hystérosalpingographie** (figure 13), à l'aide d'un produit de contraste, permettra l'exploration des trompes utérines et la découverte éventuelle de leur **obstruction.** Les origines de cette obstruction peuvent être, notamment, une **endométriose**, une **salpingite** infectieuse, une **malformation tubaire** congénitale…

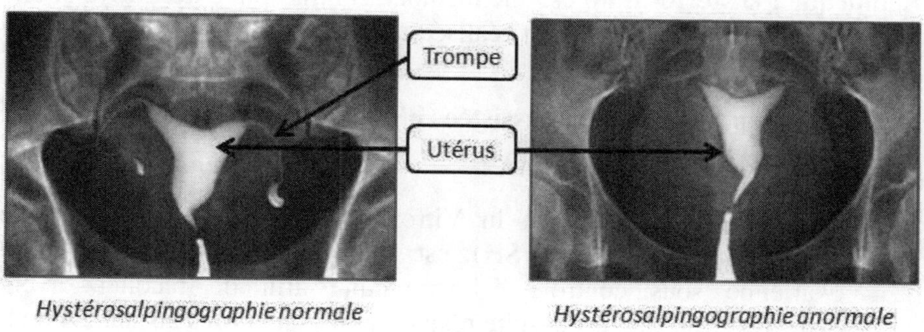

Figure 13

- **L'origine hormonale :** une anomalie de l'ovulation (anovulation) lors du cycle menstruel liée à un **déséquilibre hormonal** d'origine ovarienne ou hypophysaire voire hypothalamique.

La maitrise de la procréation

La procréation peut être :

- **contrôlée** par des méthodes contraceptives,
- **favorisée** par des méthodes médicales palliant l'infertilité.

Les méthodes contraceptives

La **contraception** est une méthode visant à éviter de façon **réversible** et **temporaire** la fécondation par le biais de :

- **moyens mécaniques : préservatif**, **diaphragme**, **stérilet** en cuivre (dispositif intra-utérin),
- **moyens chimiques :** application locale de produits **spermicides**.

Remarque : pour un effet synergique, l'utilisation de moyens mécaniques est parfois associée aux moyens chimiques.

- **moyens hormonaux :** contraception quotidienne orale estroprogestative, la pilule du lendemain ou le RU 486, appelée aussi **contraception post-coïtale**. La pilule contraceptive a une triple action : blocage de l'ovulation, augmentation de la densité de la glaire cervicale, inhibition du développement de l'endomètre. Un **rétrocontrôle négatif** de l'axe hypothalamo-hypophysaire rend compte de cette triple action. Le RU 486 est un **analogue** de la progestérone qui **bloque** les récepteurs de la progestérone sans induire ses effets biologiques. Le RU 486 est un **anti-progestatif**.
- **moyens naturels :** la **méthode des températures** consiste à l'abstinence lorsque la température corporelle matinale augmente au dessus de 37°C en dehors de toute infection. L'autre méthode est celle du **retrait** (coït interrompu). Ces deux méthodes sont peu fiables.

Remarque : la **stérilisation** est une méthode contraceptive **définitive** si une **ligature** des trompes utérines est réalisée ou après une **vasectomie** (section des canaux déférents).

La procréation médicalement assistée (PMA)

Il existe deux grands types de PMA :

- la **FIVETE** (Fécondation In Vitro et Transfert d'Embryon) : une stimulation ovarienne (FSH) est induite suivie d'une ponction ovarienne sous contrôle échographique afin de récolter divers ovocytes. Une FIV est ensuite réalisée et les embryons au stade 4 ou 8 cellules sont transférés dans la cavité utérine. Cette méthode donne parfois des naissances multiples (figure 14).
- l'**ICSI** (IntraCytoplasmic Sperm Injection) : un noyau de spermatozoïde est injecté à l'aide d'une micropipette dans l'ovocyte préalablement prélevé.

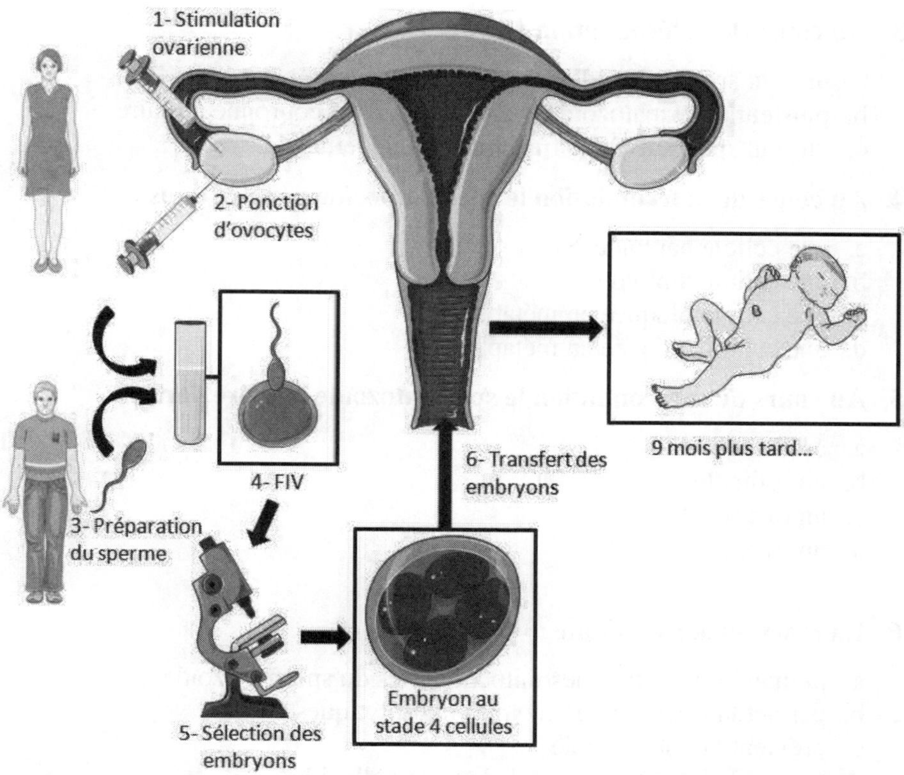

Figure 14 : la FIVETE avec IAC (Insémination Artificielle avec les spermatozoïdes du Conjoint)

◣ Enoncés des exercices ◢

■ Exercice 1 : QCM .... (15 min)

1. La fécondation a lieu le plus souvent :

a. dans une trompe utérine
b. dans l'ovaire
c. dans l'utérus.

2. Les éléments suivants jouent un rôle dans la fécondation :

a. le pH vaginal
b. la glaire cervicale
c. l'épaisseur de l'endomètre
d. la motilité des spermatozoïdes
e. les cils vibratiles de l'épithélium tubaire.

3. Au cours de la fécondation :

a. un seul spermatozoïde pénètre dans la couronne radiaire
b. plusieurs spermatozoïdes pénètrent dans la couronne radiaire
c. un seul spermatozoïde franchit la zone pellucide.

4. Au cours de la fécondation le spermatozoïde pénètre dans :

a. une cellule haploïde
b. une cellule diploïde
c. une cellule bloquée en métaphase II
d. une cellule bloquée en métaphase I.

5. Au cours de la fécondation le spermatozoïde pénètre dans :

a. un ovule
b. un follicule
c. un ovocyte II
d. un ovocyte I.

6. La réaction acrosomique :

a. permet la libération des mitochondries du spermatozoïde
b. permet la libération d'enzymes hydrolytiques
c. prévient la polyspermie
d. permet le franchissement de la zone pellucide.

7. La réaction corticale :

a. permet la libération d'enzymes hydrolytiques
b. modifie la membrane de l'ovocyte
c. prévient la polyspermie.

8. La fécondation :

a. comporte une étape de caryogamie
b. produit un zygote
c. produit une cellule diploïde
d. produit une cellule-œuf
e. entraîne l'émission du 2ème globule polaire
f. entraîne l'émission du 1er globule polaire.

9. La migration de l'œuf :

a. nécessite l'activité de la trompe utérine
b. s'accompagne de mitoses.

10. Au cours de la segmentation :

a. l'embryon grossit
b. l'embryon ne change pas de taille
c. l'embryon se déplace vers l'utérus.

11. La nidation a lieu :

a. 6 jours après la fécondation
b. 3 jours après la fécondation
c. au stade morula
d. au stade blastocyste
e. au stade blastomère.

12. Au cours de la nidation :

a. des enzymes lytiques dégradent l'endomètre
b. des enzymes lytiques dégradent le myomètre.

13. Le placenta :

a. résulte d'une différenciation de l'endomètre
b. comporte des éléments d'origine maternelle et d'origine fœtale
c. comporte des lacunes contenant du sang maternel
d. comporte des lacunes contenant du sang fœtal
e. est très vascularisé
f. comporte des villosités formées de tissu embryonnaire.

14. Le placenta est :

a. un organe d'échanges
b. une glande endocrine
c. un filtre sélectif
d. un organe excréteur
e. un organe protecteur.

15. Le test de grossesse :

a. détecte une hormone maternelle
b. détecte l'hCG
c. est basé sur une réaction immunologique.

16. Le corps jaune gravidique sécrète :

a. des œstrogènes
b. la GnRH
c. l'hCG
d. la progestérone.

17. Au niveau du cordon ombilical :

a. une artère transporte le sang du fœtus vers la mère
b. une artère transporte du sang hématosé
c. une artère transporte du sang non hématosé
d. une veine transporte le sang du fœtus vers la mère
e. une veine transporte du sang hématosé.

■ Exercice 2 .... (5 min)

Légender le schéma ci-dessous représentant une région du placenta.

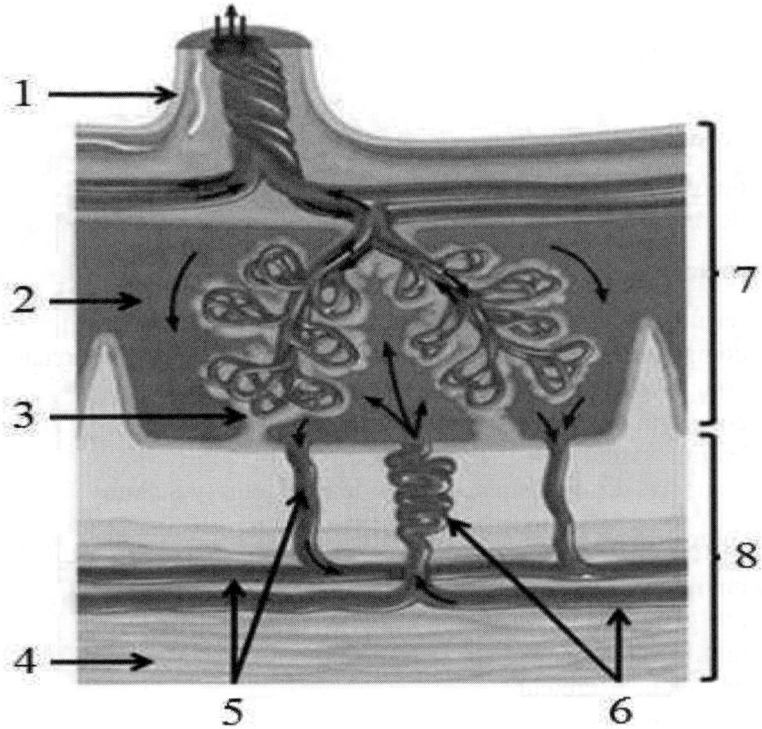

■■ Exercice 3 .... (15 min)

L'expérience suivante, réalisée chez une guenon, a permis d'étudier l'influence des hormones ovariennes sur la sécrétion de LH.

Une guenon stérilisée a été soumise, à deux reprises, à des injections rapprochées de fortes doses d'œstrogènes.

Avant la deuxième série d'injections, une imprégnation plasmatique continue de progestérone a été mise en place.

1. Que peut-on déduire de cette expérience ?

2. Etablir le lien entre ces résultats et l'absence d'ovulation pendant la grossesse.

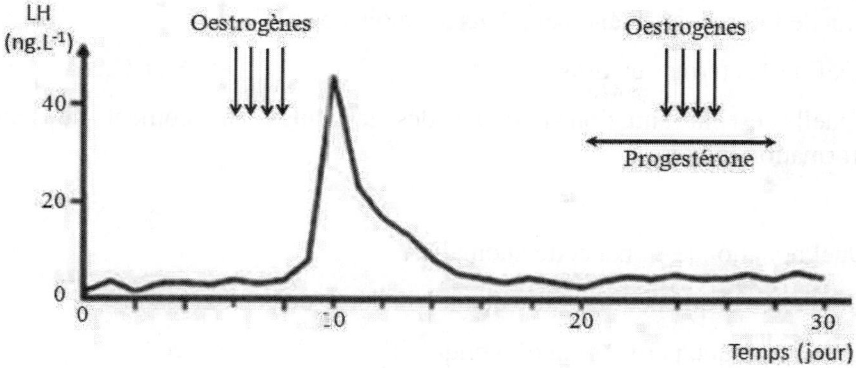

■■ Exercice 4 .... (15 min)

A partir de l'analyse des graphiques ci-dessous, indiquer le mode d'action de ce mode de contraception.

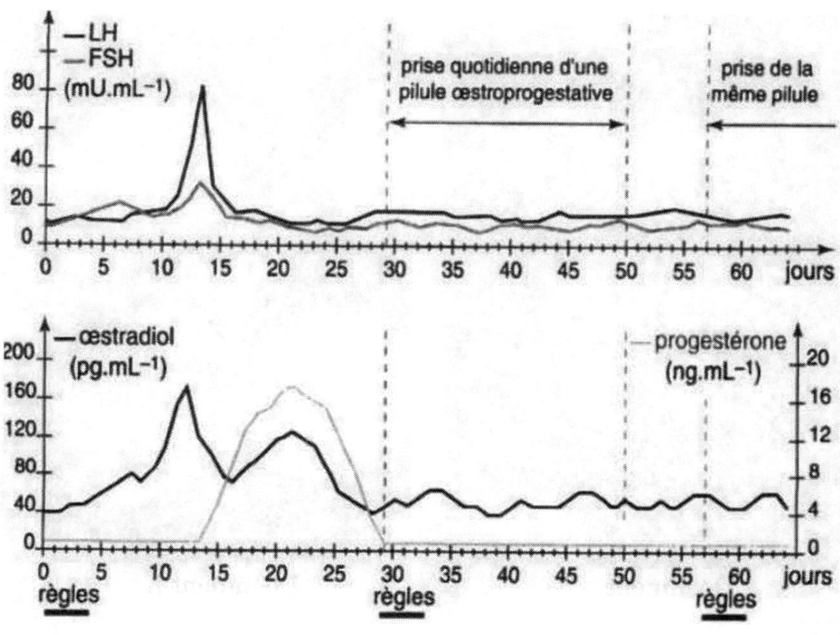

■ Exercice 5 .... (20 min)

Mme M. consulte le pédiatre avec son enfant. Elle a accouché il y a un mois après 32 semaines d'**aménorrhée**.

L'examen clinique du nourrisson révèle qu'un seul testicule est présent dans le scrotum, l'autre est localisé dans la région **inguinale**.

Le pédiatre indique que très probablement, le testicule localisé dans la région inguinale migrera spontanément dans les mois à venir.

1. Définir les termes en gras.

2. Quelle est la situation normale des testicules au moment de leur formation in utero ?

3.

a. Quel nom donne-t-on à cette anomalie ?

b. Quelle remarque peut-on faire quant à la durée de cette grossesse ?

c. Cette remarque permet-elle d'expliquer l'anomalie constatée ?

4. Le **document A** montre une coupe de testicule normal.

   Le **document B** montre une coupe de testicule chez un sujet dont les testicules n'ont pas migré.

   Comparer ces deux documents et en déduire les conséquences de cette pathologie.

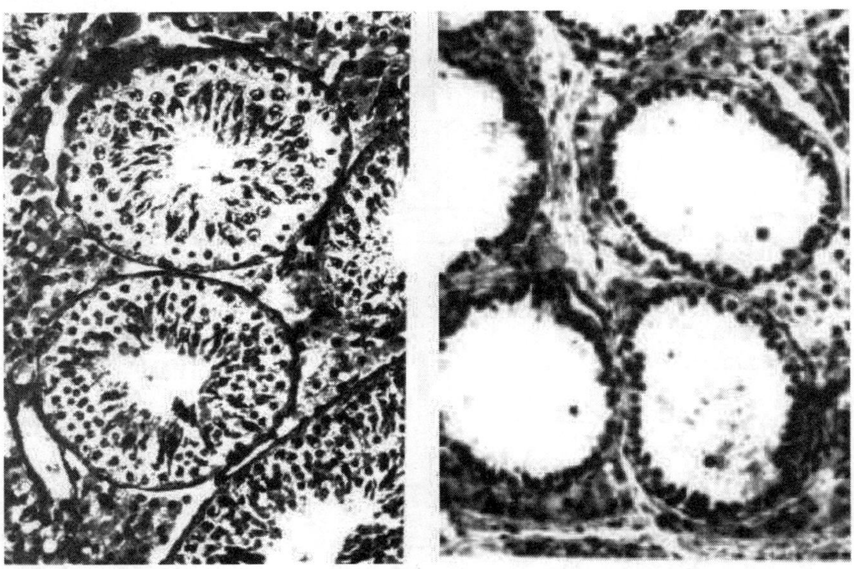

Document A **Document B**

■ Exercice 6...

Pour chacun des cas de stérilité suivants, citer et expliquer la méthode d'assistance médicale à la procréation qui convient :

- Obstruction des trompes utérines,
- Asthénospermie,
- Azoospermie.

………………. ■ CONTROLE (40 min ; 20 pts) ■ ……………….

Exercice 1 *(4 pts)*

Le document ci-dessous présente deux électronographies du mucus présent au niveau du col utérin prélevé à deux moments différents du cycle menstruel.

1. A quels moments ces deux prélèvements ont-ils été effectués ? Justifier la réponse.
2. Quel rôle ce mucus joue-t-il dans la fécondation ?

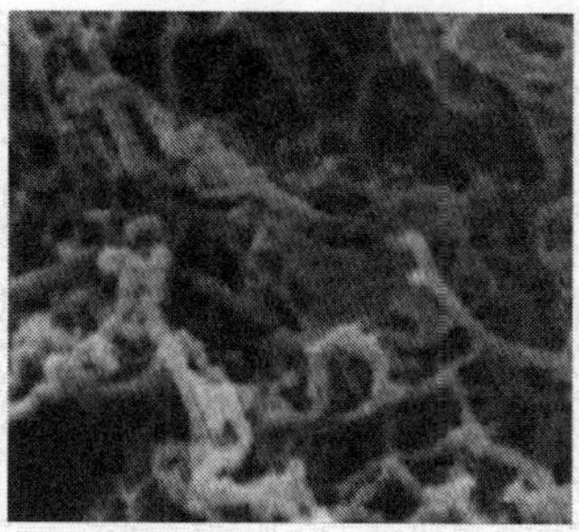

A

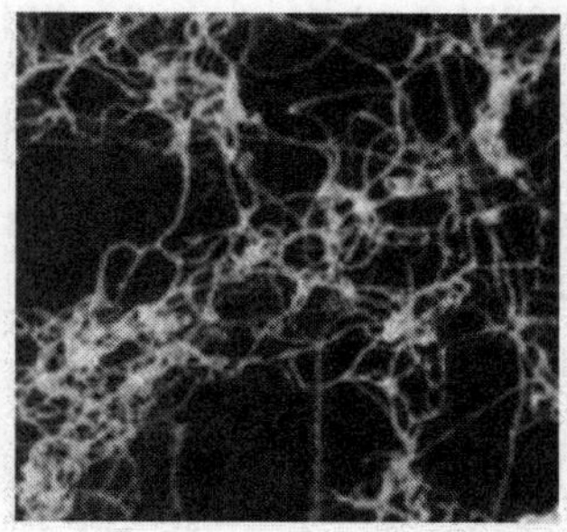

B

Exercice 2 *(6 pts)*

A partir de l'analyse du graphique ci-dessous :

1. Montrer ce qui conditionne la poursuite d'une grossesse.
2. Retrouver le principe du test biologique de la grossesse.

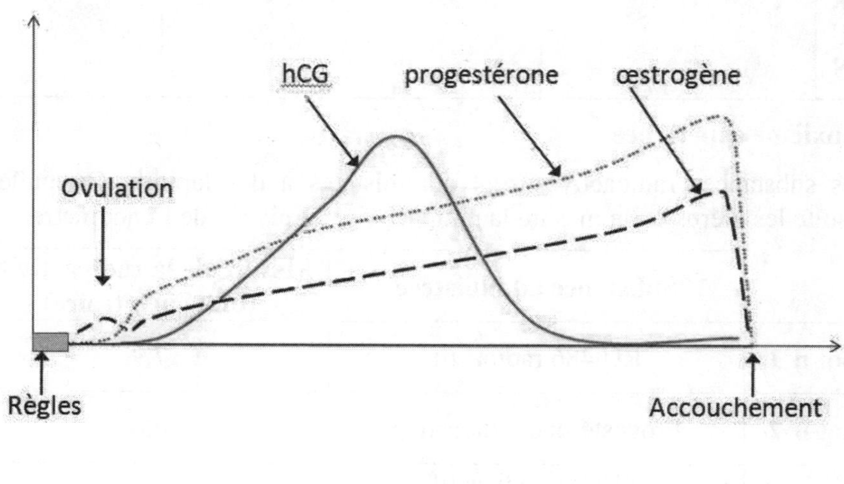

Exercice 3 *(10 pts)*

Le RU 486 administré à une femme au tout début de la grossesse déclenche l'apparition des règles et l'expulsion de l'embryon dans les heures qui suivent.

Afin de connaître le mode d'action de la molécule RU486 on réalise les expériences suivantes sur des lapines impubères.

Des substances leur sont injectées* puis les utérus sont prélevés afin de réaliser des préparations microscopiques.

*A l'exception du RU 486, administré par voie orale.

Première expérience

	Lot 1	**Lot 2**	**Lot 3**	**Lot 4**	**Lot 5**
SUBSTANCE	Aucune	Œstrogène	Progestérone	Œstrogène puis progestérone	RU 486 puis œstrogène puis progestérone
UTERUS	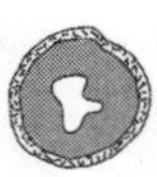	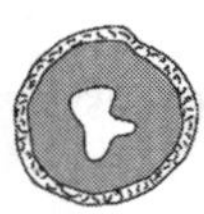	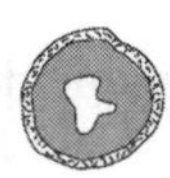	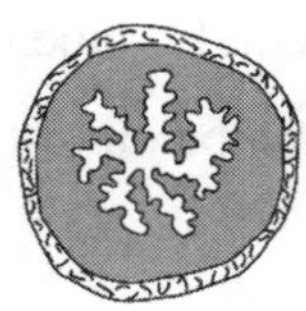	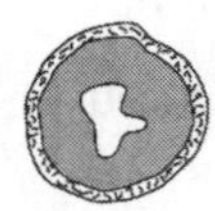

Deuxième expérience

Des substances radioactives sont administrées à des lapines. On prélève ensuite les utérus et on mesure la radioactivité au niveau de l'endomètre.

	Substance administrée	**Mesure de la radioactivité (unité arbitraire)**
Lot n°1	RU 486 radioactif	7,9
Lot n°2	Progestérone radioactive	8,6
Lot n°3	RU 486 radioactif puis Progestérone radioactive	2,4

1. A partir de l'analyse des résultats de la première expérience montrer le rôle du RU486.

2. A partir de l'analyse des résultats de la deuxième expérience proposer une hypothèse quant au mode d'action du RU486.

Corrigé des exercices

Corrigé 1

1. a	**2.** a,b,d,e	**3.** b, c	**4.** a, c	**5.** c	**6.** b, d
7. b, c	**8.** a,b,c,d,e	**9.** a, b	**10.** b, c	**11.** a, d	**12.** a
13. b, c, e, f	**14.** a,b,c,d,e	**15.** b,c	**16.** a,c,d	**17.** a,c, e	

Corrigé 2

Cf. cours.

Corrigé 3

1. La LH est une hormone hypophysaire dont l'élévation brusque en milieu de cycle déclenche l'ovulation.
On constate que des injections rapprochées de fortes doses d'œstrogènes déclenchent un pic de LH.
En présence de progestérone, le pic n'apparaît pas.
On en déduit que la progestérone empêche la survenue du pic de LH.

2. Pendant la grossesse, le taux de progestérone est élevé du fait de la persistance du corps jaune puis de la présence du placenta.
La progestérone empêchant l'apparition du pic de LH, elle empêche donc l'ovulation.

Corrigé 4

La FSH et la LH sont deux hormones hypophysaires.
L'œstradiol et la progestérone sont deux hormones ovariennes.

Dans un cycle normal la fin de la phase folliculaire est marquée par une augmentation brusque et importante du taux d'œstradiol, suivie du pic de LH.

L'absorption de la pilule œstroprogestative induit une diminution très importante du taux des hormones hypophysaires.

Le taux de progestérone est quasi nul.

Le taux d'œstradiol garde à peu près le même niveau qu'au cours de la 1ère partie de la phase folliculaire, ce qui explique que les règles apparaissent à l'arrêt de la pilule.

Mais le pic d'œstradiol ne se produit pas ce qui explique qu'il n'y ait pas de pic de LH, donc pas d'ovulation.

D'où l'absence de progestérone puisque cette hormone est sécrétée par le reste du follicule éclaté au moment de l'ovulation

Corrigé 5 ....

1. Aménorrhée : absence de règles.
Inguinale : située au niveau de l'aine.

2. Au moment de leur formation in utero, les testicules se trouvent dans la cavité abdominale.

3. a. Ce défaut de migration des testicules est appelé cryptorchidie.

b. La durée de la grossesse est beaucoup plus courte que la normale. Il s'agit d'une naissance prématurée.

c. La migration des testicules se déroule au cours du dernier trimestre de grossesse.

4. Le document B montre des tubes séminifères sans spermatozoïdes. Cette pathologie entraîne donc une stérilité.

Corrigé 6 ....

Obstruction des trompes utérines

- Fécondation in vitro et transfert embryonnaire (FIVETE).
- Stimulation ovarienne puis ponction des ovocytes.
- Incubation des ovocytes avec les spermatozoïdes après capacitation.
- Observation microscopique puis choix des embryons qui seront implantés dans la cavité utérine (deux ou trois maximum).

Asthénospermie : faible motilité des spermatozoïdes.

- Injection intracytoplasmique de spermatozoïde (ICSI). Le noyau d'un spermatozoïde est introduit directement dans le cytoplasme d'un ovocyte.

Azoospermie : faible quantité de spermatozoïdes dans le sperme.

- ICSI ou FIVETE avec sperme d'un donneur.

■ CORRIGE DU CONTROLE ■

Exercice 1

1. Glaire cervicale.

2. La figure B montre une glaire lâche, favorable au passage des spermatozoïdes. Le prélèvement a donc été effectué à la période de l'ovulation.

La figure A montre une glaire dense. Le prélèvement a été réalisé à distance de la période d'ovulation.

3. Le passage des spermatozoïdes dans la claire cervicale permet le phénomène de capacitation, indispensable à la mobilité des spermatozoïdes.

Exercice 2

1. A la suite des règles une ovulation se produit, suivie d'une augmentation des taux d'œstrogène et de progestérone qui continue tout au long de la grossesse.
Une diminution brusque du taux de ces hormones coïncide avec l'accouchement.
Par conséquent, un taux élevé de ces hormones est indispensable à la poursuite de la grossesse.

2. L'hormone hCG, absente jusque là, apparaît très peu de temps après le début de la grossesse.
Il s'agit d'une hormone sécrétée par l'embryon et qui témoigne donc d'une grossesse.

Exercice 3

Méthode

- La présence de radioactivité témoigne de la présence de la molécule radioactive administrée.

- La progestérone est une hormone. Ses cellules-cibles possèdent donc des récepteurs spécifiques.

Réponses

1. Première expérience.

La taille de l'utérus est :

- très légèrement augmentée après l'injection d'œstrogène.
- inchangée par l'injection de progestérone.
- très augmentée à la suite de l'injection d'œstrogène puis de progestérone

On en déduit que la progestérone est responsable du développement de l'endomètre, à condition que ce dernier ait été exposé préalablement à l'œstrogène.

Lorsque l'injection des deux hormones est précédée de l'absorption de RU486 le résultat est le même qu'après l'injection d'œstradiol seule.
On en déduit que le RU486 inhibe la progestérone.

2. Deuxième expérience.

La présence de radioactivité au niveau de l'endomètre témoigne de la fixation de la molécule radioactive administrée.

Le niveau de radioactivité est le même en présence de RU486 ou de progestérone.
Ces deux molécules se fixent donc de la même façon au niveau de l'endomètre.

Lorsque l'administration de progestérone radioactive est précédée de l'absorption de RU486 non radioactif, le niveau de radioactivité est beaucoup plus faible.
Par conséquent la quantité de progestérone fixée est beaucoup plus faible.

La progestérone est une hormone qui a pour cellules cibles, notamment les cellules de l'endomètre. Ces dernières possèdent donc un récepteur à la progestérone.

On peut émettre l'hypothèse selon laquelle, le RU 486 est capable de se fixer sur le récepteur de la progestérone empêchant ainsi cette hormone d'exercer ses effets biologiques.

Lexique

Respiration

- **Anoxémie :** diminution de la teneur en dioxygène dans le sang.
- **Anoxie :** diminution importante de la quantité de dioxygène distribuée par le sang aux tissus. L'anoxie est la conséquence de l'anoxémie.
- **Apnée :** arrêt plus ou moins long de la respiration.
- **Bradypnée :** diminution de la fréquence respiratoire.
- **Bronchiolite :** inflammation de la muqueuse des bronchioles.
- **Bronchite :** inflammation de la muqueuse des bronches.
- **Bronchorrhée :** sécrétion exagérée de mucus dans les bronches.
- **Cyanose** coloration bleue de la peau et des muqueuses.
- **Dyspnée** difficulté à respirer. Antonyme : eupnée.
- **Eupnée :** respiration normale. Antonyme : dyspnée.
- **Expectoration :** émission de crachats.
- **Hématose :** phénomène physiologique prenant place au niveau pulmonaire par lequel le sang s'enrichit en dioxygène et s'appauvrit en dioxyde de carbone.
- **Hémoptysie** expectoration de sang provenant des voies aériennes.

- **Hypercapnie** augmentation de la teneur en dioxyde de carbone dans le sang. Antonyme : hypocapnie.
- **Hypocapnie :** diminution de la teneur en dioxyde de carbone dans le sang. Antonyme : hypercapnie.
- **Hypoxémie :** l'hypoxémie est une anoxémie moins importante.
- **Hypoxie :** diminution de la quantité d'oxygène distribuée par le sang aux tissus. L'hypoxie est la conséquence de l'hypoxémie. Synonyme : ischémie.
- **Ischémie :** diminution de l'apport sanguin au niveau d'une zone plus ou moins étendue d'un tissu ou d'un organe. Synonyme : hypoxie.
- **Pneumopathie :** toute maladie affectant les poumons.
- **Tachypnée :** augmentation de la fréquence respiratoire.

Circulation

- **Accident vasculaire cérébral :** affection neurologique de survenue brutale, liée à une thrombose ou une hémorragie au niveau d'un territoire du cerveau.
- **Anévrisme :** dilatation localisée d'une artère.
- **Angiographie :** examen radiographique des vaisseaux à l'aide d'un produit de contraste.
- **Angioplastie :** réparation chirurgicale d'un vaisseau.
- **Angor :** cardiopathie ischémique transitoire. Synonyme : angine de poitrine.
- **Artérite :** inflammation d'une artère.
- **Arythmie :** rythme cardiaque irrégulier.
- **Athérectomie :** exérèse chirurgicale d'une plaque d'athérome.

- **Athérogène :** qui favorise la formation d'une plaque d'athérome.
- **Athérome :** lésion artérielle située au niveau de l'intima, constituée de dépôts lipidiques.
- **Athérosclérose :** maladie dégénérative liée à la formation d'une plaque d'athérome au niveau de l'intima des grosses et moyennes artères.
- **Bradycardie :** diminution de la fréquence cardiaque. Antonyme : tachycardie.
- **Cardiomyopathie :** toute pathologie du muscle cardiaque.
- **Cathétérisme :** acte médical consistant à introduire un tube fin dans un conduit (vaisseau sanguin par exemple) dans un but diagnostique ou thérapeutique.
- **Collapsus :** effondrement des fonctions d'un organe. Un collapsus cardio-vasculaire induit une chute brutale et importante de la pression sanguine.
- **Embolie :** obstruction d'un vaisseau par un corps étranger.
- **Etat de choc :** insuffisance circulatoire aiguë altérant de façon durable l'oxygénation et le métabolisme des différents tissus et organes. Les signes d'un état de choc d'origine cardiaque sont les suivants: pâleur, hypotension, tachycardie, altération de l'état de conscience…
- **Fibrillation :** trouble du rythme cardiaque caractérisé par un rythme rapide et des contractions désorganisées.
- **Fibrose :** accumulation de fibres au niveau d'un un tissu.
- **Hémiplégie :** paralysie d'une moitié droite ou gauche du corps.

- **Hypertension :** augmentation de la tension artérielle. Antonyme : hypotension.
- **Infarctus :** nécrose d'un tissu qui n'est plus irrigué.
- **Ischémie :** diminution ou arrêt de l'irrigation d'un tissu.
- **Nécrose :** mort tissulaire.
- **Pontage :** mise en place d'une dérivation vasculaire permettant d'irriguer un territoire qui ne l'était plus.
- **Précordialgie :** douleurs situées dans la région antérieure du cœur.
- **Sclérose :** durcissement.
- **Sténose :** rétrécissement d'un conduit.
- **Thrombose :** présence d'un caillot de sang dans un vaisseau.
- **Valvulopathie :** maladie des valves cardiaques.

Défense de l'organisme

- **Anergie :** absence de réponse immunitaire face à l'introduction d'un antigène. Etat de tolérance.
- **Asthénie :** absence de force. Etat de fatigue..
- **Asymptomatique :** qui ne présente pas de symptôme.
- **Bactériose :** toute infection due à une bactérie.
- **Endémie :** persistance dans une région d'une maladie donnée affectant une grande partie de la population locale.

- **Epidémie :** propagation rapide d'une maladie infectieuse sur une zone géographique donnée associée à une augmentation de son incidence.

- **Expectoration :** émission de crachats.

- **Hémoptysie :** expectoration de sang provenant des voies aériennes.

- **Leucopénie :** diminution du nombre de globules blancs dans le sang.

- **Lipodystrophie :** modification de la répartition corporelle des graisses consécutive, notamment, à la chimiothérapie antirétrovirale.

- **Lymphadénopathie:** augmentation du volume des ganglions lymphatiques consécutive à une infection.

- **Lymphocytose :** augmentation du nombre de lymphocyte. Antonyme : lymphopénie.

- **Lymphome :** tumeur maligne (cancer) se développant dans les organes lymphoïdes.

- **Lymphopénie :** diminution du nombre de lymphocyte dans le sang. Antonyme : lymphocytose.

- **Mycose :** toute infection due à un champignon microscopique.

- **Nosocomiale :** se dit d'une infection contractée lors d'un séjour à l'hôpital.

- **Pandémie :** infection se propageant sur à l'échelle mondiale.

- **Parasitose :** toute infection due à un parasite.

- **Sarcome de Kaposi :** cancer de la peau et des muqueuses induit, notamment, par le VIH. Il s'agit d'une maladie opportuniste caractérisant le stade du sida.

- **Septicémie :** infection grave de l'organisme se caractérisant par la présence des bactéries dans le sang.
- **Séroconversion :** passage de la séronégativité à la séropositivité.
- **Syndrome :** ensemble de symptômes et de signes caractérisant une maladie donnée.
- **Virémie :** nombre de particules virales présentent dans le sang. Synonyme : charge virale.
- **Virose :** toute infection due à un virus.

Cellules, chromosomes, gènes ....

- **Adénogramme :** résultat de l'examen cytologique des ganglions lymphatiques.
- **Adénomégalie :** augmentation de volume des ganglions lymphatiques.
- **Allogreffe :** greffe réalisée à l'aide d'un greffon prélevé sur un sujet génétiquement différent.
- **Alopécie :** perte de cheveux.
- **Aneuploïdie :** présence d'un nombre anormal de chromosomes dans une cellule.
- **Aplasie :** arrêt du développement d'un tissu. Antonyme : hyperplasie.
- **Autogreffe :** greffe réalisée à l'aide d'un greffon prélevé sur le sujet lui-même.
- **Biopsie :** prélèvement de tissu en vue d'une observation microscopique.
- **Carcinome :** tumeur maligne d'origine épithéliale.
- **Dysplasie :** développement anormal d'un tissu.

- **Fibrome :** tumeur bénigne due à la prolifération des fibroblastes.
- **Hématopoïèse :** production par la moelle osseuse des éléments figurés du sang.
- **Hyperplasie :** développement exagéré d'un tissu
- **Iatrogène :** engendré par la thérapeutique (ex : effets secondaires des médicaments)
- **Isogreffe :** greffe réalisée à l'aide d'un greffon prélevé sur un jumeau monozygote.
- **Mammographie :** examen radiographique des seins.
- **Mélanome :** tumeur développée aux dépens des mélanocytes. On distingue les mélanomes bénins (naevi ou grains de beauté) et les mélanomes malins.
- **Métastase :** colonisation à distance de cellules cancéreuses qui se sont détachées de la tumeur d'origine et ont migré par la voie lymphatique et/ou sanguine.
- **Monosomie :** présence d'un seul chromosome homologue dans les cellules somatiques.
- **Myélogramme :** résultat de l'étude quantitative et qualitative des cellules de la moelle osseuse.
- **Néoplasie :** formation d'un nouveau tissu. Ce terme est généralement employé pour désigner une tumeur.
- **Oncogène :** gène qui déclenche une prolifération tumorale.
- **Polype :** tumeur bénigne développée au niveau d'une muqueuse.

- **Polyploïdie :** aberration chromosomique caractérisée par la présence de plus de deux chromosomes homologues : les cellules peuvent contenir 3n, 4n…chromosomes.
- **Sarcome :** tumeur maligne d'origine conjonctive.
- **Trisomie :** présence de trois chromosomes homologues au lieu de deux.
- **Tumeur :** formation pathologique due à une prolifération anormale des cellules d'un tissu. Une tumeur peut être bénigne ou maligne.
- **Tumorectomie :** exérèse chirurgicale d'une tumeur.
- **Xénogreffe :** greffe réalisée à l'aide d'un greffon prélevé chez un sujet appartenant à une autre espèce (ex. valve porcine).

Transmission de la vie

- **Aménorrhée :** absence des menstruations.
- **Amniocentèse :** prélèvement de liquide amniotique sous contrôle échographique.
- **Androgène :** hormones stéroïdes masculines sécrétées notamment par les testicules. Qui induit des caractéristiques masculines.
- **Asthénospermie :** insuffisance de mobilité des spermatozoïdes.
- **Cervicite :** inflammation de la muqueuse du col utérin.
- **Cryptorchidie :** absence de descente spontanée de l'un ou des deux testicules dans leur dans le scrotum.
- **Dysménorrhée :** menstruations (règles) difficiles et douloureuses.

- **Endométrite :** inflammation de la muqueuse de l'utérus.
- **Frottis cervicovaginal :** examen anatomopathologique permettant l'observation, à l'aide d'un microscope photonique, des cellules épithéliales de la muqueuse vaginale et du col utérin après étalement de l'échantillon prélevé sur une lame.
- **Gynécologie :** discipline médicale spécialisée dans l'étude du corps de la femme et de ses organes génitaux.
- **Hystéro-salpingographie :** examen radiographique utilisant les rayons X dans le but d'observer l'utérus et les trompes utérines après injection d'un produit de contraste dans la cavité utérine.
- **Leucorrhée :** écoulement blanchâtre provenant du vagin communément appelé les pertes blanches.
- **Ménopause :** arrêt du fonctionnement ovarien survenant entre 45 et 55 ans.
- **Ménorragie :** saignements anormalement abondants et prolongés durant les règles.
- **Métrorragie :** pertes sanguines vaginales en dehors des périodes de menstruations.
- **Mycose :** toute infection due à un champignon microscopique.
- **Obstétrique :** discipline médicale spécialisée dans la grossesse et l'accouchement.
- **Oligospermie :** diminution de la quantité de spermatozoïdes dans le sperme (inférieure à 20 millions de spermatozoïdes par mL).
- **Salpingite :** inflammation de la muqueuse d'un ou des deux trompes utérines.
- **Spanioménorrhée :** augmentation de la durée du cycle menstruel.

- **Tératogène :** qui induit des malformations.

- **Tératospermie :** présence des spermatozoïdes anormaux, défectueux dans le sperme.

Cet ouvrage a été achevé d'imprimer en août 2009
dans les ateliers de Normandie Roto Impression s.a.s.
61250 Lonrai (Orne)
N° d'impression : 092705
Dépôt légal : septembre 2009

Imprimé en France